Repetitorium zum Gegenstandskatalog 4

Vollständiger Offizieller Fragenkatalog (2) Offizieller Lösungskatalog zum GK 4

Prüfungen Herbst 1979
Frühjahr 1980
Herbst 1980
Frühjahr 1981

Herausgeber Dieter Melzig

Walter de Gruyter
Berlin · New York 1981

Herausgeber
D. Melzig
Drosselweg 15, D-3301 Lagesbüttel
Tel. (0 53 03) 4184

Das Buch enthält 20 Abbildungen

CIP-Kurztitelaufnahme der Deutschen Bibliothek

Vollständiger offizieller Fragenkatalog . . . und offizieller Lösungskatalog zum GK 4 [vier]: Prüfungen. - Berlin; New York: de Gruyter
(Repetitorium zum Gegenstandskatalog 4)
Erscheint jährl.
(1). 1977/79 (1981) -

Druck: Karl Gerike, Berlin. - Bindung: Lüderitz & Bauer Buchgewerbe GmbH, Berlin.

Vorwort

Das Studium der Medizin nach der neuen AO und das damit verbundene Prüfungsverfahren wird seit geraumer Zeit praktiziert und hat zu einer veränderten Arbeitsweise der Studenten geführt:

Aufarbeitung des im vorklinischen und klinischen Studium vermittelten Wissens anhand von bewährten Lehrbüchern und ergänzend dazu konzentrierte Vorbereitung auf die schriftlichen Prüfungen anhand eigener Ausarbeitungen oder kursierender Skripten.

Die im Verlag Walter de Gruyter erscheinenden REPETITORIEN ZUM GEGENSTANDSKATALOG sollen ausschließlich in diesem Zusammenhang verstanden werden. Sie können kein Lehrbuch ersetzen und erheben auch einen grundsätzlich anderen Anspruch: sie sollen ganz konkret Lernhilfe bieten für die letzte Phase der Vorbereitung auf die schriftliche Prüfung nach dem Multiple-Choice-Verfahren. Wie schon der Titel REPETITORIUM sagt, wird hier prüfungsorientiert repetiert, was die medizinischen Lehrbücher an Wissen vermitteln.

Eine Gruppe von Medizinern – bekannt als Hannoversche Autorengemeinschaft, die in der Vergangenheit im Eigenverlag den HANNOVERSCHEN ANTWORTKATALOG verlegte – studiert seit Beginn dieses Prüfungsverfahrens 1977 die Prüfungsfragen, kennt die Schwächen und Ärgernisse der unpräzisen Fragestellungen und auch die zweifellos eingetretene größere Sorgfalt bei der Auswahl der Fragen, die dennoch immer wieder Grund zur Klage bieten. Diese Gruppe, die während der Facharztausbildung über das ganze Bundesgebiet verstreut tätig ist, hat auch im engen Kontakt zu den jeweiligen Universitäten die Texte zu den Gegenstandskatalogen neu überarbeitet. Gegenstandskatalog und Prüfungsfragen bildeten dabei die Richtlinie für die Ausführlichkeit des Stoffes. Die Erfordernisse der Prüfung und die begrenzte Zeit der Kandidaten waren Richtlinie für die Didaktik und den Aufbau dieser Buchreihe. So wurde als Gliederung der Gegenstandskatalog zu Grunde gelegt; ein ausführliches Computer-Register sowohl in den Textbänden als auch in den Fragensammlungen ermöglicht es dem Kandidaten, schnell und sicher festgestellte Wissenslücken zu füllen und anhand von Fragen gewisse Themenkomplexe gesondert zu überprüfen.

Berlin, Juli 1981 Der Verlag

INHALT

Fragen der Prüfung Herbst 1979 1

Fragen der Prüfung Frühjahr 1980 57

Fragen der Prüfung Herbst 1980 109

Fragen der Prüfung Frühjahr 1981 167

Anmerkungen 227

Bilder 237

Sachwortverzeichnis 295

Lösungen 317

AUFGABENTYPEN

A1,A2,A3 Einfachauswahl

A1,A2 Auf eine Frage oder unvollständige Aussage folgen bei diesem Aufgabentyp 5 mit (A) - (E) gekennzeichnete Antworten oder Ergänzungen, von denen Sie eine einzige auswählen sollen, und zwar:

entweder	die einzig richtige	(A1)
oder	die beste von mehreren möglichen	(A2)

Lesen Sie immer alle Antwortmöglichkeiten durch, bevor Sie sich für eine Lösung entscheiden.

A3 Diese Aufgaben sind so formuliert, daß Sie aus den angebotenen Alternativen jeweils die einzig nicht zutreffende wählen sollen

B Zuordnungsaufgaben

Aufgabengruppen mit gemeinsamem Antwortangebot.

Jede dieser Aufgabengruppen besteht aus

a) einer Liste mit numerierten Begriffen, Fragen oder Aussagen (Liste 1 = Aufgabengruppe)

b) einer Liste von 5 durch die Buchstaben (A) - (E) gekennzeichneten Antwortmöglichkeiten (Liste 2)

Sie sollen zu jeder numerierten Aufgabe der Liste 1 aus der Liste 2 die eine Antwort (A) bis (E) auswählen, die Sie für zutreffend halten oder von der Sie meinen, daß sie im engsten Zusammenhang mit dieser Aufgabe steht. Bitte beachten Sie, daß jede Antwortmöglichkeit (A) bis (E) auch für mehrere Aufgaben der Liste 1 die Lösung darstellen kann.

C Kausale Verknüpfung

Dieser Aufgabentyp besteht aus drei Teilen:

Teil 1: Aussage 1

Teil 2: Aussage 2

Teil 3: Kausale Verknüpfung (weil)

Jede der beiden Aussagen kann unabhängig von der anderen richtig oder falsch sein. Wenn beide Aussagen richtig sind, so kann die Verknüpfung durch "weil" richtig oder falsch sein. Entnehmen Sie den richtigen Lösungsbuchstaben nach Prüfung der einzelnen Teile dem nachfolgenden Lösungsschema.

Antwort	Aussage 1	Aussage 2	Verknüpfung
A	richtig	richtig	richtig
B	richtig	richtig	falsch
C	richtig	falsch	-
D	falsch	richtig	-
E	falsch	falsch	-

D Aussagekombination

Bei diesem Aussagentyp werden mehrere durch eingeklammerte Zahlen gekennzeichnete Aussagen gemacht. Wählen Sie bitte die zutreffende Lösung unter den 5 vorgegebenen Aussagenkombinationen (A) - (E) aus.

E Bildmaterial

Die Aufgaben dieses Typs beziehen sich auf Bildmaterial (graphische Darstellungen, Röntgenbilder usw.). Sie sind sonst so konstruiert, daß ihre Form einem der Aufgabentypen A, B, C oder D entsprechen.

F Aufgabengruppe mit Fallbeschreibung

Bei diesem Aufgabentyp folgt auf eine Fallbeschreibung eine Reihe von Aufgaben. Deren Form kann wiederum jedem der Typen A, B, C oder D entsprechen.

Aufgabentyp A 1 und A 2 : Einfachauswahl

961 Eine 60jährige Patientin (1,60 m, 62 kg) erhält wegen eines Altersdiabetes seit drei Jahren 3 x 5 mg Glibenclamid (Euglucon[R]) tgl. Nüchtern-Blutzucker 5,8 mmol/l (105 mg/100 ml), postprandialer Blutzucker 7,7 - 11,3 mmol/l (140 - 205 mg/100 ml), keine Glucosurie. Anm.

Welche Aussage ist richtig?

(A) Die Patientin ist vor der Gefahr hypoglykämischer Reaktionen zu warnen, insbesondere, wenn sie die berechnete Diät einmal nicht essen kann.

(B) Die Stoffwechsel-Kontrolle ist nicht streng genug.

(C) Es wäre besser, die Patientin mit Insulin zu behandeln.

(D) Die Patientin sollte zusätzlich ein Phenforminpräparat erhalten.

(E) Es ist nicht zu erwarten, daß Glibenclamid (Euglucon[R]) bei der Patientin die Insulin-Sekretion stimuliert.

962 Für welchen der genannten Herzfehler ist die folgende Symptom-Trias 1. Angina pectoris, 2. Schwindel oder Synkope, 3. Dyspnoe typisch?

(A) Mitralstenose

(B) Mitralinsuffizienz

(C) Aortenklappeninsuffizienz

(D) Aortenklappenstenose

(E) kongestive Kardiomyopathie

963 Eine 40jährige Patientin ohne rheumatische Anamnese klagt über nicht belastungsabhängige Beschwerden in der Herzgegend und Herzrhythmusstörungen. Auskutatorisch ist über der Herzspitze ein mittsystolischer Click sowie ein spätsystolisches Geräusch zu hören. Das EKG ist, abgesehen von vereinzelt auftretenden ventrikulären Extrasystolen, unauffällig. Röntgenologisch liegt die Herzgröße im Bereich der Norm. Anm.

Welche der folgenden Diagnosen ist am wahrscheinlichsten?

(A) Zustand nach Myokarditis

(B) Mitralstenose

(C) Mitralklappenprolapssyndrom

(D) kleiner Ventrikelseptumdefekt

(E) unspezifisches Strömungsgeräusch, Extrasystolen ungeklärter Ätiologie

964 In welcher der folgenden Situationen muß man mit der medikamentösen Senkung des Blutdrucks bei ausgeprägter Hypertonie (RR 210/110 mm Hg) besonders vorsichtig sein?

(A) Linksherzinsuffizienz

(B) vorausgegangener Herzinfarkt

(C) vorausgegangener apoplektischer Insult

(D) hypertone Enzephalopathie

(E) zunehmende Niereninsuffizienz

965 Welche der genannten Metastasierungen eines Mamma-Karzinoms bei einer 40jährigen Frau sprechen am besten auf die endokrine Therapie (Ovarektomie, Androgen-Behandlung) an? Anm.

(A) Knochenmetastasen

(B) Hirnmetastasen

(C) Lebermetastasen

(D) Lungenmetastasen

(E) Hautmetastasen

966 Eine 61jährige Frau klagt seit etwa 2 Wochen über starke Schmerzen im Bereich der Schultern mit Ausstrahlung in die Oberarme. Auch im Hüft- und Oberschenkelbereich hätte sie Schmerzen gehabt. Diese seien jedoch schon wieder abgeklungen. Sie fühle sich insgesamt krank und schwächlich. Kein Kopfschmerz. Zu Beginn der Beschwerden Fieber, Beschwerden hauptsächlich in der zweiten Nachthälfte und am Morgen, Besserung am Nachmittag und Abend. Befund: Schmerzhaftigkeit der Muskulatur des Schultergürtels und der Oberarme, Schultergelenke frei, HWS frei beweglich, BKS 65/117, CK normal, Aldolase normal. Anm.

Welche Diagnose ist am wahrscheinlichsten?

(A) Polymyositis

(B) Polymyalgia "rheumatica" (arteriitica)

(C) HWS-Syndrom mit muskulärer pseudoradikulärer Symptomatik

(D) HWS-Syndrom mit Wurzelkompression

(E) Sklerodermie

967 Bei einem 60jährigen Patienten mit chronischer Linksherzinsuffizienz war nach körperlicher Anstrengung ein akutes Lungenödem aufgetreten. Der hinzugezogene Hausarzt konnte allein durch Verabreichung von 2 Kapseln Nitroglyzerin die akute Linksinsuffizienz beheben. Anm.

Worauf beruht in diesem Fall die wesentliche therapeutische Wirkung des Nitroglyzerins?

(A) Erweiterung der Koronargefäße

(B) Blutdrucksenkung

(C) venöse pooling durch Abnahme des Venentonus

(D) positiv inotrope Wirkung des Nitroglyzerins

(E) diuretische Wirkung des Nitroglyzerins

968 Bei einem Patienten tritt nach einer Magenresektion nach Billroth II eine hyperchrome megaloblastische Anämie auf. Anm.

Worin besteht die übliche Dauerbehandlung?

(A) oraler Eisensubstitution (3x tägl. 100 mg Ferro-Eisen)

(B) Vitamin B_{12}-Injektion von 1.000 Gamma alle 1 - 2 Monate

(C) wöchentlicher Vitamin B_{12}-Injektion von 100 Gamma

(D) oraler Verabreichung von Vitamin B_{12} (1x tägl.)

(E) oraler Substitution von Intrinsic-Faktor (1 Kapsel tägl.)

969 Eine etwa 50jährige Frau klagt über schon seit längerer Zeit bestehende diffuse Schmerzen im Wirbelsäulen- und Thoraxbereich. Das Röntgenbild zeigt eine erhöhte Strahlentransparenz der Brust- und Lendenwirbel und mehrere Abschlußplatteneinbrüche. Laborbefunde: BKS, Blutbild, alkalische Phosphatase, Serum-Calzium, Serum-Phosphor, Serum-Elektrophorese normal.

Welcher der oben angeführten Befunde schließt das Vorliegen einer primären Osteoporose aus?

(A) Wirbeleinbrüche

(B) normale alkalische Phosphatase

(C) normales Serum-Calzium

(D) normaler Serum-Phosphor

(E) keiner der Befunde

970 Bei einem Patienten mußte wegen eines M. Crohn 80 cm Ileum reseziert und eine Ileoascendostomie angelegt werden. 4 Jahre später wird eine ausgeprägte Anämie mit einem Hb von 6,8 g/l bei einem HbE von 38 pg festgestellt. Anhalt für ein Rezidiv des M. Crohn besteht nicht. Anm.

Was ist als Ursache für die Anämie am wahrscheinlichsten?

(A) Vitamin B_{12}-Resorptionsstörung

(B) Eisenresorptionsstörung

(C) Syndrom der blinden Schlinge

(D) chronische Anastomosenblutung

(E) eine über das HLA-B27-Antigen genetisch mit M. Crohn assoziierte hämolytische Anämie.

971 Eine 23jährige Patientin erkrankt vier Wochen nach einem Jugoslawien-Aufenthalt mit Fieber, Halsschmerzen, Schluckbeschwerden, Schwellung der Hals- und submandibularen Lymphknoten sowie eitrig belegten Tonsillen. Blutdruck 115/80 mm Hg. Im Urin finden Sie die qualitative Eiweißprobe positiv, im Sediment einige Erythrozyten, vereinzelt Leukozyten und Epithelien.

Um welche Krankheit handelt es sich am ehesten?

(A) Balkannephropathie

(B) parainfektiöse Herdnephritis

(C) rapid progrediente (subakute) Glomerulonephritis

(D) Malaria tropica

(E) Bilharziose

972 Welche Aussage trifft zu?

Die palliative Behandlung eines im Mediastinum ausgedehnt metastasierenden Plattenepithelkarzinom mit oberer Einflußstauung erfolgt primär durch

(A) alleinige Operation

(B) Operation und Strahlennachbehandlung

(C) präoperative Strahlenbehandlung

(D) Chemotherapie allein

(E) alleinige Strahlentherapie

973 Ein Patient klagt über nächtliche Schmerzen in der Hand mit Ausstrahlung in den 1.- 4. Finger und in den Unterarm. Er muß nachts die Hände schütteln und reiben, was Besserung bringt.

Welches ist die wahrscheinlichste Diagnose?

(A) Ulnariskompressionssyndrom

(B) Medianuskompressionssyndrom (Karpaltunnelsyndrom)

(C) Fingergelenkspolyarthrose

(D) Raynaud-Syndrom

(E) HWS - Syndrom mit Wurzelkompression

974 Welche Aussage trifft zu?

Die häufigste Anwendung der Skelett-Szintigraphie in der klinischen Praxis ist die Frage nach:

(A) Stoffwechselerkrankungen

(B) Knochenmetastasen bekannter oder unbekannter Primärtumoren

(C) rheumatischen Skeletterkrankungen

(D) primären Knochentumoren

(E) Skelettbeteiligung bei Systemerkrankungen

975 Welche Aussage trifft zu? Anm.

Ein Patient mit Leberzirrhose, bis dahin relativ beschwerdefrei, bekommt innerhalb weniger Wochen Leibschmerzen, eine rasch zunehmende Lebervergrößerung, Fieber und zunehmenden blutigen Aszites. Die wahrscheinlichste Diagnose ist ein/e

(A) Hepatitisrezidiv

(B) Cholangitis

(C) Leberabszeß

(D) Pfortaderthrombose

(E) primäres Leberkarzinom

976 Welche Aussage trifft zu?

Das Auftreten einer Eisenmangelanämie bei einem erwachsenen Mann beruht am häufigsten auf

(A) Blutverlust aus dem Gastrointestinaltrakt

(B) Eisenresorptionsstörung

(C) chronischem Infekt

(D) unzureichender Eisenzufuhr mit der Nahrung

(E) Lebererkrankung

977 Welche Aussage trifft zu?

Ein 44jähriger Patient kommt wegen Gewichtsverlust von 15 kg und Durchfällen, die seit etwa einem halben Jahr bestehen, in die Sprechstunde. Das Chvostekche Zeichen ist positiv, es sind Beinödeme und Ekchymosen sichtbar.

Es handelt sich wahrscheinlich um

(A) Bronchialkarzinom mit paraneoplastischem Syndrom

(B) chronische myeloische Leukämie

(C) einheimische Sprue

(D) Colitis ulcerosa

(E) chronischen Darminfekt (z.B. mit Salmonllen und Yersinia enterocolitica)

978 Ein 55jähriger Patient klagt seit einigen Wochen über zunehmende Kopfschmerzen mit Konzentrationsstörungen. Sie traten in zeitlichem Zusammenhang mit dem Tode seiner geliebten Mutter auf. Der klinisch-neurologische Befund ist regelrecht. Testpsychologisch deutliche Ausfälle im Kurzzeitgedächtnis.

Worum handelt es sich am ehesten?

(A) psychogene Kopfschmerzen

(B) Migräne

(C) Hirntumor

(D) funktionelle Symptomatik im Kontext einer endogen-depressiven Verstimmung

(E) Arteriitis temporalis

979 Neben einer optimalen medikamentösen Therapie einer aktiven chronischen Polyarthritis (rheumatoiden Arthritis) ist welche der folgenden Maßnahmen indiziert?

(A) Moorbäder

(B) Massagen der gelenkführenden Muskulatur

(C) Bewegungstherapie

(D) strenge Bettruhe

(E) keine der genannten Maßnahmen

980 Welche Aussage trifft zu?

Anlaufschmerz, Ermüdungsschmerz und Endphasenschmerz sind typische Symptome für

(A) chronische Polyarthritis

(B) Arthritis urica

(C) Arthritis psoriatica

(D) Arthrose

(E) Insertionstendopathie

981 Welche Aussage trifft zu?

Anm.

Bei einer jungen Patientin mit gesichertem Lupus erythematodes entwickelt sich eine Proteinurie in der Größenordnung von 8 - 10 g pro 24 Std. bei einem Serumkreatinin von 79,6 µmol/l(0,9 mg/100 ml).

(A) Der Serumkreatinin-Wert schließt eine Nephropathie aus.

(B) Es handelt sich um eine typische Folgeerscheinung nach Steroid-Medikation.

(C) Es handelt sich am ehesten um ein nephrotisches Syndrom im Rahmen der Grundkrankheit.

(D) Die Konstellation hohe Eiweißausscheidung und normales Serumkreatinin ist typisch für die sog. unselektive Proteinurie.

(E) Die Proteinurie kann durch eine zusätzliche erworbene Pyelonephritis erklärt werden.

982 Eine 60jährige Frau, Diabetikerin seit 15 Jahren, erkrankt mit Schüttelfrost, Fieber und Schmerzen in der linken Flanke. Es entwickelt sich eine Azotämie. Mit dem Urin geht ein kleines Gewebsstückchen ab.

Welches ist die wahrscheinlichste Diagnose?

(A) akute Glomerulonephritis

(B) Niereninfarkt

(C) Nierenstein

(D) Papillennekrose

(E) Morbus Kimmelstiel-Wilson

983 Bei welcher der folgenden Erkrankungen ist das Auftreten eines nephrotischen Syndroms am wenigsten wahrscheinlich?

(A) chronisch-epimembranöse Glomerulonephritis

(B) Amyloidose

(C) polyzystische Nierenerkrankung

(D) Nierenvenenthrombose

(E) Lupus erythematodes disseminatus mit Nierenbeteiligung

984 Ein als Alkoholiker bekannter, alleinstehender 31jähriger Mann kommt wegen starker Bauchschmerzen, die bereits drei Tage andauern, in die Klinik. Er hat einen diffusen Druckschmerz im Oberbauch, keine Abwehrspannung, keine pathologischen Resistenzen im Abdomen. Die Darmgeräusche sind spärlich vorhanden. Anm.

Welche Untersuchung ist zur Abklärung der Differentialdiagnose am wichtigsten?

(A) Uroporphyrine im Urin

(B) Serum- und Urin- Amylase

(C) Ammoniak im Serum

(D) Magensaugbiopsie

(E) Cholezyst-Cholangiogramm

985 Ein 49jähriger Patient erkrankt plötzlich mit heftigen retrosternalen Schmerzen mit Ausstrahlung in den Hals. In den ersten Stunden treten flüchtige rechtsseitige Paresen auf. Bei der Erstuntersuchung fehlen die arteriellen Pulse am linken Arm.

Welches ist die wahrscheinlichste Diagnose?

(A) Coronarinfarkt

(B) Fortschreitende Thrombose der Carotis communis sinistra

(C) Adams-Stokes'scher Anfall

(D) Aneurysma dissecans der Aorta

(E) Ventrikuläre paroxysmale Tachykardie mit hoher Schlagzahl

986 Ein Patient kommt mit Infarktverdacht 6 Stunden nach Schmerzbeginn in die Klinik. Anm.

Von welchem der genannten Enzyme ist bei Vorliegen eines Myokardinfarktes am ehesten ein erhöhter Wert zu erwarten?

(A) CK

(B) LDH

(C) GOT

(D) HBDH

(E) GPT

987 Welche Aussage trifft zu? Anm.

Eine Therapie der Gicht mit Allopurinol

(A) senkt den Serumharnsäurespiegel durch vermehrte Harnsäureausscheidung durch die Nieren

(B) kann nach Normalisierung des Harnsäurespiegels wieder abgesetzt werden

(C) beeinflußt den Harnsäurespiegel nicht, sondern ist ein Symptomatikum und deshalb nur im Anfall sinnvoll

(D) ist bei gleichzeitig bestehendem Diabetes mellitus nicht indiziert

(E) Keine der Aussagen trifft zu.

988 Welche Aussage trifft zu?

Das C-reaktive Protein

(A) ist ein Rheumafaktor mit diagnostischer Bedeutung für eine chronische Polyarthritis (rheumatoide Arthritis)

(B) ist ein Zeichen für die entzündliche Aktivität mit Spezifität für rheumatische Erkrankungen

(C) ist ein Zeichen für die entzündliche Aktivität ohne jede Spezifität für rheumatische Erkrankungen

(D) ist ein Antikörper gegen Streptokokkentoxine

(E) Keine der Aussagen trifft zu.

989 Welche Aussage trifft zu? Anm.

Bei einem Patienten mit massiven Beinödemen ohne sonstige wesentliche klinische Symptomatik wird ein Serumalbumin von 21 g/l gefunden. Das Gamma-Globulin beträgt 11 g/l, die Proteinausscheidung im Urin 0,2 g/24 Std.

Es handelt sich wahrscheinlich um ein(e)

(A) idiopathische Hypalbuminämie

(B) intermittierendes nephrotisches Syndrom

(C) exsudative Enteropathie

(D) Leberzirrhose

(E) Mukoviszidose

990 Eine Frau ist im letzten Trimester schwanger, als sie plötzlich ähnlich wie bei der vorigen Gravidität, ohne wesentliche Beschwerden eine Gelbsucht bemerkt. Die alkalische Phosphatase und Gamma-GT sind deutlich, die Transaminasen leicht erhöht.

Worum handelt es sich am wahrscheinlichsten?

(A) akute gelbe Leberatrophie

(B) Rezidiv einer infektiösen Hepatitis

(C) Steinverschluß des Choledochus

(D) Hormonbedingte intrahepatische Cholestase

(E) Hämolyse bei Rhesusfaktorinkompatibilität

991 Welche Aussage trifft zu?

Die häufig beobachtete Obstipation bei Dauerdialyse-Patienten ist meist verursacht durch

(A) eiweißarme Diät

(B) Ultrafiltration während der Dialyse

(C) Aluminiumhydroxydgabe

(D) Antihypertensiva

(E) Überwässerung

992 Welche Aussage trifft zu? Anm.

Ein Patient mit fortgeschrittener chronischer Niereninsuffizienz (Serum-Kreatinin 0,4 mmol/l bzw. 4,5 mg %) braucht zur täglichen Elimination von 900 mosmol ein Urinvolumen pro 24 Std. von ca.

(A) 300 ml

(B) 900 ml

(C) 1500 ml

(D) 3000 ml

(E) 6000 ml

993 Welche Aussage trifft zu?

Die wirksamste und kausale Maßnahme bei diabetischer Ketoazidose ist

(A) parenterale Flüssigkeitszufuhr

(B) Injektion von Insulin

(C) Gabe von Bicarbonat

(D) Hafertag

(E) Sulfonylharnstoffpräparate

994 Ein 66jähriger Patient erkrankt plötzlich mit Fieber, tastbarer Resistenz und Schmerzen im linken Unterbauch.

Welches ist die wahrscheinlichste Diagnose?

(A) stenosierendes Sigmakarzinom

(B) Divertikulitis

(C) Colitis ulcerosa

(D) Volvulus

(E) atypische Appendizitis

995 Welche Aussage trifft zu?

Eine fieberhafte Polyarthritis mit unklarem Exanthem des Gesichtes, des Halsausschnittes und der Arme mit deutlicher Verschlechterung durch Sonneneinwirkung, einer Allergieneigung seit einiger Zeit und auffallendem Haarausfall

(A) macht einen Zusammenhang dieser Erscheinungen unwahrscheinlich und erfordert keine weiteren Untersuchungen zur Revision der Diagnose einer chronischen Polyarthritis

(B) sollte Anlaß zur Bestimmung der Urinporphyrine sein

(C) sollte in erster Linie Veranlassung zur Allergietestung geben

(D) gibt Veranlassung, das Serum zunächst auf antinukleäre Faktoren zu untersuchen

(E) macht eine Untersuchung auf Muskelfermente im Serum erforderlich

996 Bei einem jungen Mann tritt eine Zyanose auf. Es finden sich keine Hinweise für das Vorliegen einer kardiovaskulären oder pulmonalen Erkrankung. Das venöse Blut hat einen bräunlichen Ton, der sich auch nach Schütteln mit Luft nicht ändert.

Welche ist die wahrscheinlichste Diagnose?

(A) Polyzythämie

(B) Hämoglobinämie

(C) Methämoglobinämie

(D) Bleivergiftung

(E) Vitamin C-Mangel

997 Welche Aussage trifft zu?

Der Nachweis von Erythrozytenzylindern im Urinsediment spricht am ehesten für eine/einen

(A) akute Glomerulonephritis

(B) Ureterstein

(C) Pyelonephritis

(D) Nierenamyloidose

(E) Urethritis

998 Bei welchem der folgenden i.v. Narkotika ist als Nebenwirkung eine Histaminfreisetzung klinisch relevant?

(A) Ketamin

(B) Hexobarbital

(C) Propanidid

(D) Methohexital

(E) Thiopental

999 Bei welcher der folgenden Substanzen kann in Verbindung mit Adrenalingabe am ehesten ein Kammerflimmern des Herzens ausgelöst werden?

(A) Äther

(B) Halothan (Halothan^R)

(C) Ketamin (Ketanest^R)

(D) Fentanyl

(E) Thiopental (Trapanal^R)

1000 Welches der aufgeführten Narkotika hat aufgrund seines Blut/Gas Verteilungskoeffizienten bei Ein-und Ausleitung der Narkose die kürzeste An- und Abflutung?

(A) Äther

(B) Methoxyfluran (Penthrane^R)

(C) Halothan (Halothan^R)

(D) Enfluran (Ethrane^R)

(E) Stickoxydul

1001 Welche Aussage trifft zu?

Narkoseein- und ausleitung dauern am längsten bei der Verwendung von:

(A) Halothan (Fluothane^R)

(B) Enfluran (Ethrane^R)

(C) Diäthyläther (Äther)

(D) Cyclopropan

(E) Lachgas

1002 Welche Aussage trifft zu? Anm.

Ein Prostata-Karzinom im Frühstadium kann durch folgende Untersuchung gesichert werden:

(A) Bestimmung der sauren Serumphosphatase

(B) Bestimmung der alkalischen Serumphosphatase

(C) Palpation

(D) Harnsediment-Zytologie

(E) Keine der Aussagen trifft zu.

1003 Ein 14jähriger Patient kommt wegen eines seit 3 Stunden schmerzhaften und anschwellenden, jetzt hochschmerzhaften Hodens in die Praxis. Beim Anheben des Hodens gibt der Patient Erleichterung der Beschwerden an. Palpatorisch ist der Hoden nicht eindeutig vom Nebenhoden zu trennen. Der Patient ist fieberfrei. Anm.

Welche der genannten Diagnosen trifft am ehesten zu?

(A) Orchitis

(B) Hodentorsion

(C) Hydrocele testis

(D) Epididymitis

(E) indirekte Hernie

1004 Bei einem 70jährigen Patienten besteht eine Verbrennung der gesamten Vorder- und Rückseite des Rumpfes.

Wie groß ist der Prozentsatz der verbrannten Körperoberfläche?

(A) 18 %

(B) 27 %

(C) 36 %

(D) 45 %

(E) 54 %

1005 Ein 50jähriger Mann wird mit massiver gastrointestinaler Blutung und Schock eingewiesen. Es besteht ein blutendes Ulcus duodeni, der Patient wird operiert, der Blutverlust ausreichend ersetzt. In den ersten 6 Stunden nach der Operation beträgt die Urin-Stundenmenge 5 - 10 ml aus dem liegenden Blasenkatheter mit einem spezifischen Gewicht von 1025.

Welche Maßnahme ist am zweckmäßigsten?

(A) Harnstoff-Stickstoffbestimmung im Blut in regelmäßigen Abständen

(B) Bestimmung von Natrium- und Kaliumausscheidung im Urin und Registrierung der stündlichen Urinausscheidung

(C) Flüssigkeitsbeschränkung für 24 Stunden

(D) Anfertigung eines Ausscheidungsurogrammes

(E) Forcierter Flüssigkeitsersatz, Registrierung der stündlichen Urinausscheidung, Bestimmung des zentralen Venendruckes

1006 Welche Aussage trifft zu?

Ein 30jähriger Patient wird mit einer frischen geschlossenen Unterschenkeltrümmerfraktur eingeliefert.

Die beste konservative Behandlung ist

(A) zirkulärer Oberschenkelliegegips

(B) Reposition und Streckverband

(C) zirkulärer Unterschenkelgips

(D) frühfunktionelle Behandlung auf Bewegungsschiene

(E) Hochlagerung, elastische Binde

1007 Welche Aussage trifft zu?

Bei einer geschlossenen distalen Radiusfraktur (loco-typico) einer 65jährigen Frau wird nach der Reposition am besten folgender Verband zur Ruhigstellung angelegt:

(A) volare Oberarmgipsschiene

(B) gepolsterte Unterarm-Kramer-Schiene

(C) Hängegipsverband

(D) dorso-radiale Unterarmgipsschiene bis zu den Fingergrundgelenken

(E) zirkulärer Unterarmgips

1008 Ein Fußballspieler verspürt unmittelbar nach einem Schuß aus der Drehung heftige Schmerzen im Kniegelenk seines Standbeines. Bei der Untersuchung besteht ein Gelenkerguß und eine Streckhemmung, Steinmannsche Zeichen positiv. Anm.

Welche Verletzung liegt am wahrscheinlichsten vor?

(A) Patellaluxation

(B) Ruptur des hinteren Kreuzbandes

(C) Ruptur des lateralen Seitenbandes

(D) Ruptur des vorderen Kreuzbandes

(E) keine der genannten Verletzungen

1009 Welche Aussage trifft zu?

Ein 7 Monate altes Mädchen sitzt, steht jedoch noch nicht. Der Mutter sind Faltenasymmetrie am Oberschenkel und Bewegungsarmut des linken Beines aufgefallen.

Die Familienanamnese ist unauffällig. Die Geburt erfolgte in Beckenendlage.

Die folgende Diagnose ist am wahrscheinlichsten:

(A) Geburtslähmung infolge erschwerter Entbindung

(B) Epiphysenverletzung intra partum

(C) frühkindliche Hüftluxation

(D) Perthessche Krankheit

(E) Säuglingskoxitis

1010 Welche Aussage trifft zu?

Beim zervikalen Ösophagusdivertikel ist die Therapie der Wahl:

(A) Ernährungsfistel

(B) Sondenernährung

(C) Divertikeleinstülpung

(D) ösophagoskopische Sporndurchtrennung

(E) Keine der obigen Aussagen trifft zu.

1011 Welche Erkrankung führt oft zu einer peptischen Ösophagitis?

(A) Magenulkus

(B) paraösophageale Hernie

(C) hypertrophische Gastritis

(D) Brachyösophagus

(E) Ösophagusdivertikel

1012 Welche Aussage über die subkapitale Humerusfraktur des älteren Menschen trifft zu?

(A) Zur besseren Fragment-Reposition und besseren Frühmobilisation ist eine Osteosynthese wünschenswert.

(B) Es soll eine etwa 4 - 6wöchige Ruhigstellung mit Desault-Verband vorgenommen werden.

(C) Immobilisierungen von mehr als 14 Tagen sind wegen unvermeidlicher Schultersteifen nicht zulässig.

(D) Die optimale Versorgung besteht in konservativer Therapie mit Thoraxabduktionsschiene.

(E) Zu den typischen Komplikationen dieser Fraktur zählt die Parese des N. radialis.

1013 Welche Aussage trifft zu?

Eine 54jährige Frau wird nach einem Verkehrsunfall mit folgenden Symptomen und Befunden eingeliefert: Blässe, Unruhe, linksseitiger Thorax- und Schulterschmerz, Schonatmung. Leichter Druckschmerz linker Oberbauch. Volumenmangelschock. Fraktur der 7.-10. Rippe links. Sinus phrenico-costalis frei.

Die wahrscheinlichste Diagnose lautet:

(A) Milzruptur

(B) retroperitoneales Hämatom

(C) Hämatothorax

(D) Mesenterialeinriß

(E) linksseitige Zwerchfellruptur

1014 Welche Aussage trifft zu?

Eine 65jährige Frau erleidet bei einem Sturz eine Kompressionsfraktur von BWK 10 ohne neurologische Ausfälle. Die Therapie besteht in

(A) Gipsliegeschale

(B) Aufrichten der Fraktur im neutralen Durchhang, Gipskorsett

(C) frühfunktioneller Krankengymnastik, Aufstehen ab 6. Woche

(D) absoluter Bettruhe für 12 Wochen

(E) Osteosynthese mit Wirbelverblockung

1015 Bei einem 65jährigen Patienten findet sich ein typisches Courvoisiersches Zeichen.

Welche der folgenden Diagnosen ist am wahrscheinlichsten?

(A) Papillenkarzinom

(B) Karzinom der Leberpforte

(C) Choledocholithiasis

(D) Zystikusverschlußstein

(E) Cholelithiasis und chronische Cholezystitis

1016 Welche Aussage trifft zu?

Bei einer 50jährigen Frau entleert sich seit einiger Zeit aus der rechten Mamille spontan und bei Druck auf den äußeren Quadranten etwas braun-rötliche Flüssigkeit. Eine eindeutige Tumorresistenz ist nicht palpabel. Die häufigste Ursache dieser sog. blutenden Mamma ist ein(e)

(A) Tuberkulose der Mamma

(B) Mammakarzinom

(C) intrakanalikuläres Papillom

(D) als Präkanzerose einzustufendes Hämangiom der Brustdrüse

(E) Fibroadenom der Mamma

1017 Welche Aussage trifft zu?

Ein Patient wird mit Cumarinpräparaten behandelt. Er muß wegen akuter Appendizitis operiert werden. Der Prothrombinwert nach Quick beträgt 15 %.

Bei diesem Patienten muß

(A) die Dicumarolmedikation abgesetzt und die Operation bis zur Normalisierung der Prothrombinzeit aufgeschoben werden

(B) Dicumarol abgesetzt, Protaminsulfat langsam intravenös injiziert und anschließend operiert werden

(C) auf eine operative Behandlung verzichtet und statt dessen ein Antibiotikum verabreicht werden

(D) ohne Rücksicht auf die bestehende Gerinnungshemmung operiert werden, weil bei einem Quickwert von 15 % noch ausreichende Gerinnungsfähigkeit des Blutes für einen operativen Eingriff besteht

(E) Dicumarol abgesetzt, Prothrombinkomplex langsam intravenös injiziert und die Operation nach Anstieg des Quickwertes vorgenommen werden

1018 Welche Aussage trifft zu?

Bei einer 35jährigen Patientin, die von einem Auto angefahren wurde, kommt es 24 Stunden nach einer Oberschenkeltrümmerfraktur zu folgender Symptomatik: Tachykardie, Blässe, Dyspnoe, Blutdruckabfall, hoher zentraler Venendruck.

Die wahrscheinlichste Diagnose lautet:

(A) beginnendes Alkoholentzugsdelir

(B) Zwerchfellruptur

(C) zweizeitige Milzruptur

(D) subdurales Hämatom

(E) Fettembolie-Syndrom

1019 Bei einer 29jährigen Patientin besteht ein autonomes Adenom des rechten Schilddrüsenlappens.

Welche Therapie ist in der Regel angezeigt?

(A) konservative Behandlung mit Thyreostatika

(B) Radiojodbehandlung

(C) typische Hyperthyreosevorbereitung mit anschließender Resektion des rechten Lappens

(D) typische Strumaresektion beiderseits

(E) Adenom-Enukleation

1020 Welche Aussage trifft zu?

Ein 28jähriger Patient wird mit Rippenserienfraktur in die Klinik aufgenommen. Die Blutgasanalyse ergibt: pH 7,27, pO_2 6,3 kPa (ca. 47 mm Hg), pCO_2 9,1 kPa (ca. 68 mm Hg), BE -3 mmol/l

Wichtigste Erstmaßnahme ist die

(A) Gabe von Natriumbikarbonat oder THAM

(B) Sauerstoffanreicherung durch Nasensonde

(C) Intubation und Beatmung

(D) Stabilisierung der Rippenfrakturen mit Heftpflasterverband

(E) Injektion von Analeptika

1021 Der Zustand eines Patienten mit einer Beckenfraktur verschlechtert sich nach 14tägiger Bettruhe akut mit Tachykardie, Dyspnoe, Tachypnoe und Blutdruckabfall.

Welche ist die wahrscheinlichste Ursache?

(A) zweizeitige Milzruptur mit Blutung in das Abdomen

(B) Lungenembolie

(C) Viruspneumonie

(D) Herzinfarkt

(E) Durchwanderungspleuritis

1022 Welche Aussage trifft zu? Anm.

Bei einer blutenden Kopfschwartenwunde ist die Methode der Wahl zur Blutstillung folgende:

(A) durchgreifende Naht mit Einschluß des Periostes

(B) Anlegen von Klemmen und Koagulation durch Diathermie

(C) Naht, welche bis zur Galea durchgreift, aber das Periost nicht erfaßt

(D) Anlegen von Klemmen und Unterbindung der blutenden Gefäße

(E) Naht, welche nur das Corium erfaßt und gut adaptiert

1023 Welche Aussage trifft zu?

Ein Patient hat ein histologisch gesichertes Rektumkarzinom in 10 cm Höhe. Vor der Operation sollte ein Kontrasteinlauf durchgeführt werden

(A) zur Passagekontrolle

(B) zur Metastasensuche

(C) zur Feststellung der Ausdehnung des Prozesses

(D) zum Nachweis eines möglichen Zweitkarzinoms

(E) Nach histologischer Sicherung der Diagnose ist ein präoperativer Kontrasteinlauf nicht erforderlich.

1024 Welche Aussage über das Magenfrühkarzinom trifft zu? Anm.

(A) Eine lymphogene Metastasierung wird praktisch nie beobachtet.

(B) Magenfrühkarzinome treten vor allem bei jüngeren Menschen auf.

(C) Magenfrühkarzinome infiltrieren die Mukosa und/oder Submukosa des Magens.

(D) Magenfrühkarzinome entstehen fast ausschließlich aus kallösen Magenulzera.

(E) Eine partielle Exzision der Magenwand mit Entfernung der Läsion ist die Therapie der Wahl.

1025 Welche Oberarmfraktur ist für das Kindesalter typisch?

(A) Humeruskopfbruch

(B) subkapitale Humerusfraktur

(C) Humerusschaftbruch

(D) Abriß des Tuberculum majus

(E) suprakondyläre Humerusfraktur

1026 Welche Aussage trifft zu?

Geschlossene Sehnenverletzungen der Hand finden sich am häufigsten im Bereich der(des)

(A) M. extensor digitorum longus

(B) M. palmaris longus

(C) M. abductor pollicis longus

(D) M. flexor carpi ulnaris

(E) M. extensor pollicis brevis

1027 Welche Aussage trifft zu?

Ein zweijähriges Mädchen ist an der Hand der Mutter gestolpert. Die Mutter hat das Kind dabei unwillkürlich am Arm hochgezogen. Seither schont das Kind den betroffenen Ellenbogen und kann ihn nicht strecken.

Die wahrscheinlichste Diagnose ist:

(A) Subluxatio capituli radii

(B) Ellenbogenluxation

(C) suprakondyläre Fraktur

(D) Monteggia-Fraktur

(E) Verletzung des Plexus brachialis

1028 Bei einem 63jährigen Patienten besteht seit 25 Jahren eine beidseitige Struma. Er gibt anamnestisch an, seit einem Jahr sei die rechte Hälfte langsam größer geworden.

Welches der vorliegenden Symptome muß daran denken lassen, daß es sich jetzt um eine Struma maligna handelt?

(A) Säbelscheidentrachea

(B) Einflußstauung am Hals

(C) Stridor

(D) hochgradige Dyspnoe auch in Ruhe

(E) durch Rekurrensparese bedingte Heiserkeit

1029 Bei einem volldigitalisierten Patienten mit intermittierendem atrioventrikulärem Block wurde ein Herzschrittmachersytem angelegt. 3 Tage danach stellen Sie eine bradykardiebedingte Herzinsuffizienz fest.

Welche der folgenden Ursachen ist die wahrscheinlichste?

(A) Digitalisüberdosierung

(B) Syndrom des kranken Sinusknotens

(C) hypersensitiver Carotis-Sinus

(D) intermittierendes Ventrikelflimmern

(E) Elektroden-Dislokation

1030 Welche Aussage trifft zu? Anm.

Habituelle Luxationen werden am häufigsten beobachtet im Bereich des(der)

(A) Daumensattels

(B) Radiusköpfchens

(C) Schulter

(D) Sternoclavikulargelenks

(E) Kiefers

Aufgabentyp A 3: Einfachauswahl

1031 Welche Aussage zur Cholezystographie bei Patienten mit vergrößerter Schilddrüse trifft nicht zu? Anm.

(A) Kontrastmittelzwischenfälle (anaphylaktische Reaktionen) sind bei Patienten mit Kropf nicht signifikant häufiger als bei Patienten ohne Kropf.

(B) Kontrastmittel können ein kompensiertes autonomes Adenom in ein dekompensiertes überführen (Jod-induzierte Hyperthyreose).

(C) Bei bestehendem Morbus Basedow (Hyperthyreose mit Ophthalmopathie) ist ein Absinken des Thyroxinwertes von 200 nmol/l (ca. 15 μg/ 100 ml) auf ca. 80 nmol/l (ca. 6 μg/ 100ml) nach Kontrastmittelgabe zu erwarten.

(D) Vor der Cholezystographie sollten durch Schilddrüsenfunktionsdiagnostik und Szintigraphie eine hyperthyreote Knotenstruma bzw. ein autonomes Adenom ausgeschlossen und ggf. behandelt werden.

(E) Falls die Feinnadel-Biopsie der Schilddrüse einen malignitätsverdächtigen Befund ergibt, ist die Cholezystographie kontraindiziert, da sonst die Möglichkeit der Radiojod-Therapie einer Struma maligna verbaut wird.

1032 Welche Aussage trifft nicht zu?

Für die Differentialdiagnose des Aszites kommen in Betracht:

(A) Pfortaderthrombose

(B) nephrotisches Syndrom

(C) Herzinsuffizienz

(D) Leberzirrhose

(E) primärer Hyperaldosteronismus (Conn-Syndrom)

1033 Die 38jährige Patientin klagt über Durst und Kopfschmerzen. Sie riecht nach Bier.

Welche der folgenden Aussagen zu der Möglichkeit einer endokrinen Ursache des Zustandes trifft nicht zu?

(A) Der Serum-Calciumwert von 3,45 mmol/l (6,9 mval/l) würde eine Polyurie von 3 bis 4 Litern pro Tag erklären.

(B) Alkohol hemmt die Sekretion von antidiuretischem Hormon und führt dadurch zur Polyurie.

(C) Beim Diabetes insipidus nimmt die Patientin im Durstversuch etwa so viel Kilogramm an Körpergewicht ab, wie sie an Litern ausscheidet; die Serumosmolalität kann auf über 300 mosm/kg ansteigen.

(D) Eine Glucosurie von 1,2 g pro Tag bewirkt eine osmotische Polyurie.

(E) Bei psychogener Polydipsie führt die Infusion von 2,5 % NaCl-Lösung in der Regel zu einem Anstieg der Urinosmolalität auf über 600 mosm/kg.

1034 Ein 45jähriger Patient klagt über Zunahme seiner Stuhl- Anm.
frequenz und -menge. Die Stuhlfettausscheidung beträgt 22 g/24 Std. Röntgenologisch finden sich Divertikel im Dünn- und Dickdarm sowie Kontrastmittelausflockung im Dünndarm.

Welche der folgenden Krankheiten kann diesen Symptomen nicht zugrunde liegen?

(A) einheimische Sprue

(B) chronische Pankreatitis

(C) irritables Kolon

(D) Syndrom der blinden Schlinge

(E) M. Whipple

1035 Die Therapie der Herzinsuffizienz beim akuten Myokard- Anm.
infarkt kann mit Hilfe hämodynamischer Kontrolle durch Einschwemmkatheter sicherer und effektiver durchgeführt werden.

Welcher hämodynamische Parameter kann mit dieser Methode nicht überwacht werden?

(A) mittlerer Pulmonalkapillardruck

(B) rechtsatrialer Druck

(C) arterieller Druck

(D) Herzminutenvolumen

(E) Pulmonalarteriendruck

1036 Ein 35jähriger Bierkutscher hatte seit zwei Jahren wiederholt "Wasser in den Füßen" und erhielt vom Hausarzt "Wassertabletten". Er bemerkt seit sechs Monaten eine beidseitige unangenehme, zeitweise schmerzhafte Schwellung beider Mammae.

Welche der angegebenen Ursachen für die Gynäkomastie kommt nicht in Frage?

(A) Hodentumor

(B) Leberzirrhose

(C) Myxödem

(D) Digitalis-Therapie

(E) Spironolactone-Therapie

1037 Mit welchen Auswirkungen muß bei einer Glucocorticoid-Therapie nicht gerechnet werden? Anm.

(A) Aktivierung einer TBC

(B) thrombozytopenische Purpura

(C) Entstehung eines Cushing-Syndroms

(D) Hypokaliämie

(E) Hemmung der Gewebsproliferation

1038 Welche der Aussagen über das Hyperventilationssyndrom trifft nicht zu?

(A) Schwindel und Störungen der Konzentration bis zur Bewußtseinstrübung können auftreten.

(B) Die pH-Verschiebung führt über eine Abnahme des ionisierten Calciums zu tetanischen Symptomen.

(C) Die Patienten fallen durch spezifische depressiv-hypomanische Stimmungsschwankungen auf.

(D) Die Hypokapnie kann zu einer zerebralen Minderdurchblutung führen.

(E) Psychopathologisch finden sich gehäuft phobische oder angstneurotische Entwicklungen.

1039 Eine 53jährige Frau kommt wegen starker phobischer Ängste, Magenbeschwerden und einer quälenden Aerophagie in Behandlung. Die Beschwerden bestehen in wechselnder Intensität seit ca. 25 Jahren, sind aber jetzt nach der Verselbständigung des letzten Kindes erneut sehr stark aufgetreten.

Welche Therapie ist nicht indiziert?

(A) Psychopharmaka

(B) Balint-Gruppe

(C) konfliktorientierte Gesprächstherapie

(D) stützende Gespräche

(E) Selbsthilfegruppe

1040 Welches der nachfolgenden Antibiotika kumuliert nicht bei Niereninsuffizienz?

(A) Penicillin G

(B) Gentamycin

(C) Cephalotin

(D) Doxycyclin

(E) Streptomycin

1041 Welche der folgenden Aussagen zu sideroblastischen (sideroachrestischen) Anämien trifft nicht zu?

(A) Sie können durch nichteisenhaltige Pharmaka ausgelöst werden.

(B) Sie können Folge einer Bleivergiftung sein.

(C) Ein Therapieversuch mit Pyridoxalphosphat ist gerechtfertigt.

(D) Ein Therapieversuch mit Androgenen ist gerechtfertigt.

(E) Bluttransfusionen sind streng kontraindiziert.

1042 Welche Aussage trifft nicht zu?

Ein komatöser Zustand als schwerwiegende Komplikation kann auftreten bei

(A) Morbus Addison

(B) Myxödem

(C) Diabetes mellitus

(D) Cushing Syndrom

(E) Morbus Basedow

1043 Welche Aussage trifft nicht zu?

Herzrhythmusstörungen in Narkose können bedingt sein durch

(A) respiratorische Azidose

(B) respiratorische Alkalose

(C) arterielle Hypoxie

(D) alveoläre Hyperoxie

(E) zu flache Narkose

1044 Welche Aussage trifft nicht zu?

Die unbehandelte Prostatahyperplasie (Prostata-Adenom) kann folgende Komplikationen verursachen:

(A) Einschränkung der Nierenfunktion

(B) Blasenatonie

(C) Schädigung des M. spincter externus

(D) Blasenwandhypertrophie

(E) Überlaufblase

1045 Welche Aussage zur Diagnostik des "akuten Skrotums" trifft nicht zu?

Differentialdiagnostisch in Betracht zu ziehen sind

(A) Epididymitis

(B) stielgedrehte Hydatiden

(C) Orchitis

(D) Hodentorsion

(E) Hydrocele funiculi spermatici

1046 Welche Aussage über die operative Behandlung des Magenkarzinoms trifft nicht zu? Anm.

(A) Die Infiltration der Magenwand kann die makroskopisch erkennbare Tumorgrenze um 6 - 8 cm überschreiten.

(B) Die Prognose des Magenkarzinoms ist abhängig von der Infiltrationstiefe und dem Lymphknotenbefall.

(C) Bei distalem Sitz des Karzinoms kann das proximale Duodenum vom Tumor infiltriert sein.

(D) Wegen der häufigen Metastasierung in die Milz sollte diese regelmäßig mit entfernt werden.

(E) Eine ausgedehnte Lymphadenektomie ist eine wesentliche therapeutische Maßnahme.

Aufgabentyp C: Kausale Verknüpfung

Antwort	Aussage 1	Aussage 2	Verknüpfung
A	richtig	richtig	richtig
B	richtig	richtig	falsch
C	richtig	falsch	-
D	falsch	richtig	-
E	falsch	falsch	-

1047 Patienten mit kongenitalen Herzfehlern erkranken überzufällig häufig an einer Endocarditis lenta,

weil

bei Vorliegen eines kongenitalen Herzfehlers auch häufig eine schwere angeborene Immuninsuffizienz vorkommt.

1048 Bei einer 39jährigen Patientin hat sich im Verlauf von einem Jahr ein pflaumengroßer, mäßig derber Struma-Knoten entwickelt. Außerdem werden Gallensteine vermutet. Die genaue diagnostische Abklärung der Schilddrüsenerkrankung muß vor der Cholezystographie erfolgen,

weil

Galle-Kontrastmittel bei der radioimmunologischen Thyroxin-Bestimmung kreuzreagieren.

1049 Ein Patient mit nicht operablem Pankreaskarzinom muß zytostatisch behandelt werden,

weil

Pankreaskarzinome in über 60 % auf eine zytostatische Behandlung mit Cyclophosphamid (Endoxan^{R}) oder/und Methotrexat ansprechen.

1050 Bei den psychosomatischen Krankheiten nehmen die Erfolge aufdeckender Psychotherapieverfahren mit der Dauer der bestehenden Symptomatik zu,

weil

eine lange Persistenz der psychogenen Symptomatik Voraussetzung für eine sinnvolle Anwendung der analytischen Psychotherapie ist.

1051 Im Frühstadium einer chronischen Polyarthritis (rheumatoide Arthritis) ist eine Penicillinbehandlung noch aussichtsreich,

weil

ein Streptokokkeninfekt in der Regel die auslösende Ursache einer chronischen Polyarthritis ist.

1052 Bei Hyperthyreose mit endokriner Ophthalmopathie wird in Süddeutschland häufig ein autonomes Adenom der Schilddrüse gefunden, Anm.

weil

in Jodmangelgebieten autonome Adenome häufiger als in Gebieten mit ausreichender Jodversorgung vorkommen.

1053 Die Substitution des Hormonmangels (Östrogene, HVL-Hormone) führt bei der Anorexia nervosa regelmäßig zu einem Rückgang der Symptomatik,

weil

die Anorexia nervosa trotz vordergründig psychischer Charakterstörungen durch eine primäre hypothalamische Funktionsstörung bedingt ist.

1054 Bei einem 22jährigen Patienten mit einem Blutdruck von 170/75 mm Hg ist der radioimmunologisch bestimmte erhöhte Thyroxinwert von 219 nmol/l (17 µg %) nach einem kurz zuvor durchgeführten i.v. Pyelogramm nicht für die Hyperthyreose-Diagnose zu verwerten, Anm.

weil

die vorher mit der Fragestellung einer Nierenarterienstenose durchgeführte i.v. Pyelographie die Radiojodaufnahme der Schilddrüse stört.

1055 Langdauernde Diarrhoe führt zur Hyperkaliämie,

weil

durch die Verluste von H^+-Ionen eine metabolische Alkalose entsteht.

1056 Die Verabreichung von Sauerstoff kann bei einem Patienten mit chronischer Bronchitis und Emphysem zur Atemdepression führen,

weil

bei chronischer Hyperkapnie nur noch der Sauerstoff-Mangel-Antrieb wirksam ist.

1057 Bei Patienten mit ventrikulären Extrasystolen ist die Anwendung einer Infiltrationsanästhesie kontraindiziert,

weil

Lokalanästhetika die myokardiale Irritabilität steigern.

1058 Die komplette Magenausgangsstenose beim Ulkusleiden stellt eine relative Operationsindikation dar,

weil

eine komplette Ausgangsstenose des Magens beim Ulkusleiden nach Ausgleich des gestörten Elektrolyt- und Säurebasenhaushaltes reversibel ist.

1059 Ein solitärer, szintigraphisch "kalter" Knoten der Schilddrüse bei einer 35jährigen Patientin sollte enukleiert werden,

weil

ein solitärer, szintigraphisch "kalter" Knoten bei einer 35jährigen Patientin nicht konservativ durch Radiojodverabreichung behandelt werden kann.

1060 Die Indikation zur operativen Resektionsbehandlung der asymptomatischen Divertikulose ist großzügig zu stellen,

weil

bei einer Divertikulose beim Auftreten von lokalen Komplikationen die postoperative Morbidität und Letalität stark ansteigt.

Aufgabentyp D: Aussagenkombination

1061 Ein 24jähriger Mann (Büro-Angestellter, 170 cm, 61 kg) wird seit 6 Jahren wegen eines Diabetes mellitus mit Insulin behandelt. Er scheidet täglich zwischen 16 und 20 g Glucose im Urin aus. Er injiziert sich selbst täglich am Morgen einmal 28 E Insulin Novo Lente^R. Beurteilen Sie die folgenden Aussagen: Anm.

(1) Die Ernährung mit 6300 kJ (1500 kcal), berechnet auf Broteinheiten und über den Tag verteilt, ist adäquat.

(2) Wiederholte Hyperglykämien von um 16,5 mmol/l (300 mg/100 ml) Blutglucose und Azetonurien sind mit dem Begriff "mäßige" Diabetes-Einstellung noch vereinbar.

(3) Besteht die Glucosurie unverändert weiter, so wird sein Körpergewicht bei Ernährung mit 7980 kJ (1900 kcal) pro Tag nicht zunehmen.

(4) Die Stoffwechselführung wäre bei Injektion von morgens 20 E und abends 12 E eines mittellang wirkenden Insulins (z.B. Depot-Insulin Hoechst^R) sehr wahrscheinlich besser.

(5) Der Patient sollte besser mit einem Sulfonylharnstoffderivat behandelt werden.

(A) nur 5 ist richtig

(B) nur 1 und 2 sind richtig

(C) nur 3 und 4 sind richtig

(D) nur 1,3 und 4 sind richtig

(E) nur 2,3 und 4 sind richtig

1062 Bei der ambulanten Kontrolluntersuchung eines chronisch Niereninsuffizienten finden Sie eine Abnahme des Harnstoff-N-Gehaltes im Serum, obwohl der Serum-Kreatinin-Wert mit 530 µmol/l (6 mg %) unverändert hoch geblieben ist. Anm.

Wodurch wird dieser Befund erklärt?

(1) chronischer Hungerzustand

(2) Eiweißmangelernährung

(3) Verbesserung der Nierenfunktion

(4) interkurrenter Infekt

(5) Abnahme der renalen Durchblutung

(A) nur 5 ist richtig

(B) nur 1 und 2 sind richtig

(C) nur 2 und 4 sind richtig

(D) nur 1,3 und 4 sind richtig

(E) nur 3,4 und 5 sind richtig

1063 Bei hyperthyreoten Patienten besteht eine erhöhte Empfindlichkeit gegenüber

(1) Propranolol (Dociton^{R})

(2) Guanethidin (Ismelin^{R})

(3) Digitoxin (Digimerck^{R})

(4) Orciprenalin (Alupent^{R})

(A) nur 4 ist richtig

(B) nur 1 und 3 sind richtig

(C) nur 2 und 4 sind richtig

(D) nur 1,2 und 3 sind richtig

(E) 1 - 4 = alle sind richtig

1064 Welche Arzneimittel können in einer therapeutischen Dosierung zu Schlafstörungen führen?

(1) Ephedrin (in Hustensäften)

(2) trizyklische Antidepressiva (z.B. Desipramin)

(3) Theophyllin (z.B. als Aminophyllin)

(4) L-DOPA

(A) nur 4 ist richtig

(B) nur 1 und 3 sind richtig

(C) nur 2 und 4 sind richtig

(D) nur 1,2 und 3 sind richtig

(E) 1 - 4 = alle sind richtig

1065 Ein Erythema nodosum zusammen mit einer Arthritis findet sich gehäuft bei

(1) akuter Sarkoidose

(2) Lupus erythematodes

(3) Colitis ulcerosa

(4) Morbus Crohn

(5) Siliko-Arthritis

(A) Keine der Aussagen ist richtig.

(B) nur 5 ist richtig

(C) nur 1 und 5 sind richtig

(D) nur 2 und 5 sind richtig

(E) nur 1,3 und 4 sind richtig

1066 Zur Bekämpfung einer bedrohlichen Hyperkaliämie bei Niereninsuffizienten ist/sind folgende Maßnahme(n) geeignet: Anm.

(1) Natriumbikarbonat (84 g/l bzw. 8,4 %) intravenös

(2) Kalzium-Glukonat intravenös

(3) Altinsulin und hochprozentige Glukose-Lösung intravenös

(4) Kalium-bindende Ionenaustauscher als rektaler Einlauf

(5) Orale Zufuhr eines Aminosäuren-Vitamingemisches

(A) nur 3 ist richtig

(B) nur 1 und 2 sind richtig

(C) nur 2 und 4 sind richtig

(D) nur 3 und 5 sind richtig

(E) nur 1,2,3 und 4 sind richtig

1067 Eine Hyperkaliämie kann vorkommen bei

(1) Azidose

(2) Therapie mit Spironolactonen

(3) Verbrennungen

(4) Akutem Nierenversagen

(5) Morbus Addison

(A) nur 1 und 2 sind richtig

(B) nur 3 und 4 sind richtig

(C) nur 1,2 und 3 sind richtig

(D) nur 2,3,4 und 5 sind richtig

(E) 1 - 5 = alle sind richtig

1068 Pleuraergüsse werden beobachtet bei

(1) Pleuritis tuberculosa

(2) Lungeninfarkt

(3) Herzinsuffizienz

(4) Pleuritis carcinomatosa

(5) Pleuramesotheliom

(A) nur 4 und 5 sind richtig

(B) nur 1,2 und 3 sind richtig

(C) nur 3,4 und 5 sind richtig

(D) nur 1,2,3 und 4 sind richtig

(E) 1 - 5 = alle sind richtig

1069 Generalisierte zerebrale Krampfanfälle sind als Symptom einer endokrinen Grundkrankheit möglich. Bei welchen endokrinen Krankheiten sind sie durchaus typisch?

(1) Hyperthyreose mit Ophthalmopathie

(2) Klinefelter-Syndrom

(3) Organischer Hyperinsulinismus

(4) Chronischer unbehandelter Hypoparathyreoidismus

(5) Phäochromozytom

(A) nur 4 ist richtig

(B) nur 1 und 2 sind richtig

(C) nur 3 und 4 sind richtig

(D) nur 2,3 und 5 sind richtig

(E) nur 3,4 und 5 sind richtig

1070 Welche Aussagen über die lokale Anwendung von Glucocorticoiden bei obstruktiven Atemwegserkrankungen als Aerosole (z.B. Beclomethason-Dosieraerosol = Sanasthmyl^{R}) sind zutreffend?

(1) Bei inhalativer Anwendung von Glucocorticoiden kann eine Soor-Ausbreitung in der Mundschleimhaut begünstigt werden.

(2) Die inhalative Anwendung von Glucocorticoiden kann zu einer systemischen = resorptiven Glucocorticoidwirkung führen.

(3) Die inhalative Anwendung von Glucocorticoiden kann die Superinfektion bei chronisch-obstruktiven Atemwegserkrankungen fördern.

(4) Die inhalative Anwendung von Glucocorticoiden führt zu einer in wenigen Minuten einsetzenden Bronchospasmolyse.

(A) nur 4 ist richtig

(B) nur 1 und 3 sind richtig

(C) nur 2 und 4 sind richtig

(D) nur 1,2 und 3 sind richtig

(E) 1 - 4 = alle sind richtig

1071 Lungenemphysem kann einhergehen mit

(1) Atemwegsobstruktion

(2) Ventilations-Perfusionsstörung

(3) alveolärer Hypoventilation

(4) chronischem Cor pulmonale

(5) Polyglobulie

(A) nur 1 und 3 sind richtig

(B) nur 2 und 4 sind richtig

(C) nur 2,3 und 5 sind richtig

(D) nur 3,4 und 5 sind richtig

(E) 1 - 5 = alle sind richtig

1072 Ein Patient erkrankte 12 Stunden nach dem Genuß von Kartoffelsalat in einer Gastwirtschaft mit heftigem Durchfall und Fieber bis zu 38,5 °C. Zu diesem Zeitpunkt ist/sind zum Ausschluß oder Beweis einer Salmonellengastroenteritis folgende(s) Verfahren geeignet:

(1) Antikörpernachweis

(2) Blutkultur

(3) Stuhlkultur

(4) mikroskopische Direktuntersuchung des Stuhls

(5) Nachweis von Roseolen

(A) nur 2 ist richtig

(B) nur 3 ist richtig

(C) nur 1 und 2 sind richtig

(D) nur 4 und 5 sind richtig

(E) nur 2,3 und 4 sind richtig

1073 Bei welcher der genannten endokrinen Erkrankungen kann Muskelschwäche als charakteristisches Warnsymptom im Sinne einer drohenden kritischen Exazerbation gelten?

(1) Morbus Addison

(2) Hyperthyreose

(3) Hypoparathyreoidismus

(4) Hyperparathyreoidismus

(A) nur 1 ist richtig

(B) nur 3 ist richtig

(C) nur 1 und 2 sind richtig

(D) nur 1,2 und 3 sind richtig

(E) nur 1,2 und 4 sind richtig

1074 Die Gefahr von Nebenwirkungen bei Digoxintherapie wird gefördert durch:

(1) Niereninsuffizienz

(2) Hyperlipämie

(3) Myokardhypoxie

(4) Tachykardie

(5) Kaliummangel

(A) nur 1 und 3 sind richtig

(B) nur 1 und 5 sind richtig

(C) nur 1,3 und 5 sind richtig

(D) nur 3,4 und 5 sind richtig

(E) 1 - 5 = alle sind richtig

1075 Bei welchem der genannten Zustände würden Sie auf die Verwendung von Reserpin als Antihypertonikum verzichten?

(1) Gicht

(2) Ulcus ventriculi

(3) Hyperlipidämie

(4) Depression

(A) nur 4 ist richtig

(B) nur 1 und 3 sind richtig

(C) nur 2 und 4 sind richtig

(D) nur 1,2 und 3 sind richtig

(E) 1 - 4 = alle sind richtig

1076 Findet sich ein frühsystolisches Geräusch über dem II. ICR links parasternal, so sprechen für das Vorliegen eines Vorhofseptumdefektes und gegen ein akzidentelles Geräusch:

(1) fixierte, weite Spaltung des II. Herztones mit Betonung des Spaltungsanteils

(2) rR'-Konfiguration des QRS in der EKG-Abteilung V_1

(3) Beobachtung sogenannter "tanzender Hili" bei der Röntgendurchleuchtung der Lungen

(4) arterielle Gefäßüberfüllung im Röntgenbild des Thorax

(5) Nachweis einer Rezirkulationswelle in der Farbstoffverdünnungskurve

(A) nur 1 und 2 sind richtig

(B) nur 1,3 und 5 sind richtig

(C) nur 2,3 und 4 sind richtig

(D) nur 1,2,3 und 5 sind richtig

(E) 1 - 5 = alle sind richtig

1077 Bei einem 65jährigen Patienten mit metastasierendem Prostata-Karzinom wurde eine plastische Orchiektomie durchgeführt. Eine Östrogen-Behandlung wird angeschlossen. Welche Komplikationen sind zu befürchten? Anm.

(1) schmerzhafte Gynäkomastie

(2) Ödeme, Hypertonie

(3) thromboembolische Komplikationen

(4) depressive Verstimmungszustände

(5) Stimmveränderungen

(A) nur 1 und 2 sind richtig

(B) nur 1,4 und 5 sind richtig

(C) nur 2,3 und 4 sind richtig

(D) nur 1,3,4 und 5 sind richtig

(E) 1 - 5 = alle sind richtig

1078 Bei einer 30jährigen Patientin besteht seit zwei Jahren eine Amenorrhoe.

Beurteilen Sie folgende Aussagen:

(1) Die Patientin ist seit drei Jahren Vegetarierin. Sie wiegt noch 42 kg bei einer Größe von 170 cm. Eine funktionelle Amenorrhoe wäre denkbar.

(2) Auch ohne Galaktorrhoe kann eine Hyperprolaktinämie zugrundeliegen.

(3) Eine HCG-Bestimmung im Urin ist zum sicheren Ausschluß einer Gravidität (bewußt irreführende Angaben der Patientin) indiziert.

(4) Eine seitliche Schädelaufnahme zur Beurteilung der Sella turcica ist indiziert.

(5) Bei gleichzeitiger Zunahme der Pigmentierung der Handlinien muß ein Morbus Addison ausgeschlossen werden.

(A) nur 4 ist richtig

(B) nur 5 ist richtig

(C) nur 1,2 und 3 sind richtig

(D) nur 3,4 und 5 sind richtig

(E) 1 - 5 = alle sind richtig

1079 Subfebrile Temperaturen lassen denken an eine(n)

(1) malignen Tumor

(2) Tuberkulose

(3) chronische unkomplizierte Bronchitis

(4) Hyperthyreose

(5) chronische Gastritis

(A) nur 2 und 4 sind richtig

(B) nur 1,2 und 4 sind richtig

(C) nur 1,3 und 4 sind richtig

(D) nur 2,3,4 und 5 sind richtig

(E) 1 - 5 = alle sind richtig

1080 Eine Leukopenie von 2000 pro µl (2 x 10^9/l) bei Methimazol (Favistan[R])-Behandlung einer Hyperthyreose Anm.

(1) ist ein harmloser Nebenbefund

(2) ist durch die bekannte Lymphopenie des Morbus Basedow erklärbar

(3) tritt nur bei Dosierungen von über 80 mg Methimazol pro Tag auf

(4) sollte Anlaß zu einer Thrombozyten-Zählung sein

(5) kann durch eine begleitende fieberhafte Angina tonsillaris erklärt werden

(A) nur 1 ist richtig

(B) nur 4 ist richtig

(C) nur 5 ist richtig

(D) nur 3 und 5 sind richtig

(E) nur 2,3 und 4 sind richtig

1081 Ein dreijähriges Kind hat etwa 10 Tabletten der aufgeführten Arzneimittel geschluckt. Bei welchen Substanzen muß der sofort nach der Einnahme hinzugezogene Arzt eine sofortige Entleerung des Magens veranlassen, um den Eintritt einer lebensbedrohlichen Vergiftung zu verhindern?

(1) Digoxin 0,25 mg Tabletten

(2) Prednison 1,0 mg Tabletten

(3) Imipramin 25 mg Dragees

(4) orale Antikonzeptiva (Östrogen-Gestagen-Kombination)

(A) nur 4 ist richtig

(B) nur 1 und 3 sind richtig

(C) nur 2 und 4 sind richtig

(D) nur 1,2 und 3 sind richtig

(E) 1 - 4 = alle sind richtig

1082 Bei der Behandlung des akuten rheumatischen Fiebers mit Glucocorticoiden Anm.

(1) darf bei der täglichen Dosis die Cushing-Schwellendosis (z.B. 10 mg Prednisolon/Tag) nicht überschritten werden

(2) darf wegen der Gefahr unerwünschter Wirkungen die Behandlung nicht über 10 Tage hinaus ausgedehnt werden

(3) sollte das Glucocorticoid als kristalline Suspension injiziert werden, um einen Depoteffekt und damit einen gleichbleibenden Plasmaspiegel zu gewährleisten

(4) soll beim Absetzen der Glucocorticoide die Dosis schrittweise reduziert werden, um eine akute Unterfunktion der Nebennierenrinde und das Auftreten von Rezidiven zu vermeiden.

(A) nur 4 ist richtig

(B) nur 1 und 3 sind richtig

(C) nur 2 und 4 sind richtig

(D) nur 1,2 und 3 sind richtig

(E) 1 - 4 = alle sind richtig

1083 Eine große Blutdruckamplitude kann beobachtet werden bei

(1) Arteriosklerose

(2) Hyperthyreose

(3) Kammerseptumdefekt

(4) Aortenklappeninsuffizienz

(5) arteriovenöser Fistel

(A) nur 1 und 4 sind richtig

(B) nur 2 und 3 sind richtig

(C) nur 2,3 und 4 sind richtig

(D) nur 1,2,4 und 5 sind richtig

(E) 1 - 5 = alle sind richtig

1084 Der Zusatz vasokonstriktorischer Medikamente zu lokalanästhetischen Mitteln ist unter anderem kontraindiziert bei Leitungsanästhesien

(1) des Plexus axillaris

(2) der Finger (Oberstsche Anästhesie)

(3) im Penisbereich

(4) des N. ischiadicus

(A) nur 2 ist richtig

(B) nur 3 ist richtig

(C) nur 1 und 4 sind richtig

(D) nur 2 und 3 sind richtig

(E) 1 - 4 = alle sind richtig

1085 Eine alveoläre Hypoventilation mit einem hyperoxischen Inspirationsgemisch führt zu folgenden klinischen Symptomen:

(1) Blutdruckanstieg

(2) Zyanose

(3) Schwitzen

(4) Bradykardie

(5) Steigerung der Hautdurchblutung

(A) nur 2 ist richtig

(B) nur 2 und 4 ist richtig

(C) nur 1,3 und 4 sind richtig

(D) nur 1,3 und 5 sind richtig

(E) 1 - 5 = alle sind richtig

1086 Neostigmin (Prostigmin^R) kann in therapeutischer Dosierung folgende Nebenwirkungen hervorrufen:

(1) Bradykardie

(2) Hypersalivation

(3) Erhöhung der Darmmotilität

(4) Bronchospasmus

(A) Keine der Aussagen trifft zu.

(B) nur 1 und 4 sind richtig

(C) nur 2 und 3 sind richtig

(D) nur 2,3 und 4 sind richtig

(E) 1 - 4 = alle sind richtig

1087 Neostigmin (Prostigmin^R) kann die muskelrelaxierende Wirkung aufheben von: Anm.

(1) Suxamethonium (Pantolax^R)

(2) d-Tubocurarin (Curarin^R)

(3) Diallyl-nor-Toxiferin (Alcuronium^R)

(4) Pancuroniumbromid (Pancuronium^R)

(A) nur 3 ist richtig

(B) nur 4 ist richtig

(C) nur 1 und 3 sind richtig

(D) nur 2,3 und 4 sind richtig

(E) 1 - 4 = alle sind richtig

1088 Bei einem 45jährigen Patienten wird 6 Monate nach Magenresektion wegen eines Ulcus duodeni ein blutendes Ulcus pepticum jejuni diagnostiziert.

Welche der folgenden Ursachen sind möglich?

(1) Zollinger-Ellison-Syndrom

(2) Hypothyreose

(3) zu wenig ausgedehnte Magenresektion beim Ersteingriff

(4) im Duodenalstumpf belassene Antrumschleimhaut

(5) chronische Pankreatitis

(A) nur 5 ist richtig

(B) nur 1 und 2 sind richtig

(C) nur 1,3 und 4 sind richtig

(D) nur 3,4 und 5 sind richtig

(E) 1 - 5 = alle sind richtig

1089 Durch welche der vorliegenden Befunde oder Untersuchungsverfahren wird die Diagnose "Lungenembolie" gesichert?

(1) zunehmende Atemnot

(2) Rechtsbelastung im EKG

(3) kardiogener Schock

(4) Pulmonalisangiographie

(5) Perfusionsszintigramm der Lunge

(A) nur 4 ist richtig

(B) nur 5 ist richtig

(C) nur 1 und 3 sind richtig

(D) nur 4 und 5 sind richtig

(E) nur 1,2 und 3 sind richtig

1090 Ein 65jähriger Patient soll wegen eines mechanischen Ileus operiert werden. Präoperativ liegen folgende Werte vor: Hämatokrit 52 %, Serum-Natrium: 156 mmol/l, base excess: -10 mmol/l, zentraler Venendruck: +2 cm H_2O Anm.

Welche Aussagen sind korrekt?

(1) Es sind Infusionen zur Korrektur einer Hypovolämie erforderlich (z.B. Serum, Eiweißersatz oder Bluttransfusionen).

(2) Es besteht eine Alkalose, die korrekturbedürftig ist.

(3) Es liegt eine Exsikkose vor und der Patient braucht freies Wasser (z.B. eine 5 %ige Glucose-Lösung).

(4) Die initiale Infusionstherapie sollte am ehesten über eine Vollelektrolytlösung erfolgen (etwa Ringer-Lösung).

(5) Es besteht eine Azidose, die mit einer Puffer-Lösung behandelt werden sollte.

(A) nur 2 und 4 sind richtig

(B) nur 3 und 5 sind richtig

(C) nur 4 und 5 sind richtig

(D) nur 1,2 und 4 sind richtig

(E) nur 1,3 und 5 sind richtig

1091 Für die akute hämorrhagisch nekrotisierende Pankreatitis ist im allgemeinen typisch:

(1) Stenoseperistaltik

(2) heftige Bauchschmerzen

(3) schlagartiger Beginn

(4) Übelkeit und Erbrechen

(5) zunehmender Schock

(A) nur 1 und 5 sind richtig

(B) nur 2 und 3 sind richtig

(C) nur 4 und 5 sind richtig

(D) nur 1,3 und 4 sind richtig

(E) nur 2,3,4 und 5 sind richtig

Fallbeschreibungen und Aufgaben mit Abbildung

Die folgenden Angaben beziehen sich auf die Aufgaben Nr. 1092 und 1093.

1092 65jähriger Patient, der wegen unregelmäßigem, zeitweise sehr schnellem Pulsschlag in die Sprechstunde kommt. Anm.

Welche Rhythmusstörung zeigt das Elektrokardiogramm (Abb. Nr. 37)?

(A) Vorhofflimmern

(B) Supraventrikuläre Tachykardie bei WPW

(C) Vorhofflattern

(D) Sinustachykardie mit Bewegungsartefakten

(E) Paroxysmale Tachykardie mit Block

1093 Welche Therapie ist aufgrund des EKG-Befundes angezeigt?

(1) Lidocain in einer Dosis von 1 mg/kg KG i.v.

(2) Elektroschock sofort erforderlich, da lebensbedrohliche Rhythmusstörung

(3) Digitalisierung

(4) Chinidin-Therapie

(A) nur 2 ist richtig

(B) nur 4 ist richtig

(C) nur 1 und 2 sind richtig

(D) nur 1 und 3 sind richtig

(E) nur 3 und 4 sind richtig

1094 Welche Diagnose ist aufgrund des in Abb. Nr. 35 wiedergegebenen EKGs zu stellen?

(A) Rechtsschenkelblock

(B) Linksschenkelblock

(C) WPW-Syndrom

(D) Vorderwandinfarkt

(E) Pericarditis

Die folgenden Angaben beziehen sich auf die Aufgaben Nr. 1095 und 1096.

Ein 55jähriger Patient (175 cm/84 kg) klagt über Belastungsdyspnoe, Nykturie und abendliches leichtes Anschwellen der Füße und Knöchel. Die Vorgeschichte ist unauffällig. Der Untersuchungsbefund ergibt einen Blutdruck von 170/100 mm Hg bei betontem A2. Urin-Analyse: Eiweiß Spur, Sediment o.B.; Blutbild, Harnstoff und Kalium im Serum sind normal. Anm.

1095 Welche Diagnose ist am wahrscheinlichsten?

(A) Vitium cordis

(B) nephrotisches Syndrom

(C) Koronarinsuffizienz

(D) "essentielle" Hypertonie mit Herzinsuffizienz

(E) chronische Nephritis

1096 Welche der folgenden zusätzlichen Untersuchungen ist in der Regel indiziert?

(A) Phonokardiogramm

(B) i.v. Pyelographie mit Frühurogramm

(C) Urinelektrophorese

(D) Koronarographie

(E) Nebennierenszintigraphie

Die folgenden Angaben beziehen sich auf die Aufgaben Nr. 1097, 1098 und 1099.

Ein 68jähriger Patient berichtet, er sei in den letzten Wochen wiederholt ohnmächtig geworden. Solche Ohnmachten träten vorwiegend in Ruhe, weniger bei körperlicher Belastung auf. Angehörige berichten über eine auffallende Blässe während der Ohnmachten.

Die klinische Untersuchung ergibt:

Bradykardie von 52/min, RR 180/80 mm Hg. Rauhes, niederfrequentes Frühsystolikum über dem Erbschen Punkt, fehlende Fußpulse, Strömungsgeräusche über beiden Karotiden. Im Elektrokardiogramm AV-Block I. Grades, überdrehter Linkstyp, Rechtsschenkelblock.

1097 Worum handelt es sich am ehesten?

(A) rezidivierende zerebrale Ischämie infolge Karotisstenose

(B) hypersensibler Karotis-Sinus mir reflektorischer Asystolie

(C) intermittierend auftretender AV-Block III. Grades

(D) rezidivierende Hirnembolien bei allgemeiner Arteriosklerose

(E) paroxysmale ventrikuläre Tachykardie mit tachykardiebedingtem Herzminutenvolumenmangel

1098 Wodurch läßt sich die Diagnose sichern?

(A) Langzeitspeicherelektrokardiographie

(B) Karotis-Sinus-Druckversuche

(C) Aortenbogenangiographie zur Darstellung der Karotiden und Vertebralarterien

(D) Untersuchung der Gefäße des Augenhintergrundes

(E) Phonokardiographie

1099 Worin besteht die Therapie?

(A) Atropin oder Orciprenalin (Alupent^{R}) als Dauermedikation

(B) Gabe von Antiarrhythmika wie Chinidin

(C) Antikoagulantien-Therapie mit Phenprocoumon (Marcumar^{R})

(D) Implantation eines Herzschrittmachers

(E) operative Revision einer Arteria carotis

1100 Welche Aussage trifft zu?

Eine 40jährige Patientin wird wegen schwerer chronischer Obstipation und Schleimbeimengungen beim Stuhl rektoskopiert (Abb. Nr. 12).

Bei diesem Befund handelt es sich um

(A) eine Melanosis coli bei Laxantienabusus

(B) M. Hirschsprung

(C) malignes Melanom mit Rektumbefall

(D) Acanthosis nigricans

(E) irritables Kolon mit exzessiver Schleimproduktion (Colica mucosa)

Die folgenden Angaben beziehen sich auf die Aufgaben Nr. 1101 und 1102.

Ein 33jähriger, bisher leistungsfähiger Patient klagt nach einem Erkältungsinfekt über heftige retrosternale Schmerzen, die belastungsunabhängig sind und seit 2 Tagen bestehen. Seine Körpertemperatur beträgt 38,6 °C rektal. Die Serumenzymaktivitäten GOT, CK und LDH sind geringfügig erhöht.

1101 Welches Krankheitsbild ist am wahrscheinlichsten?

(A) Mediastinitis

(B) Hämolytische Krise

(C) Pericarditis sicca

(D) Lungenembolie

(E) Eingeklemmte Hiatushernie

1102 Worin besteht die Therapie?

(A) Antibiotika

(B) Bluttransfusion

(C) Bettruhe und Analgetika

(D) Fundoplicatio

(E) Antikoagulantien

Die folgenden Angaben beziehen sich auf die Aufgaben Nr. 1103 und 1104.

Eine 28jährige Patientin kommt wegen plötzlicher Erblindung links zur Untersuchung. Der zugehörige Augenhintergrund ist in der Abb. Nr. 11 dargestellt.

1103 Welchen Befund erheben Sie? Anm.

(A) sehr enge kollabierte Arterien, ischämischer Fundus

(B) scharf begrenzte Papillenabblassung temporal

(C) ausgebuchtete Papillenmitte, leichte Abknickung der Gefäße am Papillenrand

(D) Conus temporalis (sichelförmiger Netzhautaderhautschwund am temporalen Papillenrand)

(E) kein pathologischer Befund am Augenhintergrund

1104 Als Diagnose kommt am ehesten infrage:

(A) Stammverschluß der A. centralis retinae

(B) glaukomatöse Opticusatrophie

(C) Retrobulbärneuritis

(D) hysterische Erblindung

(E) Myopia maligna

1105 Welche Aussage trifft zu?

Ein 32jähriger Patient klagt über bei Nahrungsaufnahme auftretende Schmerzen im Epigastrium.
Die Röntgenbilder Abb. Nr. 33 der Magenbreipassage zeigen ein(e)(en)

(A) erosive Gastritis

(B) Ulcus ventriculi

(C) perforiertes Ulcus ventriculi

(D) Divertikel

(E) solitären Magenpolyp

1106 Welche Aussage trifft zu?

Das in der Abb. Nr. 32 wiedergegebene Röntgenbild spricht für eine

(A) chronische Polyarthritis

(B) Sklerodermie mit Osteolysen

(C) Arthritis urica

(D) Arthritis psoriatica

(E) Interphalangealarthrose

1107 Bei einem Patienten finden Sie das in der Abb. Nr. 13 dargestellte Erscheinungsbild der Hände.

Welche Erkrankung ist am ehesten die Ursache der Veränderungen?

(A) chronische Nierenerkrankung

(B) chronische Polyarthritis

(C) chronische pulmonale Erkrankung (Emphysem, Lungenfibrosen)

(D) Pericarditis constrictiva

(E) Ostitis fibrosa generalisata

1108 Das gezeigte Röntgenbild (Abb. Nr. 36) spricht für eine/n

(A) Insertionstendopathie

(B) chronische Polyarthritis (rheumatoide Arthritis)

(C) Chondrokalzinose

(D) Kniegelenksarthrose

(E) Es handelt sich um einen normalen Befund.

1109 Das in der Abb. Nr. 34 gezeigte Röntgenbild läßt am ehesten welche der folgenden Befunde vermuten?

(A) normale BKS, erniedrigter Serumcalciumspiegel, erhöhte alkalische Phosphatase

(B) beschleunigte BKS, positiver Rheumafaktor, erniedrigter Eisenspiegel

(C) beschleunigte BKS, negativer Rheumafaktor, Haut- und Nagelpsoriasis

(D) stark erhöhte Serumharnsäure

(E) keinen pathologischen Laborbefund

Die folgenden Angaben beziehen sich auf die Aufgaben Nr. 1110 und 1111.

Nach einem Sportunfall klagt ein 25jähriger Patient über Schmerzen bei Bewegungen der Hand. Bei der klinischen Untersuchung fällt ein Druckschmerz an der Tabatière und ein Stauchungsschmerz am Daumen auf.

Das Röntgenbild der verletzten Hand ist in der Abbildung (Abb. Nr. 26) wiedergegeben.

1110 Welche Therapie ist angezeigt?

(A) elastischer Bindenverband

(B) operative Revision und Fixation

(C) volare Gipsschale

(D) zirkulärer Oberarmgipsverband

(E) Fingerschienenextension

1111 Für welchen Zeitraum sollte eine Ruhigstellung erfolgen?

(A) 1 - 2 Wochen

(B) 3 - 4 Wochen

(C) 5 - 6 Wochen

(D) 8 - 10 Wochen

(E) 12 - 14 Wochen

Die folgenden Angaben beziehen sich auf die Aufgaben Nr. 1112 und 1113.

Ein 12jähriger schlankwüchsiger, hochaufgeschossener Junge klagt nach einem Sturz auf dem Schulhof über Schmerzen in der linken Leiste. Das linke Bein kann nicht belastet werden und wird in Anspreiz- und Außendrehfehlstellung gehalten. Passive Bewegungsversuche des verkürzt erscheinenden Beines sind äußerst schmerzhaft.
Anamnestisch gibt der Junge an, daß er seit etwa 6 Monaten vorzeitig ermüdet. Er habe gelegentlich Schmerzen in der linken Leiste verspürt und sich deshalb beim Sport und beim Spielen etwas zurückgehalten.

1112 Welche der nachfolgenden Untersuchungen empfiehlt sich am ehesten neben der Beckenübersichtsaufnahme?

(A) Tomographie

(B) Abduktions-Innenrotations-Röntgenaufnahme des Hüftgelenks

(C) Knochenszintigramm

(D) Röntgenaufnahme in Lauenstein-Position

(E) Arthrographie

1113 Welche Therapiemaßnahmen kommen in Frage?

(1) sofortige Reposition in Narkose

(2) Beckenbeingips

(3) entlastender Beinschienenapparat (Thomasschiene)

(4) Hormontherapie

(5) operative Osteosynthese

(A) nur 1 und 2 sind richtig

(B) nur 1 und 3 sind richtig

(C) nur 1 und 5 sind richtig

(D) nur 2 und 4 sind richtig

(E) nur 2 und 5 sind richtig

1114 Ein 17jähriges körperlich stark unterentwickeltes Mädchen klagt über Kopfschmerzen, Sehstörungen und übermäßiges Durstgefühl. Sie gibt an, daß sie seit einigen Jahren an Körpergröße nicht zugenommen habe und daß die Menarche noch nicht eingetreten sei.

Die Abbildung zeigt die Luftdarstellung der Hirnkammern in seitlicher Projektion (Abb. Nr. 15).

Wie lautet die Diagnose?

(A) kongenitale Toxoplasmose

(B) Sturge-Weber-Krankheit

(C) verkalkendes Kraniopharyngeom mit hypophysärem Zwergwuchs

(D) Morbus Fröhlich

(E) Sheehan-Syndrom

1115 Welche Aussage trifft zu?

Ein 67jähriger Patient klagt über Abschwächung des Harnstrahls seit mehreren Jahren, zunehmende Pollakisurie und Nykturie. Seit etwa 1/2 Jahr habe er in 1 bis 1 1/2-stündlichen Abständen Harndrang, er bemerke oft ein abruptes Abbrechen des Harnstrahls. Bei der rektalen Untersuchung tasten Sie ein großes Prostataadenom.

Die Beckenübersichtsaufnahme (Abb. Nr. 31) zeigt:

(A) eine Blasentuberkulose mit verkalkten Lymphknoten

(B) ein sklerosiertes Prostataadenom

(C) einen Blasenstein

(D) einen Ausgußstein in einer Beckenniere

(E) keine krankhaften veränderungen

1116 Bei der Untersuchung eines 25jährigen Patienten ist 4 Wochen nach Inzision eines periproktitischen Abszesses die Operationswunde noch nicht abgeheilt (Abb. Nr. 1).

Welche Aussage trifft zu?

(1) Die Beachtung und Einhaltung lokaler hygienischer Maßnahmen führt zur Abheilung.

(2) Proktoskopisch muß ein Analkarzinom ausgeschlossen werden, da dies die häufigste Ursache des Leidens ist.

(3) Vor einer weiteren chirurgischen Therapie ist eine röntgenologische Diagnostik des Dünn- und Dickdarms erforderlich.

(4) Eine tuberkulöse Ätiologie muß ausgeschlossen werden.

(5) Eine Injektion sklerosierender Substanzen ist therapeutisch erfolgversprechend.

(A) nur 1 ist richtig

(B) nur 2 und 5 sind richtig

(C) nur 3 und 4 sind richtig

(D) nur 1,2 und 5 sind richtig

(E) 1 - 5 = alle sind richtig

1117 Welche Aussage trifft zu?

Nach einem stumpfen Bauchtrauma mit klinischem Verdacht auf Nierenverletzung wurde ein Urogramm angefertigt (Abb. Nr. 22).

Es zeigt auf der linken Seite Veränderungen, die folgende Diagnose nahelegen:

(A) Nierenstielabriß

(B) Ruptur einer Hydronephrose

(C) Nierenruptur

(D) Ureterabriß

(E) keine Anzeichen einer Nierenverletzung

1118 Ein 55jähriger Patient klagt über rezidivierende Oberbauchbeschwerden mit intermittierendem Ikterus.

Welche Diagnose ist nach dem Ergebnis der Magen-Darm-Passage (Abb. Nr. 16) am wahrscheinlichsten?

(A) Duodenaldivertikel

(B) Papillenkarzinom

(C) Ulcus ventriculi

(D) Ulcus duodeni

(E) Pankreaskopfpankreatitis

1119 Eine 34jährige Patientin klagt über intermittierende Oberbauchbeschwerden in Form von kolikartigen Schmerzen und flüchtigen Sklerenikterus.
Vor 10 Jahren ist eine Cholezystektomie wegen Cholelithiasis vorangegangen. Das Ergebnis der ERCP ist in der Abbildung (Abb. Nr. 27) dargestellt.

Welche der folgenden Diagnosen ist am wahrscheinlichsten?

(A) Pankreaskopfkarzinom

(B) verbliebener Stein im Ductus cysticus

(C) Luftblase im Ductus choledochus im Rahmen der Untersuchungsmethode

(D) Choledochuskarzinom

(E) Choledocholithiasis

1120 Welche Aussage trifft zu?

Auf dem Röntgenbild eines Handskeletts (Abb. Nr. 25) erkennt man zystische Aufhellungen und unregelmäßige Knochenstrukturen.

Die wahrscheinlichste Diagnose lautet:

(A) solitäre Knochenzyste

(B) Osteom

(C) Knochenhämangion

(D) kartilaginäre Exostose

(E) Enchondrome

1121 Die Abbildung zeigt eine Fraktur bei einem 3jährigen Kind (Abb. Nr. 28).

Welche Aussage trifft <u>nicht</u> zu?

Die Fraktur bedarf keiner absolut exakten Reposition, da ein Korrekturpotential besteht für

(A) die Achse in der Frontalebene

(B) die Achse in der Sagittalebene

(C) das Längenwachstum

(D) das Dickenwachstum

(E) den Drehfehler

1122 Bei einer 65jährigen Diabetikerin besteht seit mehreren Tagen eine krankhafte Veränderung am Rücken (Abb. Nr. 4), die von der Patientin selbst mit Salbenverbänden behandelt wurde.
Welche Therapie ist angezeigt?

(A) äußere Röntgenbestrahlung

(B) chirurgische Inzision

(C) hochdosierte Gabe von Penicillin

(D) ausgedehnte chirurgische Nekrosektomie

(E) keine der genannten Therapiemaßnahmen

1123 Welche Aussage trifft zu?

Bei einer 38jährigen Patientin wird zwei Jahre nach Ablatio mammae ein Röntgenbild des Thorax (Abb. Nr. 19) angefertigt.

(A) Eine bronchoskopische Abklärung ist vor weiteren Maßnahmen vorrangig.

(B) Eine Verlaufsbeobachtung mit Röntgenkontrolle in 3 Monaten ist anzuraten.

(C) Eine Ovarektomie als therapeutische Maßnahme ist angezeigt.

(D) Eine Östrogenbehandlung ist indiziert.

(E) Von chemotherapeutischen Maßnahmen ist kein Erfolg zu erwarten.

1124 Welche Aussage trifft zu?

Das Operationspräparat des Magens (Abb. Nr. 7) einer 48jährigen Patientin zeigt:

(A) eine Polyposis des Magens

(B) chronisch-kallöse Magenulzera

(C) ein szirrhös wachsendes Magenkarzinom

(D) eine Riesenfaltengastritis

(E) ein penetrierendes Riesenulkus

1125 55jähriger Patient mit einem Nierentumor. Anm.

Welche Diagnose ist nach dem Röntgenbild einer Cavographie (Abb. Nr. 14) am ehesten wahrscheinlich?

(A) Lymphknotenmetastasen

(B) Verdrängung der Vena cava von außen

(C) Tumorthrombus

(D) Beckenvenenthrombose

(E) Aneurysma durch Wandschwäche bei Tumorinfiltration

1126 Sie werden zum Hausbesuch bei einer 65jährigen Patientin (Abb. Nr. 10) mit einem inspiratorischen Stridor gerufen.

Welche Aussage trifft zu?

(A) Die verstärkte Venenzeichnung am Thorax ist die Folge einer Rechtsherzinsuffizienz.

(B) Es liegt eine retrosternale Struma vor.

(C) Die verstärkte Venenzeichnung ist typisch für eine Struma maligna.

(D) Es besteht ein Mediastinalemphysem.

(E) Keine der Aussagen trifft zu.

1127 Welche Aussage zu der abgebildeten Humerusfraktur (Abb. Nr. 30) trifft zu? Anm.

(A) Bei der Fraktur handelt es sich um einen Knochenbruch beim Jugendlichen.

(B) Diese Fraktur ist typisch für den älteren Menschen.

(C) Wegen der Gefahr der Medianuslähmung ist unbedingt eine Osteosynthese erforderlich.

(D) Es empfiehlt sich eine dreimonatige Schulter-Arm-Ruhigstellung mit Desault-Verband.

(E) Es liegt eine "pathologische" Fraktur vor.

1128 Welche Aussage trifft zu?

Die abgebildeten Röntgenaufnahmen (Abb. Nr. 24) der Speiseröhre nach einem Breischluck zeigen

(A) eine Ösophagusstriktur

(B) ein Ösophaguskarzinom

(C) Ösophagusvarizen

(D) eine inkomplette Ösophagusatresie

(E) ein Ösophagusdivertikel

1129 Welche Aussage trifft zu?

Bei einem 4 Monate alten männlichen Säugling findet sich eine Vorwölbung im Bereich des Nabels (Abb. Nr. 9).

Es handelt sich um

(A) eine Omphalozele

(B) ein Nabelgranulom

(C) eine Bauchmuskelhypoplasie

(D) einen Ductus omphaloentericus persistens

(E) keine der genannten Krankheiten

1130 Ein 54jähriger Patient (Abb. Nr. 3) klagt über zunehmende Leistungsminderung. In der letzten Zeit habe er sich häufig neue Schuhe kaufen müssen, da die Schuhe zu klein wurden. Seit mehreren Jahren besteht ein schwer einzustellbarer Diabetes mellitus. Vor wenigen Tagen trat beim Autofahren eine leichte Scheuklappenblindheit beiderseits auf. Anm.

Welche der folgenden Diagnosen ist am wahrscheinlichsten?

(A) eosinophiles Hypophysenadenom

(B) chromophobes Hypophysenadenom

(C) paraneoplastisches Syndrom

(D) Dandy-Walker-Syndrom

(E) Kraniopharyngeom

1131 Eine 50jährige Patientin erlitt 4 Wochen vor der Krankenhauseinweisung bei einem Verkehrsunfall ein leichtes Schädel-Hirn-Trauma. 8 Tage später bemerkte sie ein pulssynchrones kontinuierliches Geräusch im rechten Ohr. Seit dem Unfallereignis tritt das rechte Auge etwas vor (Abb. Nr. 5). Bei der Auskultation hört man ein pulssynchrones Lokomotivgeräusch über der rechten Schädelhälfte.

Welche der folgenden Diagnosen ist am wahrscheinlichsten?

(A) Verletzung der A. ophthalmica

(B) Subarachnoidalblutung

(C) Aneurysmablutung

(D) Karotis-Sinus cavernosus-Fistel

(E) Arterialisierung der Vena ophthalmica

1132 Ein 23jähriger Patient erlitt 4 Wochen vor der stationären Aufnahme ein Schädel-Hirn-Trauma mit beidseitigen Ohrblutungen. Er berichtet, daß er seitdem laufend an Bindehautentzündungen und an Speichelfluß leide. Die Fotographie (Abb. Nr. 6) zeigt den jungen Mann bei dem Versuch, die Augen zu schließen. Anm.

Wie lautet die Diagnose?

(A) beidseitige Fazialislähmung

(B) raumfordernder Prozeß im Schädelinnern

(C) Clivuskantensyndrom

(D) Empyem des Sinus frontalis

(E) Blicklähmung nach Parinaud

1133 Welche Aussage trifft zu?

Bei der vorliegenden Abdomenübersichtsaufnahme einer 46jährigen Patientin (Abb. Nr. 23) ist ursächlich am wahrscheinlichsten:

(A) eine Infektion mit gasbildenden Bakterien im Gallengangssystem

(B) Paralyse des Gallenwegsystems in der Nachbarschaft einer akuten Pankreatitis

(C) Leberechinococcus

(D) Hämobilie

(E) Gallenblasenperforation in den Gastrointestinaltrakt

1134 Eine 27jährige Patientin klagt über rechtsseitige Oberbauchbeschwerden in Form von Dauerschmerzen. In den letzten Jahren Gewichtsverlust, intermittierende Diarrhoe. Die Abbildung zeigt das Ergebnis der intravenösen Cholecystcholangiographie (Abb. Nr. 18).

Welche Diagnose ist am wahrscheinlichsten?

(A) chronische Pankreatitis

(B) Choledocholithiasis

(C) Pankreaskopfkarzinom

(D) Nephrokalzinose

(E) verkalkte tuberkulöse Lymphknoten

1135 Welche Aussage trifft zu? Anm.

Die abgebildete Röntgenaufnahme der Hand (Abb. Nr. 29) zeigt

(A) eine Bennett-Fraktur

(B) multiple freie Gelenkkörper der Fingergrundgelenke

(C) eine Sattelgelenksarthrose

(D) eine Karpo-Metakarpalarthrose

(E) verkalkte Chondrome

1136 Welche Aussage trifft zu? Anm.

Bei der Untersuchung einer 36jährigen Patientin stellen Sie eine hochgradige Asymmetrie beider Mammae (Abb. Nr.8) fest.

Es handelt sich um

(A) eine Mammahyperplasie rechts

(B) eine physiologische Ptose der rechten Mamma

(C) eine ausgeprägte linksseitige Mastopathia chronica cystica

(D) eine eitrige postpartale Mastitis links

(E) keine der genannten Diagnosen

1137 Bei einem durch einen Pkw-Unfall polytraumatisierten 20jährigen Patienten wird eine Röntgenübersichtsaufnahme des Thorax (Abb. Nr. 17) angefertigt.

Welche Erkrankung liegt vor?

(A) Lungenzyste links

(B) Spannungspneumothorax links

(C) Atelektase des linken Ober- und Unterlappens

(D) Hämatopneumothorax links

(E) Zwerchfellruptur

1138 Ein 7 Monate alter Säugling erkrankte 24 Stunden vor der Operation mit Bauchschmerzen und Erbrechen. 6 Stunden später kam es zum Abgang von blutigem Schleim. Bei Klinikaufnahme fanden sich Zeichen eines mechanischen Dünndarmileus mit Unterbauchperitonitis.

Welche Aussage zum Operationsbefund (Abb. Nr. 2) trifft zu?

Es handelt sich um eine(n)

(A) Entzündung des Meckelschen Divertikels

(B) Mesenterialinfarkt

(C) akuten Morbus Crohn

(D) Dünndarmgangrän nach partieller Desinvagination

(E) Lymphadenitis mesenterialis

1139 Ein 56jähriger Patient gibt anamnestisch rezidivierende linksseitige Unterbauchbeschwerden mit Fieberschüben an. Im Intervall wird ein röntgenologischer Kontrasteinlauf des Kolons durchgeführt (Abb. Nr. 21).

Welche der folgenden Aussagen trifft zu?

(A) Es liegt eine unkomplizierte Divertikulose vor.

(B) Es besteht dringender Verdacht auf ein Kolonkarzinom.

(C) Unter Berücksichtigung der Anamnese muß ein Morbus Crohn angenommen werden.

(D) Es liegt eine Colitis ulcerosa mit Perforation vor.

(E) Es liegt eine Fistel nach Divertikelperforation vor.

1140 Bei einer 49jährigen Patientin besteht seit zwei Tagen Erbrechen und Stuhlverhaltung. Die Röntgenaufnahme des Abdomens im Stehen ist in der Abbildung wiedergegeben (Abb. Nr. 20).

Welche Aussage trifft zu?

(A) Die Gabe von Parasympathikomimetika ist indiziert.

(B) Zuerst muß röntgenologisch mit Hilfe einer fraktionierten Magendarmpassage Lage und Ursache der Passagestörung abgeklärt werden.

(C) Ein stenosierender Kolonprozeß muß mit Hilfe eines Kontrasteinlaufes ausgeschlossen werden.

(D) Nach Legen einer langen Darmsonde ist eine erneute Befundkontrolle angezeigt.

(E) Es besteht eine absolute Operationsindikation.

Aufgabentyp A 1 und A 2 : Einfachauswahl

1141 Welches der genannten Muskelrelaxantien hat den raschesten Wirkungseintritt?

(A) d-Tubocurarin

(B) Alcuronium (Alloferin^R)

(C) Pancuronium (Pancuronium "Organon")

(D) Gallamin (Flaxedil^R)

(E) Suxamethonium (Pantolax^R)

1142 Welche Aussage trifft zu?

Periphere Nervenschäden können während der Allgemeinanästhesie am ehesten verursacht werden durch

(A) künstliche Beatmung

(B) falsche Lagerung

(C) das Narkoseverfahren

(D) akzidentelle Hypothermie

(E) Gabe von Muskelrelaxantien

1143 Ein Patient zeigt eine organische Wesensveränderung, einseitige Anosmie und zerebrale Anfälle. Ein Hirntumor ist nachgewiesen worden.

Welche Lokalisation ist die wahrscheinlichste?

(A) basales Stirnhirn

(B) Parietalhirn

(C) Kleinhirn

(D) Okzipitalhirn

(E) Mantelkante

1144 Welche Aussage trifft zu?

Bei einem Mammakarzinom im unteren inneren Quadranten bilden die folgenden regionären Lymphknotengruppen die erste Station der lymphogenen Metastasierung:

(A) subklavikuläre Lymphknoten

(B) axilläre Lymphknoten

(C) supraklavikuläre Lymphknoten

(D) anteriore pektorale Lymphknoten

(E) Lymphknoten entlang der A. mammaria interna

1145 An welche Erkrankung denken Sie bei perioraler Pigmentation und intermittierendem Dünndarmileus?

(A) Neurofibromatose

(B) familiäre Polyposis coli

(C) Peutz-Jeghers-Syndrom

(D) Acanthosis nigricans

(E) Whipplesche Erkrankung

1146 Ein 50jähriger Kellner klagt darüber, daß die Kraft in der rechten Hand nachlasse, und daß ihm häufig Gläser oder Flaschen aus der Hand rutschen. Weitere Nachforschungen ergeben, daß er als junger Mann eine rechtsseitige Ellenbogenfraktur erlitt. Die Röntgenaufnahmen des Hand- und Ellenbogengelenkes zeigen arthrotische Veränderungen.

Welche Diagnose ist am wahrscheinlichsten?

(A) Karpaltunnelsyndrom

(B) Ulnarisspätläsion

(C) Supinatorsymdrom

(D) Plexusdruckschädigung

(E) Erbsche Lähmung

1147 Bei einem 55jährigen Patienten hat sich nach einem Unfall linksseitig eine große arterio-venöse Fistel der Femoralgefäße ausgebildet.

Welche Spätkomplikation ist ohne operativen Eingriff bei jahrelangem Bestehen am ehesten wahrscheinlich?

(A) Entstehung einer arteriellen Hypertension

(B) Herzinsuffizienz

(C) rezidivierende Lungenembolien

(D) Ruptur der Fistel

(E) Ausbildung einer Varikozele

1148 Welche der folgenden diagnostischen Maßnahmen ist beim Polytraumatisierten zum Ausschluß einer frischen Blutung in die freie Bauchhöhle am zuverlässigsten?

(A) Messung des zentralen Venendrucks

(B) Messung des Bauchumfangs

(C) stündliche Hämatokritbestimmungen

(D) Peritoneallavage

(E) röntgenologische Abdomenübersicht

1149 Bei einer 45jährigen Frau hat sich seit 3 Jahren langsam eine linksseitige Protrusio bulbi entwickelt. Der Visus ist voll erhalten, die Bulbusbeweglichkeit ist endgradig eingeschränkt. Die Röntgenaufnahme des Schädels zeigt eine Sklerosierung und Verdickung des homolateralen Keilbeinflügels.

Welche Diagnose ist am wahrscheinlichsten?

(A) retrobulbärer Orbitatumor

(B) Karotis-Kavernosus-Fistel (sog. Karotis-Kavernosus-Aneurysma)

(C) Keilbein-Meningeom mit Einwachsen in die Orbita

(D) maligner Exophthalmus

(E) Hirnabszeß

1150 Welche der genannten Arten von Schilddrüsentumoren hat die schlechteste Prognose?

(A) dekompensiertes toxisches Adenom

(B) undifferenziertes (anaplastisches) Karzinom

(C) medulläres Karzinom mit amyloidhaltigem Stroma

(D) papilläres Karzinom

(E) follikuläres Karzinom

1151 Eine 65jährige Frau erleidet bei einem Sturz eine stabile Kompressionsfraktur von BWK 10 mit erhaltener Wirbelhinterkante. Es bestehen keine neurologischen Ausfälle.

Welche der folgenden Therapiemöglichkeiten ist am ehesten angezeigt?

(A) Dauerextension mittels Crutchfield-Zange

(B) Aufrichten der Fraktur im ventralen Durchhang, Gipskorsett

(C) Ruhigstellung durch Lagerung auf flacher Unterlage, Frühmobilisierung, Krankengymnastik

(D) absolute Bettruhe für 12 Wochen

(E) Osteosynthese mit Wirbelverblockung

1152 Bei einem 6 Monate alten Mädchen sind der Mutter Faltenasymmetrie am Oberschenkel und Bewegungsarmut des linken Beines aufgefallen.

Die Familienanamnese ist unauffällig. Die Geburt erfolgte in Beckenendlage.

Welche der folgenden Diagnosen ist am wahrscheinlichsten?

(A) Geburtslähmung infolge erschwerter Entbindung

(B) Epiphysenverletzung intra partum

(C) frühkindliche Hüftluxation

(D) Perthessche Krankheit

(E) Rachitis

1153 Bei einem 1 1/2-jährigen Knaben liegt der rechte Hoden an typischer Stelle, linksseitig findet sich ein im Leistenkanal gelegener, nicht beweglicher Hoden.

Welche der folgenden Aussagen trifft zu?

(A) Es handelt sich um einen in dieser Altersgruppe noch physiologischen Zustand.

(B) Therapeutische Schritte sollten erst im 6. Lebensjahr durchgeführt werden.

(C) Verabreichung von Choriongonadotropin (HCG) und gegebenenfalls operative Hodenverlagerung sind angezeigt.

(D) Es muß zum Ausschluß einer malignen Entartung eine Hodenbiopsie entnommen werden.

(E) Keine der Aussagen trifft zu.

1154 Ein 56jähriger Mann hat nach Billroth-II-Resektion Oberbauchschmerzen rechts nach der Nahrungsaufnahme, die sich nach galligem Erbrechen bessern.

An welche Spätkomplikation müssen Sie denken?

(A) Ulcus pepticum jejuni

(B) Früh-Dumping-Syndrom

(C) Syndrom der zuführenden Schlinge

(D) Zollinger-Ellison-Syndrom

(E) Spät-Dumping-Syndrom

1155 Welche Aussage trifft zu?

Bei einer blutenden Kopfschwartenwunde am Hinterkopf ist die Methode der Wahl zur endgültigen Blutstillung folgende:

(A) durchgreifende Naht mit Einschluß des Periostes

(B) Anlegen von Klemmen und Koagulation durch Diathermie

(C) Naht, welche bis zur Galea durchgreift, aber das Periost nicht erfaßt

(D) Anlegen von Klemmen und Unterbindung der blutenden Gefäße

(C) Tamponade durch Druckverband

1156 60jähriger Mann, der akut mit heftigem Dauerschmerz in der linken Flanke erkrankt. Kaltschweißig. Blutdruck 100/80 mm Hg. Aus der Vorgeschichte bekannt: arterielle Hypertension 200/100 mm Hg und Claudicatio intermittens beider Beine.
Befund: Prominente Pulsation der Bauchaorta links oberhalb des Nabels. Fragliche Resistenz im linken Mittelbauch. Arteria femoralis communis beiderseits schwach tastbar. Periphere Arterienpulse an den unteren Gliedmaßen nicht tastbar.

Welches ist die wahrscheinlichste Diagnose?

(A) Sigmavolvulus

(B) rupturiertes Aneurysma aortae

(C) akute Pankreatitis

(D) akute Harnstauungsniere

(E) Mesenterialinfarkt

1157 Bei einer akuten Lungenembolie stammt der Embolus am häufigsten aus einer/einem

(A) Phlegmasia coerulea dolens

(B) Parietalthrombose nach Herzinfarkt

(C) Vorhofthrombus

(D) Thrombose der Vena axillaris

(E) Bein- und Beckenvenenthrombose

1158 Ein 7jähriges Mädchen wird wegen häufigen Erbrechens und starker intervallartig auftretender Kopfschmerzen von der Mutter zum Arzt gebracht. Es gibt an, seit etwa 6 Wochen aus der 3. Reihe nicht mehr alles lesen zu können, was die Lehrerin an die Tafel schreibt. Vor etwa 3 Wochen sei sie beim Schulsport auf den Kopf gefallen.
Neurologischer Befund: Stauungspapille von 2 - 3 Dioptrien beiderseits, starke Rumpfataxie, Dysdiadochokinese.

Welche Diagnose ist am wahrscheinlichsten?

(A) chronisches subdurales Hämatom

(B) tuberkulöse Meningitis

(C) Medulloblastom des Kleinhirns

(D) multiple Sklerose

(E) Hirnabszeß

1159 Welche Aussage trifft zu?

Ein 18 Monate altes Kind erkrankt plötzlich mit intermittierenden krampfartigen Leibschmerzen und Erbrechen; bei der Untersuchung des Leibes ist eine walzenförmige Resistenz im Mittelbauch tastbar; bei der rektalen Untersuchung etwas Blut am Finger.

Die wahrscheinlichste Diagnose lautet:

(A) ileozökale Invagination

(B) Volvulus

(C) hämorrhagische Enterokolitis

(D) Entzündung des Meckelschen Divertikels

(E) Megakolon

1160 Welche Aussage trifft zu?

Bei einem Neugeborenen mit Mekonium-Ileus liegt folgender Verdacht nahe:

(A) Mukoviszidose

(B) Hirschsprungsche Erkrankung

(C) partielle Analatresie

(D) Gallengangsatresie

(E) Achalasie

1161 Welche Aussage trifft zu?

Als Ursache szintigraphisch nachweisbarer Knochenmetastasen wird zytologisch ein follikuläres Schilddrüsen-Karzinom des rechten Seitenlappens gefunden.

Die beste Behandlung ist eine

(A) Hemithyreoidektomie und ^{131}J-Therapie

(B) totale Thyreoidektomie und ^{131}J-Therapie

(C) totale Thyreoidektomie und externe Röntgenbestrahlung

(D) totale Thyreoidektomie und zytostatische Behandlung

(E) ^{131}J-Therapie und Zytostatika

1162 Welche Aussage über Kalkaneusfrakturen trifft zu?

(A) Prognostisch ist die Änderung des Tuber-Gelenkwinkels bedeutsam.

(B) Das Fersenbein kann nach einer Ruhigstellung von 4 Wochen wieder voll belastet werden.

(C) Eine frühfunktionelle Belastung ist in der Regel angezeigt.

(D) Eine sofortige operative Behandlung ist in den meisten Fällen angezeigt.

(E) Trümmerbrüche sind selten.

1163 Welche Aussage trifft zu?

Der Kornealreflex ist abgeschwächt oder aufgehoben bei

(A) Okulomotoriusparese

(B) Läsion des Optikus

(C) Insult in der inneren Kapsel mit Hemiplegie

(D) Läsion des motorischen Trigeminusanteils

(E) Läsion des 1. Trigeminus-Astes

1164 Welche Behandlungsmaßnahme kommt für das nicht infiltrierend wachsende Konvexitätsmeningeom in Betracht?

(A) nur Bestrahlung

(B) nur Exstirpation

(C) nur Entlastungstrepanation

(D) Bestrahlung und Zytostatika

(E) Exstirpation und Bestrahlung

1165 Bei einem 55jährigen Hypertoniker (RR 200/90 mm Hg) wird ein infrarenales faustgroßes Aortenaneurysma diagnostiziert. Es bestehen keine Kontraindikationen für eine Operation.

Welches Behandlungsverfahren ist am ehesten angezeigt?

(A) zentrale Aortenligatur mit beidseitigem axillofemoralem Bypass

(B) alleinige konservative Behandlung mit medikamentöser Blutdrucksenkung

(C) Aneurysmorrhaphie

(D) Exstirpation des Aneurysmas mit Ersatz durch Gefäßprothese

(E) Einscheidung des Aneurysmas mit einem Kunststoffnetz (zum Schutz vor Ruptur)

1166 Ein Mann erlitt einen Verkehrsunfall. Er war sofort bewußtlos. Sie sehen ihn 20 Minuten nach dem Ereignis. Er öffnet jetzt auf Anruf die Augen und grimassiert, wenn Sie ihm im Gesicht Schmerzreize setzen. Es fällt Ihnen jedoch auf, daß der Mann seine Extremitäten nicht bewegt, und scheint Schmerzreize an Rumpf und Extremitäten nicht wahrzunehmen.

Welche diagnostische Maßnahme dürfen Sie bei dieser Situation auf keinen Fall unterlassen?

(A) EEG

(B) Karotisangiogramm

(C) Röntgenaufnahme des Gesichtsschädels

(D) Röntgenaufnahme der Halswirbelsäule

(E) Echo-Enzephalogramm

1167 Ein 40jähriger Patient leidet an motorischen fokalen Anfällen, die am rechten Fuß beginnen.

Welche der genannten Ursachen ist am wahrscheinlichsten?

(A) Akustikusneurinom

(B) parasagittales Meningeom

(C) Ponsgliom

(D) Hypophysenadenom

(E) Glioblastom des Schläfenlappens

1168 Welche der genannten Erkrankungen ist beim Erwachsenen am häufigsten Ursache eines mechanischen Dünndarmileus?

(A) Invagination

(B) Narbenhernien

(C) Volvulus

(D) Tumoren

(E) Adhäsionen

1169 Welche Aussage trifft zu?

Ein freier Gelenkkörper im Kniegelenk ist am wahrscheinlichsten

(A) ein typischer Nebenbefund bei Gonarthrose
(B) ein abgerissener Meniskusteil
(C) ein abgesprengtes Knochenfragment
(D) bedingt durch Osteochondrosis dissecans
(E) bedingt durch Osteochondromatose

1170 Welche Aussage trifft zu?

Ein Traktionsdivertikel der Speiseröhre ist in der Regel

(A) am pharyngoösophagealen Übergang gelegen
(B) angeboren
(C) Folge entzündlicher Prozesse in der Nachbarschaft
(D) Folge von Verätzungen
(E) an der gleichen Stelle am Ösophaguseingang gelegen

1171 Bei welcher der genannten Lokalisationen werden habituelle Luxationen am häufigsten beobachtet?

(A) Daumengrundgelenk
(B) Ellenbogengelenk
(C) Schultergelenk
(D) oberes Tibiofibulargelenk
(E) Kiefergelenk

1172 Welche Aussage trifft zu?

Der häufigste ektop-hormonproduzierende Tumor, der zu einem paraneoplastischen Syndrom führt, ist ein

(A) medulläres Schilddrüsenkarzinom
(B) Urothelkarzinom der Harnblase
(C) gonadotropinbildendes Teratom
(D) hypernephroides Karzinom
(E) kleinzelliges Bronchialkarzinom

1173 Welche zusätzliche Untersuchung erlaubt im Falle einer nachgewiesenen Harnverhaltung bei Ischialgie die Diagnose einer Blasenlähmung durch Kaudakompression?

(A) Zystomanometrie

(B) Zystoskopie

(C) Röntgenuntersuchung der Wirbelsäule

(D) Prüfung der Sensibilität im Reithosenbezirk

(E) Lumbalpunktion

1174 Welche von den genannten Erkrankungen ist am häufigsten Ursache eines Schläfenlappenabszesses?

(A) Meningitis tuberculosa

(B) chronische Tonsillitis

(C) Sinusitis

(D) chronische Otitis media

(E) Bronchopneumonie

1175 Nach welcher Erkrankung ist bei Vorliegen von Analfisteln zu fanden?

(A) Morbus Crohn

(B) Divertikulitis

(C) Peutz-Jeghers-Syndrom

(D) innere Hämorrhoiden

(E) Keine der Aussagen trifft zu.

1176 Bei einer 28jährigen Schwangeren fällt in der 24. Schwangerschaftswoche erstmals eine Glucosurie von 8 g pro 24 Std. auf.

Welche Aussage trifft zu?

(A) Die Patientin muß einen manifesten Diabetes mellitus haben.

(B) In der Gravidität ist die Nierenschwelle für die Glucose-Ausscheidung erhöht

(C) Bei normalen postprandialen Blutglucose-Werten darf eine Schwangerschafts-Glucosurie diagnostiziert werden.

(D) Über die Norm erhöhte postprandiale Blutglucose-Werte werden bei harmloser Schwangerschafts-Glucosurie oft gefunden.

(E) Die zu erwartende Fetopathia diabetica ist eine Indikation zur Spät-Interruptio (durch Prostaglandin-Applikation).

1177 Ein 28jähriger Patient wird mit Halbseitenparese in die Klinik aufgenommen. Anamnestisch sind seit Jahren erhöhte Blutdruckwerte bekannt, eine medikamentöse Therapie war jedoch nur vorübergehend durchgeführt worden. Der Patient hatte während der letzten Monate wiederholt über Kopfschmerzen und Schwindel geklagt, seit längerer Zeit außerdem über Schmerzen in den Waden beim schnellen Gehen.

Welche der folgenden Diagnosen ist als Ursache der aktuellen Erkrankung am wahrscheinlichsten?

(A) vorzeitige generalisierte Atherosklerose

(B) multiple arterielle Embolisation

(C) essentielle Hypertonie

(D) Aortenisthmusstenose

(E) Kollagenose

1178 Welche Aussage trifft zu?

Einen positiven Rheumafaktor findet man am häufigsten bei erwachsenen Patienten mit

(A) rheumatischem Fieber

(B) Sarkoidose

(C) chronischer Polyarthritis (rheumatoide Arthritis)

(D) Lupus erythematodes disseminatus

(E) Sklerodermie

1179 Ein 52jähriger Patient wird schweißbedeckt als Notfall eingeliefert. Von den Angehörigen ist zu erfahren, daß der Patient beim Rasenmähen über Atemnot, Oppressionsgefühl und Husten geklagt habe. Der Zustand habe sich dann rasch verschlechtert.

Bei Aufnahme frequente, rasselnde Atmung, reichlich rötlichschaumiges Expektorat, diffus fein- bis mittelblasige Rasselgeräusche über allen Lungenfeldern; Herzfrequenz 132/min, regelmäßig. RR 105/90 mm Hg. Temperatur 37,8 °C rektal.

Welches ist die Verdachtsdiagnose?

(A) akuter Anfall eines Asthma bronchiale

(B) schwere, viral bedingte Tracheobronchitis

(C) lobäre Pneumonie

(D) Lungenödem infolge Herzinfarktes

(E) Spontanpneumothorax

1180 Eine 16jährige Patientin (Größe 151 cm) kommt mit der Frage, ob der bei ihr bestehende Minderwuchs hormonell behandelt werden kann. Sie hat seit dem 11. Lebensjahr regelmäßig menstruiert und ist seit einem Jahr nicht mehr gewachsen.

Welche Aussage trifft zu?

(A) Die Patientin wird spontan noch mehrere Zentimeter wachsen, da sie die mittlere statistisch zu erwartende Größe (Vater 180 cm, Mutter 152 cm) noch nicht erreicht hat.

(B) Die Behandlung mit menschlichem Wachstumshormon, 2 x 5 mg pro Woche, ist sinnvoll, da das röntgenologisch bestimmte Knochenalter 17 Jahre beträgt.

(C) Der Versuch einer Beschleunigung des Größenwachstums mit Schilddrüsenhormonen ist aussichtsreich.

(D) Eine Hormonbehandlung ist sinnlos, da man annehmen kann, daß die entscheidenden Epiphysenfugen schon knöchern verschlossen sind.

(E) Eine hochdosierte Östrogen-Behandlung wird die endgültige Körpergröße erhöhen.

1181 Ein 22jähriger Vertreter klagte seit einem Tag über leichte Übelkeit, Durst und zunehmende körperliche Schwäche. Wegen verschwommenen Sehens, Doppelbildern und Schluckstörungen wurde schließlich der Arzt aufgesucht.

Bei der Untersuchung ist der Patient voll orientiert, die grobe Kraft in den Extremitäten ist bei noch erhaltenen Muskeleigenreflexen gemindert. Es bestehen Akkomodationsschwäche, Ptosis der Augenlider und Strabismus paralyticus. Normaler Augenhintergrund, auffällig trockene Mundschleimhaut.

Um welche Erkrankung handelt es sich am wahrscheinlichsten?

(A) Methylalkoholvergiftung

(B) Botulismus

(C) Zeckenenzephalitis

(D) Atropinvergiftung

(E) tuberkulöse Meningitis

1182 Welche Konsequenzen hat der szintigraphische Nachweis eines solitären "kalten" Knotens der Schilddrüse beim Jugendlichen?

(A) Radiojod-Therapie

(B) abwartendes Verhalten und monatliche Kontrolluntersuchungen

(C) Probeexcision

(D) operative Entfernung

(E) Megavoltbestrahlung

1183 Welche Aussage trifft zu?

Chronische Rückenschmerzen mit Ausstrahlung in die Thoraxzirkumferenz beim Atmen und eine Differenz des Thoraxumfanges zwischen maximaler Inspiration und Exspiration von 3 cm sprechen in erster Linie für

(A) eine Spondylosis hyperostotica

(B) degenerative Bandscheibenveränderungen mit Wurzelkompression

(C) Osteoporose

(D) eine Spondylitis ankylosans

(E) Pleuritis tuberculosa

1184 Welche Aussage trifft zu?

Anlaufschmerz (Startschmerz) und Ermüdungsschmerz sind typische Schmerzqualitäten für eine/n

(A) chronische Polyarthritis (rheumatoide Arthritis)

(B) Insertionstendopathie

(C) traumatischen Erguß

(D) Arthritis urica im anfallsfreien Intervall

(E) Arthrose

1185 Welche Aussage trifft zu?

Das Röntgenbild einer doppelseitigen Sakroiliitis zusammen mit einer auf ein Wirbelsegment beschränkten Spondylitis (mit subdiskalem Wirbeldefekt) ohne sonstige röntgenologische Veränderungen muß in erster Linie denken lassen an eine

(A) Brucellose

(B) Tuberkulose

(C) Typhuskomplikation

(D) Spondylitis ankylosans (M. Bechterew)

(E) Scheuermannsche Erkrankung

1186 Bei einem 17jährigen Patienten finden Sie ausgeprägte Beinödeme beiderseits, im Serum einen normalen Harnstoff-Wert, ein Gesamteiweiß von 43 g/l (4,3 g%) und ein Cholesterin von 11,2 mmol/l (429 mg%).

Wofür spricht diese Befundkonstellation am ehesten?

(A) nephrotisches Syndrom

(B) familiäre Hyperlipidämie

(C) akute Pyelonephritis

(D) hypernephroides Karzinom

(E) gonorrhoische Urethritis

1187 Ein 57jähriger Patient wird seit langem wegen einer essentiellen Hypertonie mit einem Thiaziddiuretikum behandelt. Anläßlich einer Kontrolluntersuchung finden Sie ein Serum-Kalium von 3,8 mmol/l.

Welche Aussage trifft zu?

(A) Eine parenterale Kaliumsubstitution ist unbedingt erforderlich.

(B) Das Diuretikum sollte wegen bedrohlicher Hypokaliämie sofort abgesetzt werden.

(C) Zur Klärung des Befundes sollte die Kaliumausscheidung im Urin gemessen werden.

(D) Es handelt sich am ehesten um einen für diese Art der Blutdruck-Behandlung typischen Grenzwert.

(E) Eine evtl. angezeigte Digitalisierung ist bei diesem Befund kontraindiziert.

1188 Bei einem 47jährigen Patienten finden Sie im i.v. Ausscheidungsurogramm einen erbsgroßen Steinschatten im rechten Nierenbecken.

Welcher der folgenden Befunde kann dadurch erklärt werden?

(A) 3 - 5 Erythrozyten pro Gesichtsfeld im Urin

(B) Serum-Kreatinin 186 µmol/l (2,1 mg%)

(C) Proteinurie von 3,5 g/24 Std.

(D) Pollakisurie

(E) erniedrigte Inulin-Clearance

1189 Welche Aussage trifft zu?

D-Penicillamin ist indiziert

(A) bei Spätfällen einer chronischen Polyarthritis (rheumatoide Arthritis) mit Ankylosen, Destruktionen und Deviationen

(B) in aktiven Fällen einer chronischen Polyarthritis mit noch nicht ausgeprägten Spätveränderungen

(C) bei Streptokokkenrheumatismus (rheumatisches Fieber)

(D) bei Infektionen mit begleitenden symptomatischen Arthritiden

(E) nur bei rheumafaktorpositiver chronischer Polyarthritis, gleich welchen Stadiums

1190 Bei welcher Nephropathie findet sich typischerweise ein pathologischer Tastbefund bei der Palpation des Abdomen?

(A) polyzystische Degeneration der Nieren

(B) Nierenbeckenkarzinom

(C) Nierenvenenthrombose

(D) Amyloidnephrose

(E) Plasmozytomniere

1191 Welches der folgenden Antihypertensiva kann zum Auftreten eines dem Lupus erythematodes disseminatus ähnlichen Krankheitsbildes führen?

(A) Reserpin (Serpasil[R])

(B) Dihydralazin (Nepresol[R])

(C) Guanethidin (Ismelin[R])

(D) Clonidin (Catapresan[R])

(E) Propranolol (Dociton[R])

1192 Welche Aussage trifft zu?

Monatelanger Auswurf gehört zur WHO-Definition

(A) des Asthma bronchiale

(B) des Emphysems

(C) der chronischen Bronchitis

(D) der Lungentuberkulose

(E) einer Pneumokoniose

1193 Ein 53jähriger Patient berichtet über anfallsweise auftretende drückende retrosternale Schmerzen, die in beide Kieferwinkel ausstrahlen. Auf Befragen gibt er an, daß diese Beschwerden nur bei körperlicher Belastung auftreten und in Ruhe rasch nachlassen.

Um welches Krankheitsbild handelt es sich am ehesten?

(A) funktionelle Stenokardien

(B) hyperkinetisches Herzsyndrom

(C) Angina pectoris vera

(D) Ösophagitis bei Ösophagusdivertikel

(E) Herzneurose

1194 Ein 19jähriger Patient mußte wegen eines schweren Trauma linksseitig nephrektomiert werden. Zwei Jahre nach Wiederaufnahme seiner Arbeit als Elektriker finden Sie bei ihm im Rahmen einer Lebensversicherungsuntersuchung ein Serum-Kreatinin von 186 µmol/l (2,1 mg%).

Welche Aussage trifft in diesem Fall zu?

(A) Es handelt sich um einen Normalbefund bei Einnierigkeit

(B) Nach durchgemachten Trauma bleibt das Serum-Kreatinin erhöht

(C) Die Funktion der Restniere ist eingeschränkt

(D) Bei Einnierigkeit ist die Serum-Kreatinin-Bestimmung wertlos

(E) Der Patient hat eine Immunkomplex-Nephritis als Spätfolge nach zahlreichen Transfusionen

1195 Welche Aussage trifft zu?

Das Auftreten einer Eisenmangelanämie bei einem erwachsenen Mann beruht am häufigsten auf

(A) Blutverlust aus dem Gastrointestinaltrakt

(B) Eisenresorptionsstörung

(C) chronischem Infekt

(D) unzureichender Eisenzufuhr mit der Nahrung

(E) Lebererkrankung

1196 Wofür spricht ein sanguinolenter Pleuraerguß <u>am ehesten</u>?

(A) Pleuritis tuberculosa

(B) Herzinsuffizienz

(C) Bronchopneumonie

(D) Lungenembolie

(E) Bronchialkarzinom mit Pleurabeteiligung

1197 Eine 30jährige Patientin klagt über essensabhängigen Druck hinter dem Sternum. Röntgenologisch stellt sich ein Mega-Ösophagus dar, dessen Lichtung sich spindelförmig verengt.

Welches ist die wahrscheinlichste Diagnose?

(A) distal sitzendes Ösophaguskarzinom

(B) Refluxösophagitis mit Stenose

(C) Achalasie

(D) sideropenische Dysphagie (Plummer-Vinson-Syndrom)

(E) extraösophageale Kompression durch Lymphknoten (z.B. bei Tuberkulose, Lymphknotengranulomatose)

1198 Eine 64jährige Patientin, bei der seit 10 Jahren eine arterielle Hypertonie bekannt ist, erkrankt plötzlich mit Schwindelgefühl, Kopfschmerzen und Schwierigkeiten beim Sprechen. Nach wenigen Minuten ist sie tief komatös, die Atmung wird unregelmäßig, das Babinskizeichen wird doppelseitig positiv, die Pupillen werden weit und lichstarr.

Welches ist die wahrscheinlichste Diagnose?

(A) Hirnembolie

(B) Meningitis

(C) zerebrale Massenblutung

(D) subdurales Hämatom

(E) Hirntumor

1199 Wofür ist die klinische Trias Lymphknotenschwellung, Tonsillitis und Hepatosplenomegalie typisch?

(A) Toxoplasmose
(B) Mononucleosis infectiosa
(C) Lymphogranulomatose
(D) Felty Syndrom
(E) chronisch lymphatische Leukämie

1200 Welche Aussage trifft zu?

Eine forciert durchgeführte Gewichtsreduktion beim Adipösen führt gelegentlich zu

(A) Colitis ulcerosa
(B) Schizophrenie
(C) epileptischen Anfällen
(D) depressiven Reaktionen
(E) Keine der Aussagen trifft zu.

1201 Eine 25jährige ledige Patientin aus Kiel leidet seit ca. 2 Jahren unter Engegefühl im Hals unabhängig von der Nahrungsaufnahme. Das Symptom tritt tageweise auch nicht auf. Erstmalig wurde es nach der Geburt ihres ersten Kindes bemerkt. BKS, Schilddrüsentastbefund und T_4-Wert im Normalbereich; Röntgen-Ösophaguspassage o. B.

Welche der folgenden Diagnosen ist am wahrscheinlichsten?

(A) psychogenes Globusgefühl
(B) Recurrensparese
(C) retrosternale Struma
(D) Hyperthyreose
(E) Kehlkopftumor

1202 Eine 38jährige Frau erkrankt plötzlich an einer Halbseitenlähmung. Der hinzugezogene Arzt stellt einen schnellen, unregelmäßigen Pulsschlag und einen normalen Blutdruck fest.

Welche Diagnose ist die wahrscheinlichste?

(A) Embolie durch abgelöste Parietalthromben bei Myokardinfarkt
(B) Thrombose der A. carotis interna
(C) Apoplexie durch Rhexisblutung
(D) Hirnembolie bei Mitralstenose
(E) Subarachnoidalblutung

1203 Welche Aussage trifft zu?

Erbrechen von Nahrungsresten des Vortages und Gewichtsabnahme sprechen für

(A) Magenausgangsstenose

(B) psychogenes Erbrechen

(C) Ösophaguskarzinom

(D) Traktionsdivertikel des Ösophagus

(E) morgendliches Erbrechen bei Alkolikern

1204 Welche Aussage trifft zu?

Bei klinischem Verdacht auf ein kompensiertes autonomes Adenom der Schilddrüse wird das Schilddrüsen-Szintigramm unter folgenden Bedingungen wiederholt:

(A) nach Verabreichung von thyreotropinfreisetzendem Hormon (TRH-Test)

(B) nach Gabe von Thyreotropin (TSH-Test)

(C) nach Verabreichung von Schilddrüsenhormonen (Suppressionstest)

(D) unter Verwendung der szintigraphischen Übersteuerungstechnik

(E) Keines der genannten Verfahren ist zur Abklärung der Diagnose geeignet.

Aufgabentyp A 3: Einfachauswahl

1205 Welche Aussage trifft nicht zu?

Leitsymptome der diffusen Peritonitis sind:

(A) Diarrhoe

(B) Schocksymptome

(C) Erbrechen

(D) Bauchschmerzen

(E) diffuse Abwehrspannung

1206 Welche Aussage über die operative Behandlung des Magenkarzinoms trifft nicht zu?

(A) Die Infiltration der Magenwand kann die makroskopisch erkennbare Tumorgrenze um 6 - 8 cm überschreiten.

(B) Die Prognose des Magenkarzinoms ist abhängig von der Infiltrationstiefe und dem Lymphknotenbefall.

(C) Bei distalem Sitz des Karzinoms kann das proximale Duodenum vom Tumor infiltriert sein.

(D) Wegen der hämatogenen Metastasierung ist eine Milzexstirpation angezeigt.

(E) Eine ausgedehnte Lymphadenektomie ist eine wesentliche therapeutische Maßnahme.

1207 Welche Aussage trifft nicht zu?

Bei der Colitis ulcerosa kann es zu folgenden Komplikationen kommen:

(A) toxisches Megakolon

(B) Divertikelbildung

(C) Karzinomentwicklung

(D) Darmperforation

(E) perianale Fisteln

1208 Welche Aussage trifft nicht zu?

Typische Komplikationen der akuten Pankreatitis sind:

(A) Peritonitis

(B) Ileus

(C) Hypoglykämie

(D) Hypokalzämie

(E) Schock

1209 Welche Aussage über die akute Appendizitis und ihre Komplikationen trifft nicht zu?

(A) Für die Operationsindikation entscheidend ist die Bestimmung der Leukozytenzahl im peripheren Blut.

(B) Bei Säuglingen wird die Appendizitis selten beobachtet.

(C) Die Appendizitis in der Schwangerschaft verläuft oft atypisch.

(D) Beim nicht progredienten perityphlitischen Infiltrat empfiehlt sich in der Regel zunächst ein konservatives Vorgehen.

(E) Beim perityphlitischen Abszeß erfolgt in der Regel zunächst nur eine Abszeßdrainage.

1210 Welche Aussage trifft nicht zu?

Typische Symptome des fortschreitenden Hydrozephalus im Säuglings- und frühen Kindesalter sind:

(A) die Vergrößerung des Kopfumfanges

(B) eine Nahtdehiszenz der Schädelknochen

(C) Ausbildung eines Turmschädels

(D) ein sogenanntes Sonnenuntergangsphänomen

(E) die Vorwölbung der großen Fontanelle

1211 Welche aussage trifft nicht zu?

Als Ursache eines sekundären Lymphgefäßstaues mit Schwellung einer Extremität kommen in Frage:

(A) Tumoren

(B) akute arterielle Embolie

(C) Infektionen

(D) Radiotherapie

(E) traumatische Schädigung der Lymphwege

1212 Die aufgeführten zur Narkoseprämedikation wichtigen Pharmaka haben charakteristische Wirkungen.

Welche der folgenden Kombinationen trifft nicht zu?

(A) Atropin - Parasympatholyse

(B) Morphin - Analgesie

(C) Scopolamin - Hemmung der Speichelsekretion

(D) Promethazin (Atosil^R) - Sedierung

(E) Pethidin (Dolantin^R) - Bradykardie

1213 Welches der folgenden Medikamente ist bei einem Patienten mit Serumcholinesterasemangel nicht geeignet?

(A) Suxamethonium (Pantolax^R)

(B) Pancuronium (Pancuronium "Organon")

(C) Diazepam (Valium^R)

(D) Halothan (Fluothane^R)

(E) Thiopental (Trapanal^R)

1214 Die im folgenden genannten Erkrankungen weisen in der Regel einen typischen Sputumbefund auf.

Welche der folgenden Kombinationen ist <u>nicht</u> zutreffend?

(A) chronische Bronchitis - weißlich, gelblich

(B) akutes Herzversagen mit Lungenödem - schaumig

(C) Bronchiektasen - dreischichtig

(D) Lungengangrän - eitrig, putride

(E) Bronchopneumonie - zäh, glasig

1215 Nach Hypophysektomie und Kryochirurgie hat ein 30jähriger Patient mit Akromegalie supprimierte Wachstumshormonwerte von 91 pmol/l (2 ng/ml) bei oraler Glucosebelastung. Der Thyroxinwert ist 26 nmol/l (2 μ g%), die Gonadotropine sind durch LHRH (Gonadotropin Releasing Hormone) nicht zu stimulieren. Eine Stunde nach ACTH-Infusion ist der Cortisolwert nicht angestiegen.

Welche Aussage trifft <u>nicht</u> zu?

(A) Offenbar ist das Wachstumshormon-produzierende Adenom vollständig entfernt.

(B) Es besteht eine Hypophysenvorderlappen-Insuffizienz.

(C) Die Behandlung mit 250 mg Testosteron i.m. alle 2 bis 3 Wochen dient der Verhinderung einer frühzeitigen Osteoporose.

(D) Cortisol 10 - 25 mg p.o., über den Tag verteilt, reichen für die Substitution der sekundären Nebennierenrinden-Insuffizienz unter Normalbelastung.

(E) Die sekundäre Hypothyreose sollte mit TSH behandelt werden.

1216 Welche Aussage trifft <u>nicht</u> zu?

Bei arteriellen Durchblutungsstörungen der unteren Extremitäten finden sich

(A) ein positives Trendelenburgsches Zeichen

(B) eine dünne glatte atrophische Haut

(C) eine verminderte Amplitude der oszillometrischen Pulsationen

(D) eine verminderte Hauttemperatur

(E) Blässe bei Hochlagerung und Rötung bei Tieflagerung

1217 Welche Aussage trifft nicht zu?
Folgende Medikamente können zu einer Hypokaliämie führen:

(A) Cortison
(B) Carbenoxolon (Biogastrone[R])
(C) Laxantien
(D) Thiaziddiuretika
(E) Spironolacton (Aldactone[R])

1218 Welche Aussage trifft nicht zu?
Ursachen eines Pleuraexsudates können sein:

(A) Pneumonie
(B) Pleuramesotheliom
(C) Tuberkulose
(D) kardiale Insuffizienz
(E) Bronchialkarzinom

1219 Welche Aussage trifft nicht zu?

Ikterus mit deutlicher Erhöhung der Transaminasenaktivität (GOT, GPT) im Serum kann auftreten bei

(A) Mononucleosis infectiosa
(B) Behandlung mit Tuberkulostatika
(C) wiederkolter Halothannarkose
(D) hereditärer Sphärozytose
(E) Leptospirose (M. Weil)

1220 Welche Aussage trifft nicht zu?
Folgende Organveränderungen führen häufig zur Dysphagie:

(A) Hiatusgleithernie
(B) gutartige Ösophagusstenose
(C) Ösophagusachalasie
(D) Sklerodermie mit viszeraler Beteiligung
(E) Ösophaguskarzinom

1221 Welche Aussage trifft nicht zu?

Bei der Suche nach Begleit- bzw. Folgeerkrankungen bei Übergewicht ist auf folgende gehäuft auftretende Störungen zu achten:

(A) Hypertonie

(B) Diabetes mellitus

(C) Hyperlipidämie

(D) Hyperurikämie

(E) Ulcus ventriculi

1222 Welche Aussage trifft nicht zu?

Bei folgenden Erkrankungen oder anamnestischen Angaben ist mit einem erhöhten Risiko für das Auftreten eines Dickdarmkarzinoms zu rechnen:

(A) Colitis ulcerosa

(B) Polyposis des Kolon

(C) Kolondivertikulose

(D) erfolgreich entferntes Kolon-Karzinom

(E) multiple Kolonpolypen bei Mutter oder Vater

1223 Welche Aussage trifft nicht zu?

Für einen Patienten mit Pankreaskopfkarzinom sind zum Zeitpunkt der Diagnosestellung folgende Symptome typisch:

(A) Courvoisier-Zeichen

(B) Ikterus

(C) Gewichtsabnahme

(D) Thrombose oder Thrombophlebitis

(E) atrophische Gastritis

1224 Welche Aussage trifft nicht zu?

Als Ursache einer Exsikkose kommen in Frage ein/e

(A) Hypercalcämie von 3,7 mmol/l (7,4 mval/l)

(B) Nebennierenrindeninsuffizienz mit 123 mmol/l Natrium im Serum

(C) Diabetes insipidus, drei Tage nach Auto-Unfall mit Schädelbasisbruch

(D) ketoazidotisches Coma diabeticum

(E) Hyperventilationssyndrom mit psychogener Polydipsie

Aufgabentyp B: Zuordnungsaufgaben

Ordnen Sie den in Liste 1 genannten Laborbefunden die jeweils am ehesten in Frage kommende Diagnose (Liste 2) zu.

Liste 1

1225 Bilirubinurie und Fehlen von Urobilinogen im Urin

1226 vorwiegend indirekte Bilirubinämie ohne Bilirubinurie

(A) abklingende Hepatitis

(B) Metastasenleber

(C) hämolytische Anämie

(D) dekompensierte Leberzirrhose

(E) vollständiger Verschluß der abführenden Gallenwege

Ordnen Sie den typischen Symptomen (Liste 1) die aufgeführten Krankheitsbilder (Liste 2) zu:

Liste 1

1227 Pigmentationszunahme, Adynamie

1228 sekundäre Amenorrhoe, Verminderung der Pubesbehaarung

1229 Polyurie, Gewichtsabnahme

Liste 2

(A) Hyperthyreose

(B) Morbus Addison

(C) Anorexia nervosa

(D) unbehandelter juveniler Diabetes mellitus

(E) Sheehan-Syndrom

Neben Depression der Hämopoese und gastrointestinalen Symptomen gibt es spezielle Nebenwirkungen häufig gebrauchter Zystostatika, die bei der Langzeittherapie maligner Erkrankungen von Bedeutung sind.
Bitte ordnen Sie die in Liste 2 genannten Nebenwirkungen den Substanzen der Liste 1 zu.

Liste 1

1230 Cyclophosphamid (Endoxan^{R})

1231 Vincristin

1232 Doxorubicin (Adriblastin^{R})

Liste 2

(A) periphere Neuropathie

(B) Cystitis

(C) Herzinsuffizienz

(D) nephrotisches Syndrom

(E) Lungenfibrose

Aufgabentyp C: Kausale Verknüpfung

Antwort	Aussage 1	Aussage 2	Verknüpfung
A	richtig	richtig	richtig
B	richtig	richtig	falsch
C	richtig	falsch	-
D	falsch	richtig	-
E	falsch	falsch	-

1233 Direkt nach stumpfem Bauchtrauma wird eine Dünndarmverletzung oft nicht erkannt,

weil

sich eine Dünndarmverletzung nach einem stumpfen Bauchtrauma oft erst 1 - 3 Tage nach der Verletzung durch eine Peritonitis mit einem paralytischen Ileus manifestiert.

1234 Bei der im Kindesalter diagnostizierten Leistenhernie besteht zunächst keine Operationsindikation,

weil

die spontane Rückbildung einer kindlichen Leistenhernie bis zum 14. Lebensjahr die Regel ist.

1235 Der Strangulationsileus tritt immer als primär paralytischer Ileus auf,

weil

der Strangulationsileus immer mit einer Zirkulationsstörung der Darmwand oder des Mesenteriums verknüpft ist.

1236 Die Überdruckbeatmung ist beim Lungenödem infolge Linksherzinsuffizienz kontraindiziert,

weil

die Linksherzinsuffizienz bei einer Überdruckbeatmung wegen Lungenödems infolge des gesteigerten intrathorakalen Drucks weiter verstärkt wird.

1237 Zur Behebung einer Atemdepression nach Gabe von Fentanyl^{R} ist Naloxon (Narcanti^{R}) gegenüber Levallorphan (Lorfan^{R}) und Nalorphin (Lethidrone^{R}) vorzuziehen,

weil

Levallorphan (Lorfan^{R}) und Nalorphin (Lethidrone^{R}) selbst eine Atemdepression erzeugen können.

1238 Bei Patienten mit Asthma bronchiale ist die Anwendung von Halothan zur Narkose kontraindiziert,

weil

bei Patienten mit Asthma bronchiale die Inhalation von Halothan zur Bronchokonstriktion führt.

1239 Bei jeder Eisenmangelanämie muß ein Eisenresorptionstest vorgenommen werden,

weil

die Mehrzahl der Eisenmangelanämien durch Resorptionsstörungen entstehen.

1240 Bei Patienten mit chronischer Niereninsuffizienz kommt es mit fortschreitendem Nierenparenchymuntergang zu einer renal bedingten metabolischen Azidose,

weil

die Sauerstoffaffinität des Hämoglobins mit Verminderung des pH-Wertes abnimmt.

1241 Die Durchführung eines Infusionsurogramms bei Patienten mit hochgradiger (dialysepflichtiger) chronischer Niereninsuffizienz ist nicht sinnvoll,

weil

es bei Infusionsurogrammen zu Kontrastmittelzwischenfällen kommen kann.

1242 Die Skelettszintigraphie ist bei hämatogener Osteomyelitis zur Suche von Knochenherden bei Kindern nicht geeignet,

weil

die Strahlenexposition der Gonaden durch diese Untersuchung höher ist als bei Röntgenaufnahmen des gesamten Skeletts.

1243 Bei Patienten mit Exsikkose ist das Serum-Natrium immer erhöht,

weil

in der extrazellulären Flüssigkeit das Natriumchlorid den größten Anteil an der osmotischen Aktivität hat.

1244 Ein Patient mit psychogener Polydipsie entwickelt häufig Ödeme,

weil

die Nieren von Patienten mit psychogener Polydipsie die tägliche Ausscheidung großer Flüssigkeitsmengen (z.B. 8 Liter/24 Std.) nicht bewältigen können.

1245 Trotz initialer Hyperkaliämie ist beim ketoazidotischen Coma diabeticum mit einem Kaliumbedarf von 20 bis 40 mmol/Stunde etwa von der 3. Stunde nach Beginn der Insulinbehandlung an zu rechnen,

weil

Insulin zu einer Hyperkaliurie führt.

1246 Orciprenalin (Alupent[R]) ist zur Behandlung der Herzinsuffizienz beim frischen Myokardinfarkt ohne Herzrhythmusstörung indiziert,

weil

Orciprenalin durch Stimulation der Beta-1-Rezeptoren eine stark positiv inotrope Wirkung entfaltet.

1247 Die Substitutionsbehandlung des Addison-Patienten mit 30 mg Cortisol (Hydrocortison[R]) p.o. über den Tag verteilt, muß bei einer Appendektomie erheblich gesteigert werden,

weil

der Addison-Patient in Belastungssituationen (Unfälle, Operationen) bis zum 10fachen der Cortisol-Erhaltungsdosis braucht.

1248 Bei einem nach Barbiturateinnahme bewußtlosen Patienten darf vor der Magenspülung keine Intubation erfolgen,

weil

es bei der Intubation zum reflektorischen Kreislaufstillstand kommen kann.

1249 Auch bei Patienten im Dauer-Dialyse-Programm sollte eine doppelseitige Nephrektomie möglichst nicht vorgenommen werden,

weil

die beim Niereninsuffizienten ohnehin bestehende Anämie sich nach doppelseitiger Nephrektomie weiter verschlechtert.

1250 Die Frühdiagnose der chronisch-lymphatischen Leukämie ist für die Prognose von entscheidender Bedeutung,

weil

bei der chronisch-lymphatischen Leukämie durch Bestrahlung der Milz und aller Lymphknoten in über 40 % der Fälle Heilungen erreichbar sind.

Aufgabentyp D: Aussagenkombination

1251 Die Narkoseeinleitungszeit bei Verwendung von Inhalationsnarkotika hängt ab von der

(1) Größe des Herzzeitvolumens

(2) Größe des Atemminutenvolumens

(3) Löslichkeit des Narkotikums im Blut

(4) angebotenen inspiratorischen Konzentration des Anästhetikums

(A) nur 3 ist richtig

(B) nur 1 und 2 sind richtig

(C) nur 2 und 4 sind richtig

(D) nur 1,2 und 3 sind richtig

(E) 1 - 4 = alle sind richtig

1252 Symptome einer relativen oder absoluten Überdosierung von Lokalanästhetika sind unter anderem

(1) Krampfanfälle

(2) Zyanose

(3) Schock

(4) Herzrhythmusstörungen

(A) nur 1 und 2 sind richtig

(B) nur 1 und 3 sind richtig

(C) nur 2 und 3 sind richtig

(D) nur 2 und 4 sind richtig

(E) 1 - 4 = alle sind richtig

1253 Bei der Beurteilung der Tiefe einer Äthernarkose nach dem Guedel-Schema werden unter anderem berücksichtigt

(1) das Blutdruckverhalten

(2) die Pulsfrequenz

(3) die Atmung

(4) die Pupillenweite

(5) der Kornealreflex

(A) nur 1 und 2 sind richtig

(B) nur 1 und 3 sind richtig

(C) nur 4 und 5 sind richtig

(D) nur 1,2 und 3 sind richtig

(E) nur 3,4 und 5 sind richtig

1254 Bei einem 50jährigen Mann tritt langsam zunehmend eine symmetrische schwere venöse Einflußstauung der oberen Extremitäten auf.

Welche(s) Krankheitsbild(er) kommt (kommen) ursächlich am ehesten in Frage?

(1) maligner Mediastinaltumor

(2) retrosternale Struma

(3) Herzinsuffizienz

(4) Achselvenenstau

(5) Perikarditis

(A) nur 2 ist richtig

(B) nur 1 und 2 sind richtig

(C) nur 2 und 3 sind richtig

(D) nur 3,4 und 5 sind richtig

(E) 1 - 5 = alle sind richtig

1255 Als Voraussetzung für die Indikation zur operativen Varizenbehandlung gilt der klinische Nachweis der intakten Durchgängigkeit des tiefen Venensystems.

Dieser Nachweis erfolgt durch

(1) Trendelenburg-Test

(2) Perthes-Test

(3) Phlebographie

(4) Radio-Isotopen-Methoden

(5) Oszillographie

(A) nur 1 und 4 sind richtig

(B) nur 2 und 3 sind richtig

(C) nur 1,2 und 3 sind richtig

(D) nur 1,2 und 4 sind richtig

(E) 1 - 5 = alle sind richtig

1256 Bei welcher Erkrankung können sich Ösophagusvarizen ausbilden?

(1) Milzvenenthrombose

(2) Leberzirrhose

(3) Pfortaderverschluß

(4) Splenomegalie infolge chronischer Myelose

(A) nur 2 ist richtig

(B) nur 3 ist richtig

(C) nur 1,2 und 3 sind richtig

(D) nur 2,3 und 4 sind richtig

(E) 1 - 4 = alle sind richtig

1257 Die Verödungstherapie der oberflächlichen Krampfadern bei primärer Varikosis hat zum Ziel die

(1) thrombotische Verlegung der Rami communicantes

(2) Verödung der Venae perforantes

(3) lokale Verklebung der Venenintima der Varizen selbst

(4) Nekrose der injizierten Vene

(A) nur 1 ist richtig

(B) nur 2 ist richtig

(C) nur 3 ist richtig

(D) nur 2 und 4 sind richtig

(E) nur 1,2 und 3 sind richtig

1258 Ein 45jähriger Patient wird mit akutem Abdomen stationär aufgenommen. Beginn vor 5 Stunden mit plötzlichen starken Schmerzen im Oberbauch. Es findet sich eine deutliche Erhöhung der Serum- und Urinamylase. Blutdruck 100/80 mm Hg, Puls 110/min. Bei der Untersuchung ist das Abdomen im Oberbauch gut eindrückbar, Peristaltik ist vorhanden.

Welche der folgenden diagnostischen Maßnahmen sind bei der Aufnahme zusätzlich indiziert?

(1) Bestimmung des Blutzuckerwertes und des Serum-Calciumwertes

(2) Bestimmung des zentralen Venendrucks

(3) Röntgen-Abdomen-Übersichtsaufnahme

(4) Endoskopie zum Ausschluß eines Duodenalulkus

(5) i.v.-Cholangiogramm

(A) nur 3 und 5 sind richtig

(B) nur 1,2 und 3 sind richtig

(C) nur 1,2 und 4 sind richtig

(D) nur 2,3 und 5 sind richtig

(E) 1 - 5 = alle sind richtig

1259 Die folgenden Behandlungsverfahren kommen bei der Bronchiektasenerkrankung in Frage:

(1) Resektionsbehandlung

(2) mukolytische Behandlung

(3) Lagerungsdrainage

(4) gezielte antibakterielle Behandlung

(5) Thorakoplastik

(A) nur 1 und 3 sind richtig

(B) nur 1 und 4 sind richtig

(C) nur 2,4 und 5 sind richtig

(D) nur 1,2,3 und 4 sind richtig

(E) nur 1,2,4 und 5 sind richtig

1260 Ein Ulcus pepticum jejuni muß bei folgenden anamnestischen Angaben als Ursache abdomineller Beschwerden in Betracht gezogen werden:

(1) Zustand nach selektiv proximaler Vagotomie mit Pyloroplastik

(2) Gastrojejunostomie wegen Ulcus duodeni

(3) Zustand nach Billroth II-Operation

(4) Zustand nach Billroth I-Operation

(A) nur 2 ist richtig

(B) nur 1 und 3 sind richtig

(C) nur 2 und 3 sind richtig

(D) nur 2 und 4 sind richtig

(E) 1 - 4 = alle sind richtig

1261 Welche Aussage(n) über die Magenausgangsstenose trifft (treffen) zu?

(1) Sie entsteht durch karzinomatöse Umwandlung eines chronischen Ulcus duodeni.

(2) Ein Magenantrumkarzinom engt selten den Magenausgang ein.

(3) Sie führt unbehandelt zu Exsikkose und Alkalose.

(4) Galliges Erbrechen ist klassisches Leitsymptom.

(5) Eine operative Behandlung ist in der Regel erforderlich.

(A) nur 1 ist richtig

(B) nur 4 ist richtig

(C) nur 2 und 4 sind richtig

(D) nur 3 und 5 sind richtig

(E) nur 3,4 und 5 sind richtig

1262 Zur Symptomatik einer fulminanten Lungenembolie gehören folgende klinische Zeichen:

(1) zunehmende Atemnot

(2) zunehmende Zyanose

(3) zunehmende Halsvenenstauung

(4) kardiogener Schock

(A) nur 1 und 3 sind richtig

(B) nur 2 und 4 sind richtig

(C) nur 3 und 4 sind richtig

(D) nur 1,3 und 4 sind richtig

(E) 1 - 4 = alle sind richtig

1263 Welche Aussagen zur Differentialdiagnose von Erkrankungen im Skrotalbereich treffen zu?

(1) Die Varikozele wird am schnellsten durch Diaphanoskopie erkannt.

(2) Die Hydrocele testis läßt sich als schmerzhafte, derbe Vergrößerung im Skrotum tasten.

(3) Bei inkarzerierter Skrotalhernie ist die Diaphanie negativ.

(4) Schenkelhernien treten nie ins Skrotum über.

(A) nur 1 und 3 sind richtig

(B) nur 3 und 4 sind richtig

(C) nur 1,2 und 4 sind richtig

(D) nur 1,3 und 4 sind richtig

(E) nur 2,3 und 4 sind richtig

1264 Als sinnvolle Behandlung eines akuten Verschlusses der Vena axillaris bei einem 26jährigen Mann kommen in Frage:

(1) Fibrinolyse

(2) Thrombektomie

(3) aktive Übungsbehandlung

(4) Kompressionsverbände

(5) Bypass-Operation

(A) nur 1 und 2 sind richtig

(B) nur 1 und 5 sind richtig

(C) nur 2,3 und 4 sind richtig

(D) nur 2,3 und 5 sind richtig

(E) nur 1,3,4 und 5 sind richtig

1265 Für einen subphrenischen Abszeß sprechen folgende Symptome:

(1) basale Atelektasen
(2) in die Schulter ausstrahlende Schmerzen
(3) Einschränkung der Atemexkursionen
(4) Singultus
(5) Zwerchfellhochstand

(A) nur 5 ist richtig
(B) nur 2 und 4 sind richtig
(C) nur 1 und 3 sind richtig
(D) nur 2,4 und 5 sind richtig
(E) 1 - 5 = alle sind richtig

1266 Welche Aussagen über das Ösophagus-Karzinom treffen zu?

(1) Männer erkranken häufiger als Frauen.
(2) Histologisch überwiegen Adeno-Karzinome.
(3) Die Prognose ist am besten beim operablen Tumor im distalen Drittel des Ösophagus.
(4) Bei Inoperabilität ist mit der Telekobalt-Bestrahlung eine vorübergehende Remission zu erzielen.
(5) Durch Radikaloperation werden in 50 % 5-Jahresheilungen erzielt.

(A) nur 2 und 4 sind richtig
(B) nur 4 und 5 sind richtig
(C) nur 1,3 und 4 sind richtig
(D) nur 1,3 und 5 sind richtig
(E) 1 - 5 = alle sind richtig

1267 Zur Hyperventilationstetanie können gehören:

(1) Angstzustände
(2) halbseitige Kopfschmerzen
(3) retrograde Amnesie
(4) Parästhesien
(5) spontaner Urinabgang

(A) nur 1 und 2 sind richtig
(B) nur 1 und 3 sind richtig
(C) nur 1 und 4 sind richtig
(D) nur 4 und 5 sind richtig
(E) nur 1,2,4 und 5 sind richtig

1268 Ein dreijähriges Kind hat etwa 10 Tabletten geschluckt. Bei folgenden Substanzen muß der sofort nach der Einnahme hinzugezogene Arzt eine sofortige Entleerung des Magens veranlassen, um den Eintritt einer lebensbedrohlichen Vergiftung zu verhindern:

(1) Digoxin 0,25 mg Tabletten

(2) Prednison 1,0 mg Tabletten

(3) Imipramin 25 mg Dragees

(4) orale Antikonzeptiva (Östrogen-Gestagen-Kombination)

(A) nur 4 ist richtig

(B) nur 1 und 3 sind richtig

(C) nur 2 und 4 sind richtig

(D) nur 1,2 und 3 sind richtig

(E) 1 - 4 = alle sind richtig

1269 Nach intravenöser Injektion von Ampicillin entwickelt sich bei einem Patienten schnell die folgende Symptomatik: Brennen und Hitzegefühl in Handtellern und Fußsohlen, Hypotonie und Zyanose, Bewußtlosigkeit.

Folgende Maßnahmen sind zu befürworten:

(1) flache Lagerung des Patienten, Beatmung

(2) eine Ampulle mit 1 ml Adrenalin 1:1000 und 20 ml physiologische Kochsalzlösung in einer Spritze aufgezogen langsam intravenös unter Kontrolle des Blutdrucks injizieren

(3) 250 - 500 mg Prednisolon intravenös

(4) Schaffung eines venösen Zugangs, Volumensubstitution

(A) nur 4 ist richtig

(B) nur 1 und 3 sind richtig

(C) nur 2 und 4 sind richtig

(D) nur 1,2 und 3 sind richtig

(E) 1 - 4 = alle sind richtig

1270 Bei einem 60jährigen Patienten mit seit Jahren bekannter Hypertonie ist es langsam zunehmend zum Auftreten nächtlicher Atemnotanfälle, einer Nykturie und zu Unterschenkelödemen gekommen.

Als therapeutische Maßnahmen sind geeignet:

(1) körperliche Schonung

(2) Gabe von Diuretika

(3) Digitalisierung

(4) natriumarme Kost

(5) Beinhochlagerung

(6) Aderlaß

(A) nur 1 und 2 sind richtig

(B) nur 1,4 und 5 sind richtig

(C) nur 1,2,3 und 4 sind richtig

(D) nur 1,2,5 und 6 sind richtig

(E) 1 - 6 = alle sind richtig

1271 Bei einem Patienten mit schwerer chronischer Atemwegsobstruktion können bereits in therapeutischen Dosen eine akute Verschlechterung des Blutgas-Status auslösen:

(1) Digoxin (Lanicor^{R})

(2) Diazepam (Valium^{R})

(3) Theophyllin (z.B. in Euphyllin^{R})

(4) Propranolol (Dociton^{R})

(A) nur 4 ist richtig

(B) nur 1 und 2 sind richtig

(C) nur 2 und 4 sind richtig

(D) nur 1,2 und 3 sind richtig

(E) nur 2,3 und 4 sind richtig

1272 Beurteilen Sie folgende Aussagen:

(1) Eine Pollakisurie ist oft Zeichen einer akuten Entzündung der ableitenden Harnwege.

(2) Die Hypertonie gehört zu den typischen Zeichen des nephrotischen Syndroms.

(3) Eine Oligurie infolge einer Exsikkose ist ein typisches Beispiel für eine prärenal bedingte Funktionsstörung.

(4) Bei plötzlich einsetzender Anurie muß differentialdiagnostisch immer eine obstruktive Uropathie als Ursache in Erwägung gezogen werden.

(A) nur 1 ist richtig

(B) nur 1 und 3 sind richtig

(C) nur 1,3 und 4 sind richtig

(D) nur 2,3 und 4 sind richtig

(E) 1 - 4 = alle sind richtig

1273 Vermehrte Eiweißausscheidung im Urin kann Symptom sein von

(1) Nierenamyloidose

(2) Nierenvenenstauung

(3) Glomerulonephritis

(4) Diabetes insipidus

(5) metabolischer Azidose

(A) nur 1 und 2 sind richtig

(B) nur 2 und 3 sind richtig

(C) nur 1,2 und 3 sind richtig

(D) nur 1,3 und 4 sind richtig

(E) nur 2,3 und 5 sind richtig

1274 Für die Differentialdiagnose des solitären Schilddrüsenknotens ist die Feinnadel-Punktion mit zytologischer Untersuchung wichtig im Hinblick auf folgende Aussagen:

(1) Auch speichernde (warme) Knoten können maligne sein.

(2) Eine Schilddrüsen-Zyste kann durch Punktion zusätzlich entleert werden.

(3) Kalte Knoten sind bis etwa 15 % der Fälle maligne.

(4) Dem Operateur hilft ein positiver zytologischer Befund (Malignität) bei der Operationsplanung.

(A) nur 1 und 2 sind richtig

(B) nur 3 und 4 sind richtig

(C) nur 1,2 und 4 sind richtig

(D) nur 2,3 und 4 sind richtig

(E) 1 - 4 = alle sind richtig

1275 Hypokaliämie kann vorkommen bei

(1) starkem Erbrechen

(2) starken Durchfällen

(3) Abführmittelabusus

(4) massiver Ödemausschwemmung mit Saluretika

(5) Coma diabeticum in der Reparationsphase

(A) nur 4 und 5 sind richtig

(B) nur 1,2 und 4 sind richtig

(C) nur 3,4 und 5 sind richtig

(D) nur 1,2,4 und 5 sind richtig

(E) 1 - 5 = alle sind richtig

1276 Als Ursachen einer Polyurie kommen in Betracht

(1) Diabetes mellitus
(2) Hypercalcämie
(3) langdauernder Kaliummangel
(4) chronische Pyelonephritis
(5) Hypocalcämie

(A) nur 1 ist richtig
(B) nur 3 und 4 sind richtig
(C) nur 1,3 und 5 sind richtig
(D) nur 1,2,3 und 4 sind richtig
(E) 1 - 5 = alle sind richtig

1277 Typische und häufige Symptome bei akuter Pankreatitis sind

(1) ausgeprägter Schmerz im Oberbauch,
(2) Erbrechen,
(3) Schmerzausstrahlung zur linken Leistenregion,
(4) Schmerzausstrahlung in den Rücken,
(5) Schock-Syndrom.

(A) nur 1 und 2 sind richtig
(B) nur 1,2 und 3 sind richtig
(C) nur 2,3 und 5 sind richtig
(D) nur 1,2,4 und 5 sind richtig
(E) 1 - 5 = alle sind richtig

1278 Kaffeesatzartiges Erbrechen kann auftreten bei

(1) einem Magenulkus
(2) einem Magenkarzinom
(3) Ösophagusvarizen
(4) einer erosiven Gastritis
(5) einer Achylia gastrica

(A) nur 1 und 2 sind richtig
(B) nur 2 und 4 sind richtig
(C) nur 3 und 5 sind richtig
(D) nur 1,2,3 und 4 sind richtig
(E) 1 - 5 = alle sind richtig

1279 Bei Glucocorticoid-Dauermedikation können folgende Komplikationen auftreten:

(1) Katarakt

(2) Osteoporose

(3) Wachstumsstörungen

(4) Psychose

(5) Diabetes mellitus

(A) nur 3 ist richtig

(B) nur 2 und 5 sind richtig

(C) nur 2,3 und 4 sind richtig

(D) nur 1,2,3 und 5 sind richtig

(E) 1 - 5 = alle sind richtig

1280 Obstipation kann ein Symptom folgender endokriner Krankheitsbilder sein:

(1) Hypoparathyreoidismus

(2) T_3-Hyperthyreose

(3) thyreoprive Hypothyreose

(4) primärer Hyperparathyreoidismus

(5) Alkohol-Hypoglykämie

(A) nur 1 und 5 sind richtig

(B) nur 3 und 4 sind richtig

(C) nur 1,3 und 4 sind richtig

(D) nur 2,3 und 5 sind richtig

(E) nur 3,4 und 5 sind richtig

1281 Wichtige Symptome eines Lupus erythematodes können sein:

(1) Nierenkoliken

(2) Albuminurie

(3) Perikarditis

(4) Psychosen

(A) Keine der Aussagen trifft zu

(B) nur 2 und 4 sind richtig

(C) nur 1,2 und 3 sind richtig

(D) nur 2,3 und 4 sind richtig

(E) 1 - 4 = alle sind richtig

1282 Schwellungen und Schmerzen von Fingerend- und Fingermittelgelenken mit Knoten über den Fingerendgelenken und vorwiegend radialer Deviation einzelner Fingerendgelenke bei einem insgesamt etwa 3 Jahre laufenden Krankheitsbild lassen folgende Laborbefunde erwarten:

(1) normale bis gering beschleunigte BSG

(2) stärker beschleunigte BSG

(3) erhöhte Cholesterin- und Triglyceridwerte

(4) deutlich erhöhte Serum-Harnsäurewerte

(5) erhöhter Serum-Calciumwert

(A) nur 1 ist richtig

(B) nur 2 ist richtig

(C) nur 1 und 4 sind richtig

(D) nur 1 und 5 sind richtig

(E) nur 2 und 3 sind richtig

Fallbeschreibungen und Aufgaben mit Abbildung

1283 Bei einem 49jährigen Patienten, der wegen peritonitischer Symptome laparotomiert wird, findet sich intraoperativ der beiliegende Befund (Abb. Nr. 40).

Welche der folgenden Aussagen trifft zu?

(A) Es handelt sich um eine segmentale Melanosis des Dünndarms.

(B) Wegen der deutlichen Zeichen einer Durchblutungsstörung ist der Versuch einer Thrombektomie indiziert.

(C) Eine Resektion des erkrankten Darmes im Gesunden mit Reanastomosierung ist angezeigt.

(D) Eine Resektion des erkrankten Darmes mit Fistelung des proximalen Dünndarmstumpfes ist angezeigt.

(E) Ein konservativer Behandlungsversuch mit Hilfe einer thrombolytischen Therapie (z.B. Streptokinase) ist die Therapie der Wahl.

1284 Welche Aussage trifft <u>nicht</u> zu?

Auf der Abbildung ist eine operativ freigelegte Niere einer 51jährigen Patientin mit charakteristischen pathologischen Veränderungen dargestellt (Abb. Nr. 38).

(A) Diese Erkrankung geht häufig mit einem Bluthochdruck einher.

(B) Es handelt sich um eine meist bilaterale hereditäre Erkrankung.

(C) Die operative Freilegung ist bei dieser Erkrankung nur selten indiziert.

(D) Es handlelt sich um eine maligne Entartung.

(E) Viele Patienten mit dieser Erkrankung müssen im Spätstadium dialysiert bzw. nierentransplantiert werden.

1285 Ein 68jähriger Patient wird nach einem Verkehrsunfall stationär aufgenommen.
Bei der Untersuchung bietet sich im Analbereich der abgebildete Befund (Abb. Nr. 42).
Der Patient gibt anamnestisch an, bis vor 1 Jahr keine Hämorrhoiden festgestellt zu haben. Seit einem halben Jahr verwende er jedoch wegen aufgetretener Blutungen aus dem Anus eine Hämorrhoidalsalbe. Die Defäkation gestalte sich jetzt zunehmend schwieriger, die Blutungen seien häufiger und stärker geworden.

Welche der aufgeführten Diagnosen ist am ehesten wahrscheinlich?

(A) Hämorrhoidalleiden

(B) Candida-Mykose

(C) Kondylomata lata

(D) Analkarzinom

(E) Analekzem

1286 Bei einem 40jährigen Patienten mit einer jahrelangen Anamnese von Schleim- und Blutabgang sowie gelegentlichen Durchfällen wird ein Kontrasteinlauf durchgeführt. Das Röntgenbild zeigt den abgebildeten Befund (Abb. Nr. 52).

Am ehesten handelt es sich um

(A) Morbus Crohn des Dünn- und Dickdarmes

(B) Polyposis coli

(C) Colitis ulcerosa

(D) szirrhöses Kolonkarzinom

(E) Morbus Hirschsprung

1287 Welche Aussage trifft zu?

Das nach einem stumpfen Bauchtrauma angefertigte Angiogramm bei einem 30jährigen Patienten (Abb. Nr. 51) zeigt eine(n)

(A) Milzruptur

(B) Ruptur eines Aortenaneurysmas

(C) Magenperforation

(D) Nierenruptur

(E) Nierenstielabriß

1288 Bei einer 18jährigen Patientin wurde röntgenologisch im Bereich des Colon ascendens ein kirschgroßer Tumor diagnostiziert. Nach Laparotomie und Kolotomie zeigte sich intraoperativ der abgebildete Befund (Abb. Nr. 39).

Welche der folgenden Aussagen trifft zu?

Das sinnvollste therapeutische Vorgehen besteht in

(A) Probeexzision; weiteres Vorgehen in Abhängigkeit vom histologischen Ergebnis

(B) Polypenabtragung im Gesunden

(C) Segmentresektion

(D) Hemikolektomie

(E) Keine der Aussagen trifft zu.

1289 Welche Aussage trifft zu?

Bei einem Patienten wurde als erste Kontrastmitteluntersuchung ein Urogramm angefertigt. Dieses Urogramm (Abb. Nr. 53) zeigt eine(n)

(A) Reflux links bei Doppelniere und Megaureter

(B) Zustand nach linksseitiger Ureterosigmoidostomie

(C) Zustand nach Blasenerweiterungsplastik (Kolozystoplastik)

(D) gedeckte retroperitoneale Blasenperforation

(E) Blasensigmafistel

1290 Ein 71jähriger Mann wird nach dreitägigem Erbrechen, begleitet von krampfartigen Schmerzen statianär aufgenommen. Die Abdomen-Übersichtsaufnahme ist in der Abbildung (Abb. Nr. 57) dargestellt.

Welche der folgenden Diagnosen ist am wahrscheinlichsten?

(A) mechanischer Dünndarmileus

(B) mechanischer Dickdarmileus

(C) typischer Gallensteinileus

(D) Cholezystitis mit Begleitpankreatitis

(E) Perforation eines Intestinalorgans

1291 Ein 51jähriger Patient wird wegen akuter Oberbauchschmerzen stationär aufgenommen. Die röntgenologische Thorax-Übersichtsaufnahme zeigt beiliegendes Bild (Abb. Nr. 50).

Welche der folgenden Diagnosen ist am wahrscheinlichsten?

(A) Zwerchfellhernie

(B) Chilaiditi-Syndrom

(C) Perforation eines Magen- oder Duodenalulkus

(D) Relaxatio diaphragmatica beiderseits

(E) nekrotisierende Cholezystitis mit Perforation

1292 Bei der Untersuchung einer 41jährigen Patientin wird der in der Abbildung dargestellte Befund erhoben (Abb. Nr. 41).

Welches therapeutische Vorgehen ist angezeigt?

(A) antibiotische Therapie und Befundkontrolle

(B) Antibiotika und Heparinsalbenverbände

(C) Probeexzision aus dem Mamillenbereich; weitere Therapie in Abhängigkeit vom histologischen Befund

(D) Inzision und Drainage

(E) Röntgenvorbestrahlung, Ablatio mammae

1293 Ein 50jähriger Patient wird nach PKW-Auffahrunfall stationär aufgenommen. Die Röntgenabbildung des Thorax des polytraumatisierten Patienten zeigt den abgebildeten Befund (Abb. Nr. 56).

Welche der folgenden therapeutischen Maßnahmen ist vorrangig?

(A) Pleurapunktion links

(B) wegen der multiplen Verletzungen sofortige operative Stabilisierung der Frakturen

(C) abwartendes Vorgehen; Röntgenkontrolle in 2 Tagen

(D) Perikardpunktion

(E) operative Versorgung der Zwerchfellruptur

1294 Bei einem 67jährigen, rüstigen, zunehmend ikterischen Patienten findet sich bei der endoskopischen Röntgendarstellung der Gallenwege der abgebildete Befund (Abb. Nr. 54).

Welche der folgenden Aussagen zur Therapie trifft am ehesten zu?

(A) Wegen des Alters kommt nur ein konservatives Vorgehen in Betracht.

(B) Es besteht eine dringende Indikation zur Cholezystostomie.

(C) Der Patient sollte cholezystektomiert werden.

(D) Eine Choledocho-Duodenostomie ist angezeigt.

(E) operative Choledochusrevision

1295 Welche der Aussage trifft zu?

Bei dem dargestellten Ausscheidungsurogramm (Abb. Nr. 55) ist von den angegebenen Diagnosen am wahrscheinlichsten:

(A) Transplantatniere links

(B) Blasendivertikel bei linksseitiger Nierenagenesie

(C) linksseitige Beckenniere

(D) Zustand nach Beckenfraktur mit Blasenruptur und Pseudodivertikeln

(E) Urachusdivertikel

1296 Welche Aussage trifft zu?

Das Urogramm (Abb. Nr. 58) zeigt bei dieser Niere die typischen Befunde für:

(A) Kelcherweiterung mit normalen Abflußverhältnissen

(B) Nierenarterienstenose mit vaskulärer Organschrumpfung

(C) Zystenniere mit tubulosekretorischer Funktionseinschränkung

(D) Harnstauungsniere mit Entleerungsverzögerung

(E) funktionslose Niere mit komplettem Ausgußstein

1297 Auf der Abbildung Nr.45 sehen Sie den Stuhl eines 43jährigen Patienten.

Folgende Erkrankungen können Ursache für die Änderung der Stuhlfarbe und der Stuhlbeschaffenheit sein:

(1) einheimische Sprue (Zoeliakie)

(2) chronische Pankreatitis

(3) Pankreaskarzinom

(4) Divertikulose des Dickdarms

(5) kompletter Gallengangsverschluß durch Tumor

(A) nur 1 ist richtig

(B) nur 2 und 3 sind richtig

(C) nur 4 und 5 sind richtig

(D) nur 1,2 und 3 sind richtig

(E) nur 2,3 und 5 sind richtig

1298 Eine 46jährige Patientin hat seit einigen Jahren Schmerzen in mehreren Gelenken, jetzt besonders in den Knien.
Wofür spricht das Röntgenbild (Abb. Nr. 65) am ehesten?

(A) Kniegelenksarthrose

(B) Streptokokkenrheumatismus (rheumatisches Fieber)

(C) chronische Polyarthritis (rheumatoide Arthritis)

(D) Arthritis urica

(E) Chondrocalcinose

1299 Sie haben einen repräsentativen Ausschnitt eines peripheren Blutausstriches vor sich, der bei einer Routineuntersuchung angefertigt wurde (Abb. Nr. 43):

Folgende Untersuchungen sind zur Diagnosestellung sinnvoll:

(1) Palpation der Milz

(2) Bestimmung der Aktivität der alkalischen Neutrophilenphosphatase

(3) Untersuchung der PAS-Reaktion

(4) Hämoglobinelektrophorese

(5) Knochenmarkspunktion

(A) nur 2 ist richtig

(B) nur 1,2 und 5 sind richtig

(C) nur 2,3 und 5 sind richtig

(D) nur 1,2,3 und 4 sind richtig

(E) nur 1,2,4 und 5 sind richtig

1300 Der 42jährige Patient (Abb. Nr 46) klagt seit mehr als 10 Jahren über Schmerzen in der Wirbelsäule, besonders nach längerem Stehen und nach dem Aufstehen. Seit 3 Jahren hat er auch Schmerzen im Brustkorb. Er ist in 10 Jahren 16 cm kleiner geworden.

Welche Erkrankung ist die wahrscheinlichste?

(A) Osteomalazie

(B) idiopathische Osteoporose

(C) primärer Hyperparathyreoidismus

(D) Osteodystrophia deformans (M. Paget)

(E) renale Osteopathie

Die folgenden Angaben beziehen sich auf die Aufgaben Nr. 1301 und 1302.

Ein 67jähriger Patient kommt zur Vorsorgeuntersuchung. Der Hämokkulttest ist 2 x positiv. Sie führen eine Rektoskopie durch und sehen nebenstehenden Befund. (Abb. Nr. 44).

1301 Um welche Erkrankung handelt es sich mit größter Wahrscheinlichkeit?

(A) Karzinom

(B) Colitis ulcerosa mit Pseudopolypen

(C) adenomatöser Polyp

(D) hypertrophe Analpapille

(E) Karzinoid

1302 Wie gehen Sie weiter vor?

(A) Biopsie

(B) endoskopische Abtragung mit der Diathermie-Schlinge und histologische Untersuchung

(C) Rektumamputation

(D) Beobachtung und halbjährliche Kontrollen

(E) quantitative Bestimmung der 5-Hydroxyindolessigsäure im Urin

1303 Die 42jährige Patientin (Abb. Nr. 47) klagt seit 9 Jahren zunehmend über ein Spannungsgefühl im Gesicht, in den Händen und Waden. Sie hat belastungsabhängige Atemnot.
Es handelt sich um das typische Bild eines (einer)

(A) Lupus erythematodes integumentalis

(B) Hautveränderung bei Leberzirrhose

(C) progressiven Sklerodermie

(D) Erythrodermie

(E) Hämochromatose

Die folgenden Angaben beziehen sich auf die Aufgaben Nr. 1304 und 1305.

Ein deutscher Fotoclub macht eine Safari in Afrika. Im Verlaufe einer Woche leiden nacheinander 2/3 der Gruppe an wäßrigen Diarrhoen, die nur wenige Tage anhalten. Der Stuhl enthält kein Blut, Fieber tritt nicht auf.

1304 Um welche der folgenden Erkrankungen handelt es sich wahrscheinlich?

(A) Shigellose

(B) Amöbenruhr

(C) Nahrungsmittelvergiftung (Staphylokokken, Clostridien)

(D) Reisediarrhoe mit enteropathogenen Escherichiae coli

(E) Bilharziose

1305 Die Therapie besteht vor allem in der Gabe von

(A) Antibiotika

(B) Darmantiseptika

(C) ausreichender Flüssigkeit mit den notwendigen Elektrolyten

(D) Metronidazol (Clont^{R})

(E) Mepacrin (Atebrin^{R})

Die folgenden Angaben beziehen sich auf die Aufgaben Nr. 1306 und 1307.

Ein 32jähriger Mann bemerkt bei einer ungewohnten körperlichen Anstrengung einen plötzlichen stechenden Schmerz in der linken Brusthälfte. Gleichzeitig treten leichte Atemnot und Reizhusten auf. Innerhalb der folgenden Stunden nimmt die Atemnot erheblich zu.

Der zugezogene Notarzt findet eine kleine Blutdruckamplitude, eine Tachykardie von 140/min. und eine Einflußstauung im Halsvenenbereich.

1306 Welches ist die wahrscheinlichste Diagnose?

(A) paroxysmale ventrikuläre Tachykardie

(B) Lungenembolie

(C) Pleuritis sicca

(D) Ventilpneumothorax

(E) Herzinfarkt mit Kammerwandruptur

1307 Was ist die therapeutische Erstmaßnahme?

(A) subkutane Injektion von Heparin

(B) intravenöse Gabe von Ajmalin

(C) intravenöse Gabe einer Sättigungsdosis von Digitalis

(D) Pleurapunktion mit Handschuhfingerventil

(E) nasotracheale Intubation und Überdruckbeatmung

Die folgenden Angaben beziehen sich auf die Aufgaben Nr. 1308 und 1309.

Eine 67jährige Patientin bekommt, nachdem sie tagsüber Wäsche gewaschen und gebügelt hat, gegen 19.00 Uhr im Sitzen rasch zunehmende retrosternale Schmerzen mit Ausstrahlung zwischen beide Schulterblätter. Die auch in Atemruhe vorhandenen Schmerzen verstärken sich beim Einatmen. Die Anamnese ergibt eine arterielle Hypertonie und vor ca. 4 Wochen eine Erkältung mit Husten und Halsschmerzen ohne Fieber.

Befunde: RR 180/80 mm Hg; Puls 72/min; Adipositas; flache, frequente Atmung; geringe Lippenzyanose; feuchte, feinblasige Rasselgeräusche über beiden Lungenunterfeldern; Unterschenkelödeme bei Varizen beiderseits.

Es ergab sich folgender EKG-Befund (Abb. Nr. 63):

1308 Um welches Krankheitsbild handelt es sich am ehesten?

(A) beginnendes Lungenödem bei kardialer Dekompensation

(B) Angina pectoris bei hypertoner Krise

(C) Lungenembolie

(D) Pericarditis sicca

(E) anteroseptaler Myokardinfarkt

1309 Die stationäre Beobachtung und Therapie müssen besonders folgenden Komplikationsmöglichkeiten Rechnung tragen:

(1) Zunahme der respiratorischen Insuffizienz

(2) Entstehung eines Spontanpneumothorax

(3) Entwicklung von Herzrhytmusstörungen

(4) Rezidiv einer Thromboembolie

(5) Entwicklung eines Perikardergusses

(6) Entwicklung von Pleuraergüssen

(A) nur 1 und 4 sind richtig

(B) nur 1 und 5 sind richtig

(C) nur 2 und 6 sind richtig

(D) nur 3 und 5 sind richtig

(E) nur 3 und 6 sind richtig

1310 Eine 35jährige Frau (Abb. Nr. 49) kommt wegen Sterilität und Oligomenorrhoe zur Untersuchung. Mammae und äußeres Genitale normal. Die gynäkologische Untersuchung ergibt beiderseits vergrößerte Ovarien.

Welche diagnostische Maßnahme ist nicht angezeigt?

(A) Bestimmung von Testosteron im Serum

(B) Messung der Basaltemperatur über den Zyklus

(C) Bestimmung von HCG (Choriongonadotropin) im Urin

(D) Bestimmung der 17-keto-Steroide im Urin

(E) Laparoskopie

Die folgenden Angaben beziehen sich auf die Aufgaben Nr. 1311 und 1312.

Eine 62jährige Frau bemerkt neben Appetitminderung und Gewichtsabnahme eine Zunahme ihres Bauchumfanges seit einigen Wochen.

1311 Welche Befund-Konstellation würde am besten zur Annahme einer Peritoneal-Karzinose passen?

(A) Orthopnoe, Beinödeme, verlängertes Exspirium

(B) Palmarerythem, Spidernaevi, Milzvergrößerung

(C) Galopprhythmus, kleines Herz, gestaute Halsvenen

(D) Oberbauchtumor, gürtelförmige Schmerzen, rezidivierende Thrombophlebitiden

(E) Krauroris vulvae, Kolpitis senilis, Harninkontinenz beim Husten

1312 Welche Untersuchungskombination kann am ehesten die Verdachtsdiagnose bestätigen?

(A) Röntgen-Thorax, Hartstrahlaufnahme, Herzkatheter

(B) Aszitespunktion mit zytologischer Untersuchung, Oberbauchsonogramm

(C) Auskultation der Thoraxorgane, EKG, Röntgen-Thorax

(D) gynäkologischer Tastbefund, Vaginalabstrich mit Zytologie, Ausscheidungsurogramm

(E) Serumelektrophorese, Prothrombinindex, Cholinesterasebestimmung

1313 Welche Aussage trifft zu?

Das gezeigte Röntgenbild (Abb. Nr. 59) ist typisch für die Diagnose einer

(A) Harnsäuregicht

(B) destruierenden Interphalangealarthrose (Fingerpolyarthrose)

(C) Arthritis psoriatica

(D) chronischen Polyarthritis (rheumatoide Arthritis)

(E) Neurodystrophie mit Sudeckscher Atrophie

1314 Welche Aussage trifft zu?

Bei einem 59jährigen Patienten bestehen seit einem Jahr Schmerzen in der Nierengegend, Pollakisurie und Koliken. Die Routinethoraxaufnahme ist abgesehen von einem alten Primärkomplex unauffällig.

Das Tomogramm bei einer Ausscheidungsurographie (Abb. Nr. 62) gibt einen Hinweis auf

(A) Megaureter links

(B) Nierentuberkulose links

(C) hypernephroides Karzinom

(D) chronische Glomerulonephritis links

(E) Nierenzyste

1315 Welche Diagnose ist für den Patienten, von dem das in (Abb. Nr. 64) wiedergegebene EKG stammt, zutreffend?

(A) Linkshypertrophie

(B) Rechtshypertrophie

(C) Hinterwandinfarkt

(D) Rechtsschenkelblock

(E) WPW-Syndrom

1316 Welche Aussage trifft zu?

Das beigefügte Röntgenbild (Abb. Nr. 66) einer Renovasographie bei einem 52jährigen Mann mit schmerzloser Makrohämaturie zeigt eine(n)

(A) Nierenzyste

(B) perinephritischen Abszeß

(C) Nebennierentumor

(D) malignen Nierentumor

(E) Kaverne bei Nierentuberkulose

Die folgenden Angaben beziehen sich auf die Aufgaben Nr. 1317 und 1318.

Sie werden nachts zu einem 73jährigen Patienten mit Herzschrittmacher in die Wohnung gerufen, weil der Patient zwar "einen Druck über der Harnblase" verspürt, aber seit etwa 12 Stunden keinen Urin mehr lassen kann.

1317 Welche therapeutische Maßnahme halten Sie für am sinnvollsten?

(A) Digitalisierung

(B) i.v.-Injektion von Spasmolytika

(C) Gabe von Sedativa

(D) Gabe von Diuretika

(E) Katheterisieren der Harnblase

Am nächsten Abend werden Sie erneut um einen Hausbesuch gebeten und der o.g. Patient berichtet Ihnen, daß er am Nachmittag einen Schüttelfrost mit Temperatur-Anstieg auf 40,4 Celsius gehabt habe.

1318 An welche zusätzliche Diagnose müssen Sie vor allem denken?

(A) Myokarditis nach Schrittmacher-Implantation

(B) Lungenembolie

(C) Urosepsis

(D) Grippe-Pneumonie

(E) akute Glomerulonephritis

1319 Welche Diagnose erscheint am wahrscheinlichsten aufgrund der Röntgenbilder (Abb. Nr. 60 und Nr. 61).

(A) Sarkoidose (M. Boeck)

(B) Atelektase durch Verschluß eines Bronchus durch einen aspirierten Fremdkörper

(C) Bronchialkarzinom

(D) Aortenaneurysma

(E) entzündliches Infiltrat

1320 Die 51jährige Patientin (Abb. Nr. 48) klagt über bewegungsabhängige Schmerzen in den Kniegelenken, über Kopfschmerzen und Schweißneigung.

Folgende diagnostische Maßnahmen dienen dem Beweis der Verdachtsdiagnose:

(1) oraler Glucosetoleranz-Test mit Wachstumshormon-Bestimmung

(2) Phosphatbestimmung im Serum

(3) ophthalmologische Untersuchung

(4) Röntgenaufnahme des Schädels im seitlichen Strahlengang

(5) Durstversuch

(A) nur 1 ist richtig

(B) nur 1,2 und 4 sind richtig

(C) nur 1,2 und 5 sind richtig

(D) nur 1,2,3 und 4 sind richtig

(E) nur 1,2,3 und 5 sind richtig

PRÜFUNG HERBST 1980

Aufgabentyp A 1 und A 2 : Einfachauswahl

1321 Wenn bei einem polyartikulär entzündlichen Krankheitsbild ohne destruierende Veränderungen im Röntgenbild und bei negativem Rheumafaktor eine hämolytische Anämie mit einem Hb unter 80 g/l und eine Leukopenie unter $3 \times 10^9/l$ ($3\,000/mm^3$) gefunden werden, ist welche Diagnose am wahrscheinlichsten?

(A) symptomatische Arthritis bei malignem Tumor (paraneoplastische Arthritis)

(B) toxische Arzneimittelwirkung durch Salizylate

(C) Begleitanämie und -leukopenie bei chronischer Polyarthritis

(D) Lupus erythematodes

(E) chronische Polyarthritis und davon unabhängige Zweiterkrankung

1322 Welche Aussage trifft zu?

Die Behandlung der Hyperventilationstetanie nach Abklingen des Anfalls sollte erfolgen durch

(A) Besprechung der Zusammenhänge mit dem Patienten

(B) orale Calciumtherapie

(C) A.T.10[R]-Gaben

(D) Calciuminjektionen

(E) Vitamin D-Injektionen

1323 Ein 30jähriger Patient kommt wegen petechialer Blutungen zur Aufnahme.
Die Thrombozytenzahl wurde in der Fachpraxis mit $8 \times 10^9/l$ ($8.000/mm^3$) bestimmt. Als Einweisungsdiagnose wird "idiopathische thrombozytopenische Purpura" (Immunzytopenie) angegeben.

Welcher der folgenden Untersuchungsbefunde spricht gegen die Richtigkeit dieser Einweisungsdiagnose?

(A) Thrombozytenzahl von $12{,}5 \times 10^9/l$ ($12.500/mm^3$) bei Kontrolle

(B) eine in Atemmittelstellung 6 cm unter dem Rippenbogen tastbare Milz

(C) hypochrome Anämie mit Hb 106 g/l und Erythrozyten $4{,}8 \times 10^{12}/l$ (4,8 Mill./mm^3)

(D) Quickwert von 78%

(E) zwei bohnengroße Lymphknoten in der Leistenregion bds.

1324 Bei einem 56jährigen Patienten mit chronischer Herzinsuffizienz finden Sie eine Proteinurie von 0,8 g/24 Std. Im Rahmen Ihrer differentialdiagnostischen Überlegungen denken Sie am ehesten an ein/e

(A) nephrotisches Syndrom bei Nierenvenenthrombose

(B) Eiweißausscheidung im Bereich der Norm

(C) hypoxische Tubulusschädigung mit gestörtem Haarnadelgegenstromsystem

(D) stauungsbedingte harmlose Proteinurie

(E) Konstellation, die der weiteren Abklärung durch Nierenbiopsie bedarf

1325 Ein 56jähriger Patient wird in schwerkrankem Zustand in die Notaufnahme eingeliefert. Es imponieren Dyspnoe und ein Stokesscher Kragen als Zeichen der akuten oberen Einflußstauung. In der rechten Supraklavikulargegend sind mehrere derbe, kirsch- bis pflaumengroße Resistenzen tastbar.
Der Befund spricht am ehesten für

(A) Lungenembolie

(B) metastasierendes Bronchialkarzinom

(C) Tuberkulose

(D) globale Herzinsuffizienz

(E) Pneumothorax

1326 Eine 32jährige Patientin kommt mit folgender Anamnese zur Aufnahme: seit 8 Jahren wiederholt heftige Schmerzen im Abdomen, vor 6 Jahren Appendektomie, vor 4 Jahren Cholezystektomie (steinfreie Gallenblase), vor 2 Jahren Laparotomie wegen nicht bestätigtem Verdacht auf Volvulus, seit 5 Monaten Ausbleiben der Periodenblutung.
Jetzt traten vor 4 Tagen erneut starke Schmerzen im mittleren Abdomen auf, vor 2 Tagen beginnende Parese beider Beine.

An welche Diagnose ist in erster Linie zu denken?

(A) extrauterine Gravidität

(B) Alkoholpankreatitis mit Polyneuropathie

(C) Postcholezystektomiesyndrom

(D) akute intermittierende Porphyrie

(E) Bandscheibenvorfall L_5/S_1 mit beginnender Querschnittslähmung

1327 Die Infektiosität eines frisch erkrankten Tuberkulösen mit Ausscheidung sensibler Bakterien gilt nach Einleitung der Chemotherapie als beendet

(A) am Tage nach Therapiebeginn

(B) 4 - 6 Wochen nach Therapiebeginn

(C) 3 Monate nach Therapiebeginn

(D) 6 Monate nach Therapiebeginn

(E) nur bei mikroskopisch sicher negativem Befund

1328 Ein 70jähriger Patient kommt in die Sprechstunde, da er in den letzten Monaten wiederholt ohnmächtig geworden sei. Nach Angabe der Angehörigen hat auch einmal ein Krampfzustand bestanden.
Das Elektrokardiogramm zeigt einen überdrehten Linkstyp mit Rechtsschenkelblock bei einem AV-Block I. Grades; Puls 72/min; Blutdruck 24/13 kPa (180/100 mm Hg); übrige klinische Befunde unauffällig.

Welches ist die wahrscheinlichste Diagnose?

(A) Karotissinussyndrom

(B) Syndrom des kranken Sinusknoten

(C) arterielle Hypertonie mit hypertonen Krisen

(D) intermittierender AV-Block III. Grades

(E) Hyperventilationssyndrom

1329 Welche der genannten Diagnosen ist am wahrscheinlichsten bei einem Patienten, der am 6. Tag nach bis dahin komplikationslos verlaufenem Vorderwandinfarkt über akut aufgetretene Atemnot, Beklemmungsgefühl, atemabhängige Schmerzen unter dem linken Schulterblatt und über Hustenreiz klagt?

(A) akutes Linksherzversagen

(B) Reinfarkt

(C) Lungeninfarkt

(D) Infarktperikarditis

(E) Pneumonie

1330 Bei einem 52jährigen Patienten findet sich bei der Rektoskopie ein gestielter Polyp.

Worin besteht das weitere Vorgehen?

(A) Zangenbiopsie; weiteres Vorgehen entsprechend dem histologischen Befund

(B) endoskopische Abtragung

(C) chirurgische Polypektomie

(D) Belassen des Polypen und jährliche Kontrolle

(E) Laserkoagulation des Polypenstiels

1331 Welche Aussage trifft zu?

In der 4. Woche nach akutem Myokardinfarkt treten unter Temperaturanstieg erneut heftige retrosternale Schmerzen auf, EKG und Transaminasen bleiben unverändert.

Es handelt sich am wahrscheinlichsten um ein/e

(A) Pleuritis nach Lungenembolie

(B) Perikarditis bei akutem Reinfarkt

(C) Postmyokardinfarkt-Syndrom

(D) Virusperikarditis

(E) beginnende Ruptur eines Infarktaneurysmas

1332 Welche Aussage über das nephrotische Syndrom trifft in der Regel zu?

(A) Hauptursache ist ein intestinaler Eiweißverlust.

(B) Das Plasmavolumen ist vermehrt.

(C) Die distale tubuläre Natriumresorption ist erhöht.

(D) Die Aldosteronsekretion ist vermindert.

1333 Ein 25jähriger als drogensüchtig bekannter Mann klagte seit einigen Tagen über Kopfschmerzen und zunehmende schmerzhafte Steife, besonders in den Kiefergelenken und im Rücken. Schließlich war die Nahrungsaufnahme kaum noch möglich. Bei der Untersuchung fielen ein leichter Opisthotonus und die Steigerung der Muskeleigenreflexe auf, der Patient schwitzte vermehrt, RR 23/13 kPa (170/100 mmHg).

Welches ist die wahrscheinlichste Ursache der Symptome?

(A) Tetanus

(B) Meningitis tuberculosa

(C) HWS - Syndrom

(D) mit Strychnin "gestrecktes" Heroin

(E) Opiatentzug

1334 Welche Aussage trifft zu?

Ein typisches Lymphödem kann auftreten bei

(A) nephrotischem Syndrom

(B) Periarthropathia humeroscapularis

(C) peripherer arterieller Embolie

(D) Zustand nach Strahlentherapie und Operation eines Mammakarzinoms

(E) Hypothyreose

1335 Für Patienten mit Anorexia nervosa ist charakteristisch,

(A) daß sie schon vor der Pubertät untergewichtig waren.

(B) daß wegen der begleitenden phobischen Komponente schon sehr früh ein Arzt aufgesucht wird.

(C) daß Triebdurchbrüche wegen der oral-aggressiven Grundstörung meist auf aggressivem Gebiet erfolgen.

(D) daß häufig große Nahrungsmengen gesammelt werden.

(E) daß die Krankheit ausschließlich in der Pubertät vorkommt und sich als harmlose, vorübergehende Störung mit hoher Spontanheilungsrate erweist.

1336 Eine Frau mittleren Alters berichtet von jahrelangem, regelmäßigen Laxantiengebrauch wegen habitueller Obstipation.

Welche der folgenden Laborbefunde passen am ehesten zu diesen Angaben?

(A) Kalium i.S. 2,9 mmol/l, Kreatinin i.S. 141 µg/l (1,6 mg%), maximale Urinkonzentration 410 mOsm/kg

(B) BSG 45/72 mm, Proteinurie von 6,5 g/24 Std

(C) Calcium i.S. 2,8 mmol/l (5,6 mval/l), Erythrozytenzylinder im Urin

(D) Natrium i.S. 145 mmol/l, Kalium i.S. 5,6 mmol/l

(E) BSG 1/2 mm, Proteinurie von 1,5 g/24 Std

1337 Bei einem Patienten mit chronisch-lymphatischer Leukämie und Lymphknotenvergrößerungen an beiden Halsseiten, bei dem Allgemeinerscheinungen fehlen, ist folgende Behandlungsstrategie angebracht:

(A) primär kurative Strahlentherapie der vergrößerten und angrenzenden Lymphknoten

(B) primär operative Therapie und Nachbestrahlung

(C) Bestrahlung und kombinierte Chemotherapie

(D) Monotherapie mit Prednison

(E) primär keine Therapie, solange subjektive Beschwerden und spezielle Risikofaktoren fehlen

1338 Eine vor 1 Woche appendektomierte 39jährige Patientin, die regelmäßig Ovulationshemmer genommen hatte, klagt seit 3 Stunden über Schmerzen links im Rücken. Diese seien atemabhängig mit Reizhusten verbunden.
Die klinische Untersuchung ergibt außer einer Tachykardie keine Auffälligkeiten.

Welche Untersuchung kann die klinische Verdachtsdiagnose am ehesten erhärten?

(A) Lungentomographie

(B) Lungenperfusionsszintigraphie

(C) Kymographie

(D) Bronchographie

(E) Oberbauchsonographie

1339 Ein 67jähriger Patient mit rezidivierender Nephrolithiasis erkrankt plötzlich mit Fieber, Schüttelfrost und linksseitigem Flankenschmerz.

Welche Aussage trifft zu?

(A) Unter dem Verdacht der Urosepsis sollte sofort die Klinikeinweisung erfolgen.

(B) Diagnostisch führt die Bestimmung der Leukozyten, der BSG und der Harnstoffausscheidung im Urin am ehesten zum Ziel.

(C) Falls keine Makrohämaturie besteht, sollte man den spontanen Steinabgang abwarten.

(D) Eine intravenöse Ausscheidungsurographie ist unter diesen Umständen kontraindiziert.

(E) Die perkutane Nierenbiopsie ist die diagnostische Methode der Wahl.

1340 Eine 38jährige Frau erkrankt plötzlich an einer Halbseitenlähmung. Der hinzugezogene Arzt stellt einen schnellen, unregelmäßigen Pulsschlag und einen normalen Blutdruck fest.

Mit welcher der genannten Maßnahmen läßt sich am raschesten die Primärerkrankung bestätigen, die hier am wahrscheinlichsten vorliegt?

(A) Aufsuchen der Karotidenpulse

(B) Schreiben eines Elektrokardiogramms

(C) Auskultation des Herzens

(D) Blutdruckkontrolle

(E) Lumbalpunktion

1341 Ein 65jähriger Mann hatte 6 Jahre lang wegen eines zwanghaften Durstgefühls bei einer täglichen Flüssigkeitszufuhr von 5 - 6 Litern auch viel Bier getrunken. Er klagt bei der Krankenhausaufnahme über seit etwa 4 Wochen bestehende Kopfschmerzen und Sehverschlechterung. Bei der Untersuchung wurden eine beidseitige Optikusatrophie, kein Nystagmus und keine Augenmuskellähmung festgestellt.

Vorgeschichte und Befunde sind für welches Krankheitsbild charakteristisch?

(A) chronischer Alkoholismus mit Wernicke-Enzephalopathie

(B) supraselläre Erkrankung mit Diabetes insipidus

(C) chronische Niereninsuffizienz

(D) Diabetes mellitus mit Hirnnervenbeteiligung

(E) chronischer primärer Hyperparathyreoidismus

1342 Ein 72jähriger Patient berichtet, daß er beim Abschließen seiner Wohnungstür und Kopfwenden zu einer Begleitperson im Treppenhaus ohnmächtig zusammengebrochen sei. Er sei vor der Tür liegend erwacht, als die Begleitperson sich über ihn beugte.

Die klinische Untersuchung ergibt einen regelmäßigen Puls von 52/min bei einem seitengleichen Blutdruck von 22/9 kPa (165/70 mm Hg), unauffälliges Verhalten der Muskeleigenreflexe, keine neurologische Ausfälle.

Welches Krankheitsbild liegt am ehesten vor?

(A) Sinusknotensyndrom

(B) hypersensibler Karotissinus

(C) hypertone Krise

(D) Hirnembolie (transitorisch-ischämische Attacke)

(E) orthostatische Fehlregulation

1343 Der lageunabhängige Rückenschmerz in den frühen Morgenstunden während der Nachtruhe ist typisch für

(A) statische Wirbelsäulenerkrankungen

(B) degenerative Wirbelsäulenerkrankungen

(C) die Spondylitis ankylosans

(D) die Spondylosis hyperostotica

(E) die Spondylitis tuberculosa

1344 In der Behandlung solider maligner Tumoren spielt die sogenannte "adjuvante Chemotherapie" eine zunehmende Rolle.

Mit diesem Begriff bezeichnet man

(A) die gleichzeitige Anwendung mehrerer Zytostatika

(B) den Versuch, nicht nachweisbare Mikrometastasen nach vollständiger operativer Tumorentfernung zu vernichten

(C) die simultane Radio- und Chemotherapie inkurabler Tumoren

(D) die palliative Chemotherapie, wenn der Allgemeinzustand eine Operation nicht zuläßt

(E) die Tumorverkleinerung durch Zytostatika vor einer operativen Tumorentfernung

1345 Sie werden zu einem bisher gesunden 38jährigen polytraumatisierten Unfallverletzten in die Chirurgische Klinik gerufen, weil bei ihm ein Kalium i.S. von 7,2 mmol/l bestimmt wurde. Das daraufhin angefertigte EKG zeigt QRS-Komplexe von 0,2 sec Dauer und sehr hohe zeltförmige T-Wellen in den präkordialen Ableitungen.

Welche Aussage trifft zu?

(A) Es handelt sich um eine Fehlbestimmung des Kaliums, weil das EKG typisch für eine Hypokaliämie ist.

(B) Es handelt sich um eine lebensbedrohliche Komplikation, die eine sofortige Senkung des Serumkaliums notwendig macht.

(C) Es handelt sich um eine klinische belanglose Hyperkaliämie im Rahmen einer Azidose.

(D) Die EKG-Veränderungen sind typisch für ein stumpfes Thoraxtrauma.

(E) Der Befund spricht für eine retroperitoneale Blutung mit Kompression der Nebennierenrinde.

1346 Bei einer 23jährigen bisher gesunden Frau finden Sie im Rahmen der Schwangerenbetreuung (11. Woche) eine signifikante Bakteriurie.

Welche Aussage trifft zu?

(A) Es handelt sich um einen belanglosen Befund der Frühgravidität

(B) Eine Indikation zur Behandlung ist nur bei gleichzeitiger Blutdruckerhöhung gegeben.

(C) Eine Antibiotikatherapie ist wegen der Gefahr der Keimschädigung kontraindiziert.

(D) Zum Ausschluß einer chronischen Pyelonephritis sollte möglichst bald ein Ausscheidungsurogramm angefertigt werden.

(E) Keine der Aussagen (A)-(D) trifft zu.

1347 Eine 28jährige Patientin kommt mit schmerzhaften, bläulich - roten konfluierenden Schwellungen an der Vorderseite beider Unterschenkel in die Ambulanz. Sie berichtet zusätzlich über Fieber bis 38,5°C und Gelenkschmerzen seit 2 Wochen.
Sie finden eine gerade tastbare Milz und eine BSG von 80/110 mm.

Welche der folgenden Erkrankungen ist am wahrscheinlichsten?

(A) sekundäre Lues

(B) Streptokokkenrheumatismus

(C) chronische Polyarthritis (rheumatoide Arthritis)

(D) Sarkoidose

(E) Miliartuberkulose

1348 Welche Aussage trifft zu?

Narkoseein- und -ausleitung dauern am längsten bei der Verwendung von:

(A) Halothan

(B) Enfluran

(C) Diäthyläther

(D) Cyclopropan

(E) Lachgas

1349 Bei einem 45jährigen Patienten mit einem Serumbilirubinwert von 119,7 µmol/l (7,0 mg %) besteht Verdacht auf einen Verschlußikterus. Der Patient ist fieberfrei.

Welche der genannten diagnostischen Maßnahmen ist am ehesten angezeigt?

(A) Angiographie über die Arteria coeliaca

(B) perkutane transhepatische Cholangiographie (Chiba-Punktion)

(C) intravenöse Cholangiographie

(D) orale Darstellung der Gallenblase

(E) Leberszintigraphie

1350 Welche Aussage trifft zu?

Bei familiärer Polyposis coli ist therapeutisch in in der Regel angezeigt:

(A) regelmäßige Überwachung, lokale Resektion bei Auftreten einer malignen Entartung

(B) prophylaktische Anlage eines Anus praeter zur Kolonausschaltung

(C) Diätverordnung, Laxantien

(D) frühzeitige Proktokolektomie

(E) Ileotransversostomie bei maligner Entartung

1351 Welche Aussage trifft zu?

Ein 23jähriger Patient erlitt bei einem Mehrfachtrauma eine Schulterverletzung. Nach Abklingen der Begleitverletzungen stellen Sie zwei Wochen nach dem Unfall fest, daß der linke Arm nur mit Schmerzen zur Horizontalen gehoben werden kann. Linksseitig steht das laterale Klavikulaende höher als rechts. Eine knöcherne Verletzung liegt nicht vor

Es besteht wahrscheinlich eine

(A) Schädigung des Nervus axillaris

(B) sogenannte Periarthritis humeroscapularis

(C) Oberarmkopfluxation

(D) Schulterprellung

(E) Schultereckgelenksprengung

1352 Bei einer 66jährigen Patientin entwickelt sich 4 Wochen nach einer schwierig zu reponierenden linksseitigen Radiusfraktur im Bereich des distalen linken Unterarms eine schmerzhafte Weichteilschwellung mit glänzender und leicht livide verfärbter Haut.

Um welche Komplikation handelt es sich am ehesten?

(A) Volkmannsche Kontraktur

(B) Lymphödem

(C) Myositis ossificans

(D) Sudecksche Dystrophie

(E) oberflächliche Thrombophlebitis

1353 Welche Aussage trifft zu?

Zur Erkennung einer frischen Blutung in die freie Bauchhöhle bei einem bewußtlosen polytraumatisierten Patienten mit stumpfen Bauchtrauma ist (sind) von den nachfolgend genannten Maßnahmen am ehesten geeignet:

(A) Kontrollen des Hämogramms

(B) stündliche Messungen des Bauchumfangs

(C) fortlaufende Messungen des zentralen Venendrucks

(D) kurzzeitige Kontrollen von Blutdruck und Puls

(E) Peritoneallavage

1354 Welche Aussage zur Herzschrittmacher - Behandlung trifft zu?

(A) Ein Herzschrittmacher wird zusammen mit den Elektroden myokardial implantiert.

(B) Auch nach Elektrodenbruch und Elektrodendislokation ist die stimulierende Funktion eines Herzschrittmachers gewährleistet.

(C) Eine Erschöpfung der Batterieleistung eines Herzschrittmachers wird häufig durch eine Verlangsamung der Pulsfrequenz angezeigt.

(D) Wegen der Größe des Eingriffs können Herzschrittmacher bei älteren Patienten nicht implantiert werden.

(E) Die Implantation von Herzschrittmachern kann nur in speziell eingerichteten Universitätskliniken erfolgen.

1355 Bei welcher der aufgeführten Verletzungen tritt am häufigsten als Begleitverletzung eine Läsion des N. radialis auf?

(A) Schulterluxation

(B) Luxatio radii anterior

(C) suprakondyläre Humerusfraktur

(D) Abbruch des Capitulum humeri

(E) Humerusschaftfraktur

1356 Ein einjähriger Junge erkrankt plötzlich mit heftigen intermittierenden Bauchkoliken und erbricht.

Befunde:
- Zunge nicht belegt
- Diffuse Druckempfindlichkeit des Abdomens
- vermehrte Spannung im rechten Unter- und Mittelbauch, dort deutliche Resistenz
- Druckschmerz am McBurneyschen Punkt
- Rovsing und Blumberg negativ
- hochgestellte Peristaltik rechter Unter- und Mittelbauch
- Temperatur axillar 36,8°C, rektal 37,1°C

Welche Diagnose ist am wahrscheinlichsten?

(A) akute Appendizitis

(B) ileo-coecale Invagination

(C) Volvulus

(D) Dyspepsiecoli - Enteritis

(E) Harnleiterkolik

1357 Ein 45jährigen Maurer wird nach einem Sturz vom Baugerüst mit einer offenen Impressionsfraktur des Schädels in die Klinik eingeliefert.

Welche der angegebenen Maßnahmen ist in der Regel vordringlich angezeigt?

(A) lokale Applikation eines Breitbandantibiotikums und Abdeckung mit sterilem Verband

(B) intravenöse Gabe von Kortikoiden und Breitbandantibiotika

(C) intravenöse Gabe von Dextran (Rheomacrodex^{R}) und Breitbandantibiotika

(D) sofortige Operation

(E) sofortige Gabe von Hämostyptika, Operation in Abhängigkeit von dem Ergebnis der Arteriographie

1358 Welche Aussage trifft zu?

Bei Säuglingen jenseits des ersten Trimenons wird ein mechanischer Ileus am häufigsten verursacht durch

(A) Adhäsionen

(B) Invagination

(C) verschluckte Fremdkörper

(D) Umbilikalhernie

(E) Kotsteine

1359 Welche operative Maßnahme ist angezeigt und möglich bei konstriktiver Perikarditis?

(A) Perikardpunktion

(B) Perikardfensterung

(C) Perikardresektion über dem rechten und linken Ventrikel

(D) Perikardresektion im Bereich der Hohlvenen

(E) keine der aufgezählten Maßnahmen

1360 Welche Aussage trifft zu?

Das vorherrschende Frühsymptom beim Dickdarmileus ist

(A) Melaena

(B) Schleimabgang

(C) Meteorismus

(D) Erbrechen

(E) paradoxe Diarrhoe

1361 Bei einem 20jährigen Motorradfahrer tritt nach einem Verkehrsunfall eine zunehmende hochgradige Atemnot auf. Bei der Untersuchung durch den Notarzt ist beiderseits im Bereich der vorderen oberen Thoraxhälfte, des Halses und der Supraklavikulargruben ein "Schneeballknistern" nachweisbar. Das Gesicht ist auffallend aufgedunsen.

Welche der genannten Diagnosen trifft am ehesten zu?

(A) Lungenkontusion

(B) Kehlkopfverletzung

(C) Pharynxverletzung

(D) Luftröhren- oder Bronchusverletzung

(E) Rippenserienfraktur

1362 Welche Aussage trifft zu?

Rektumkarzinome können bei der digitalen Untersuchung erreicht werden in

(A) etwa 5% der Fälle

(B) etwa 10% der Fälle

(C) etwa 15% der Fälle

(D) etwa 30% der Fälle

(E) über 50% der Fälle

1363 Welche Aussage trifft zu?

Die Therapie der Wahl beim Vorliegen einer Milzruptur besteht in

(A) Elektrokoagulation

(B) Milznaht

(C) Tamponade

(D) Exstirpation der verletzten Milzanteile

(E) Keine der Aussagen trifft zu.

1364 Welches der genannten Mammakarzinome wird nach dem TNM-System der UICC als T2, N1, M0 klassifiziert?

(A) kleiner Mammatumor mit Einziehung der Mamille; Lymphknotenabsiedlung axillär und supraklavikulär

(B) Tumor exulzeriert; Lymphknotenbefall axillär und infraklavikulär

(C) taubeneigroßes, dem M.pectoralis aufsitzendes Karzinom, Apfelsinenhaut; axilläre und supraklavikuläre Absiedlungen

(D) Mammatumor von 4 cm Durchmesser ohne Fixation an der Unterlage; tastbare, bewegliche homolaterale Achsellymphknoten; keine Evidenz für Fernmetastasen

(E) kirschgroßer Mammatumor mit nabelartiger Hauteinziehung; homolaterales Armödem und infraklavikuläre Lymphknoten

1365 Welche akute Veränderung wird als eine pathophysiologische Grundlage für das Dumping-Syndrom (Früh-Dumping) angesehen?

(A) Hypochlorämie

(B) Hyponatriämie

(C) Hyperglykämie

(D) Hypovolämie

(E) Hypokalzämie

1366 Welche Aussage trifft zu?

Ein 14jähriger adipöser Junge hat ohne Trauma auf dem Schulweg plötzlich starke Schmerzen im rechten Hüftgelenk.
Der Patient gibt anamnestisch an, bereits seit etwa 1 Jahr leide er insbesondere nach körperlicher Belastung an Hüft- und Knieschmerzen.

Es handelt sich am ehesten um ein (eine)

(A) sog. angeborene Hüftgelenksdysplasie

(B) jugendliche Knochenzyste

(C) Osteomyelitis

(D) Morbus Osgood-Schlatter

(E) Epiphyseolysis capitis femoris

1367 Ein 50jähriger Mann, der angibt, bisher gesund gewesen zu sein, wird nach Genuß von Kartoffelsalat mit Mayonnaise, Schweinebauch und Bier wegen akut aufgetretener Bauchschmerzen in die chirurgische Ambulanz eingeliefert:

- sehr starke Schmerzen im Oberbauch nach beiden Seiten und in die linke Schulter ausstrahlend
- Blutdruck 110/80 mmHg, Puls 120/min
- Bauchdecken gespannt
- minimale Peristaltik

Welche der genannten Diagnosen trifft am wahrscheinlichsten zu?

(A) akute Pankreatitis

(B) freie Perforation eines Ulcus ventriculi

(C) Gallensteinkolik

(D) Nierensteinkolik

(E) Appendizitis

1368 Welche Aussage trifft zu?

Bei einem geschlossenen Oberschenkelschaftbruch eines Erwachsenen beträgt der Blutverlust meistens

(A) bis zu 100 ml

(B) bis zu 150 ml

(C) bis zu 300 ml

(D) bis zu 500 ml

(E) über 800 ml

1369 Welche Aussage trifft zu?

Das gut abgegrenzte solitäre autonome Adenom der Schilddrüse wird bei einer 30jährigen Patientin behandelt durch

(A) subtotale Resektion der Schilddrüse

(B) eine vorsichtige thyreostatische Behandlung, z.B. mit Methimazol (Favistan®)

(C) Schilddrüsen-Hormon-Substitution

(D) Enukleation des Adenoms

(E) Radio-Jod-Behandlung

1370 Ein Patient hat psychomotorische Anfälle und eine homonyme Hemianopsie.
Es besteht der Verdacht auf einen Hirntumor.

Welche Lokalisation ist am wahrscheinlichsten?

(A) Frontalhirn

(B) Parietalhirn

(C) Temporalhirn

(D) Okzipitalhirn

(E) Kleinhirn

1371 Ein 22jähriger Mann wird 1 Jahr nach Appendektomie mit aufgetriebenem Leib, krampfartigen Bauchschmerzen und heftigem Erbrechen (seit 3 Tagen) eingewiesen. Auf der Abdomen-Leeraufnahme im Stehen erkennt man zahlreiche Dünndarmspiegel. Hämatikrit 51%, Plasmakalium 2,5 mmol/l, Plasmachlorid 78 mmol/l.

Die Infusion welcher der folgenden Lösungen ist präoperativ am sinnvollsten?

(A) Humanalbumin + Natriumchlorid

(B) 10%ige Dextranlösung + Kaliumlaktat

(C) 5%ige Glucose + Kaliumlaktat

(D) Ringerlösung + Kaliumchlorid

(E) 10%ige Glucose + Kaliumlaktat

1372 Bei einer 55jährigen Patientin treten am 6. postoperativen Tag nach Dickdarmresektion akut schwere Dyspnoe, Tachypnoe, Zyanose, Tachykardie und Anstieg des zentralen Venendrucks auf.

Welche der folgenden Diagnosen ist am wahrscheinlichsten?

(A) basale Pneumonie

(B) Koronarinfarkt

(C) Lungenembolie

(D) Anastomoseninsuffizienz

(E) septischer Schock bei einer Infektion durch anaerobe Keime

1373 Bei einem 50jährigen polytraumatisierten Patienten wird die rupturierte Milz entfernt. Postoperativ entwickelt sich eine diffuse Peritonitis.

Welcher zusätzliche Befund liegt am wahrscheinlichsten vor?

(A) Pfortaderthrombose

(B) Zwerchfellruptur

(C) retroperitoneales Hämatom

(D) Perforation der Darmwand

(E) Mesenterialeinriß

1374 Welche Aussage trifft zu?

Ein Patient hat eine Verbrennung mit Teer am Arm erlitten. Nach Entfernung des Teers ist die Haut darunter blaß, weiß, die Venen mit eingedicktem schwarzem Blut gefüllt. Es werden keine wesentlichen Schmerzen angegeben, keine Blasenbildung.

Welche der nachfolgenden Diagnosen trifft am ehesten zu?

(A) Verbrennung I. Grades

(B) Verbrennung II. Grades

(C) Verbrennung III. Grades

(D) chemische Hautschädigung durch Teerbestandteile

(E) Hautschädigung durch Lösungsmittel

1375 Welche Aussage trifft zu?

Bei einer geschlossenen distalen Extensionsfraktur des Radius bei einer alten Frau wird nach Reposition für die ambulante Behandlung am besten folgender Verband zur Ruhigstellung angelegt:

(A) zirkulärer Oberarmgipsverband

(B) gepolsterte Unterarm-Kramer-Schiene

(C) Hängegipsverband

(D) dorso-radiale Unterarmgipsschiene bis zu den Fingergrundgelenken

(E) zirkulärer Unterarmfaustgips

Aufgabentyp A 3: Einfachauswahl

1376 Eine 21jährige Patientin mit einer Hyperthyreose bei kleiner diffuser Struma (Thyroxin 230 nmol/l (18 µg%), keine Ovulationshemmer) wird mit Methimazol (Favistan^R) behandelt.

Welche Aussage trifft nicht zu?

(A) Unter Methimazol-Langzeittherapie ist eine Leukopenie von $2 \times 10^9/l$ ($2.000/mm^3$) ein harmloser Nebenbefund.

(B) Zwei bis drei Wochen nach Beginn der Initialbehandlung mit 60 mg Methimazol pro Tag soll auf die Erhaltungsdosis von 20 mg (2 x 1/2 Tablette Favistan^R pro Tag) zurückgegangen werden. Gleichzeitig werden 50 bis 100 µg Thyroxin pro Tag gegeben.

(C) Die Erhaltungsdosis von z.B. 20 mg Methimazol und 50 µg Thyroxin pro Tag muß langfristig, d.h. ein Jahr lang oder länger, gegeben werden, bevor ein Auslaßversuch gemacht wird.

(D) Unter der Erhaltungsdosis von z.B. 20 mg Methimazol und 50 µg Thyroxin pro Tag sollte der Thyroxinwert im Serum normal sein.

(E) Unter der Initialbehandlung mit 60 mg Methimazol (3 x 1 Tablette Favistan^R) sinkt der T_4-Wert in ca. 11 Tagen auf die Hälfte.

1377 Welche Aussage trifft nicht zu?

Zur Behandlung einer hypertensiven Krise sind geeignet

(A) Nitroprussid-Natrium (Nipruss^R)

(B) Clonidin (Catapresan^R)

(C) Prazosin (Minipress^R)

(D) Diazoxid (Hypertonalum^R)

(E) Dihydralazin (Nepresol^R)

1378 Welche Aussage trifft nicht zu?

Als Ursache für die Bewußtseinsstörung eines 47jährigen komatösen Patienten kommen in Frage:

(A) Hypercalcämie von 4,15 mmol/l (16,6 mg% = 8,3 mval/l)

(B) Niereninsuffizienz mit 336 µmol/l (3,8 mg%) Kreatinin i.S. und 15 mmol/l (90 mg%) Harnstoff i.S.

(C) Hypoglykämie mit 1,4 mmol/l (25 mg%) Blutglucose

(D) Diabetes mellitus mit 42 mmol/l (750 mg%) Blutglucose, Blut-pH 6,9

(E) Hyperthyreose mit 350 nmol/l (27 µg%) Thyroxin im Serum

1379 Welche Aussage über die Herzphobie (Herzneurose) trifft nicht zu?

(A) Beschwerden treten unabhängig von körperlicher Belastung auf.

(B) Die herzphobischen Beschwerden können mit Blutdruckerhöhungen von 27/13 kPa (200/100 mm Hg) einhergehen.

(C) Es bestehen häufig gleichzeitig funktionelle Magen- und Verdauungsbeschwerden.

(D) Die Entwicklung einer echten Herzphobie schützt weitgehend vor der Entwicklung anderer phobischer Symptome.

(E) Es besteht im Anfall ein Todesangstgefühl.

1380 Welche Aussage trifft nicht zu?

Bei Bradykardie können differentialdiagnostisch folgende Herzrhythmusstörungen in Betracht kommen:

(A) Kammerflimmern

(B) AV-Knotenrhythmus

(C) AV-Block

(D) Vorhofflimmern

(E) Sinusrhythmus bei Vagotonie

1381 Ein herzinsuffizienter Patient ist längere Zeit mit einem Diuretikum behandelt worden. Bei einer Kontrolluntersuchung finden Sie ein Kalium i.S. von 3,1 mmol/l.

Welche Aussage trifft <u>nicht</u> zu?

(A) Ein sekundärer Hyperaldosteronismus ist als Erklärung für den Befund mit in Erwägung zu ziehen.

(B) Bei täglicher Gabe von Thiaziddiuretika ist die Gefahr einer Hypokaliämie gegeben.

(C) Es handelt sich um einen für die Behandlung mit Triamteren typischen Befund.

(D) Bei gleichzeitig digitalisierten Patienten besteht unter diesen Umständen eine erhöhte Gefahr von Rhythmusstörungen.

(E) Dieser Grad von Hypokaliämie kann bereits zu Veränderungen im EKG führen.

1382 Welche Aussage trifft <u>nicht</u> zu?

Als Standardtherapie des generalisierten Tetanus gelten die

(A) Exzision von Nekrosen, Entfernung etwaiger Fremdkörper

(B) Anwendung von humanem Tetanusimmunglobulin (Tetagam ^{R})

(C) Gabe von Sedativa und hochkalorische Ernährung

(D) routinemäßige Gabe von Corticosteroiden

(E) Relaxierung und künstliche Beatmung in schweren Fällen

1383 Welche Aussage trifft <u>nicht</u> zu?

Zur Kontrolle der Beatmung dienen unter anderem die Messung bzw. Analyse der/des

(A) BE (base excess)

(B) O_2- und CO_2-Partialdrücke

(C) Atemminutenvolumens

(D) Beatmungsdruckes

(E) endexspiratorischen CO_2-Konzentration

1384 Welche Aussage trifft <u>nicht</u> zu?

Herzrhythmusstörungen in Narkose können bedingt sein durch

(A) respiratorische Azidose

(B) respiratorische Alkalose

(C) arterielle Hypoxie

(D) alveoläre Hyperoxie

(E) zu flache Narkose

1385 Welche Aussage trifft <u>nicht</u> zu?

Ursachen einer intrakraniellen Drucksteigerung können sein:

(A) eine Stenose des Aquäduktes

(B) ein Hirnabszeß

(C) ein intraselläres Hypophysenadenom

(D) ein Kleinhirntumor

(E) Tumoren des Großhirns

1386 Welche Aussage trifft <u>nicht</u> zu?

Bei der primären Gipsbehandlung einer geschlossenen und konservativ zu behandelnden frischen Fraktur des Schienbeinschaftes

(A) werden in der Regel nur die Knochenvorsprünge gepolstert

(B) wird die im Gipsverband immobilisierte Extremität anfänglich hochgelagert

(C) erübrigt sich bei guter Reposition die Röntgenkontrolle

(D) muß der zirkulär angelegte Gipsverband bis auf die Haut gespalten und aufgebogen werden

(E) müssen die der Fraktur benachbarten Gelenke in der Regel in den Gipsverband einbezogen werden

1387 Welche Aussage trifft <u>nicht</u> zu?

Bei einer 40jährigen Patientin besteht 4 Tage nach Cholezystektomie der Verdacht auf eine tiefe Beinvenenthrombose.

Für die Verdachtsdiagnose sprechen die folgenden Befunde und Symptome:

(A) Tachykardie

(B) absolute Arrhythmie

(C) Wadenödem

(D) Dehnungsschmerz bei Dorsalflexion des Fußes

(E) Druckschmerz bei der Palpation der Wadenmuskulatur

1388 Welche Aussage trifft <u>nicht</u> zu?

Symptome eines Kleinhirnbrückenwinkeltumors (z.B. Neurinom) sind:

(A) Hypoglossusparese

(B) Fazialisparese

(C) Hypakusis

(D) Gleichgewichtsstörungen

(E) Eiweißerhöhung im Liquor

1389 Welche Aussage trifft <u>nicht</u> zu?

Beim ausgeprägten paralytischen Ileus finden sich folgende Symptome:

(A) Aortenpuls hörbar

(B) Kolikschmerz

(C) Zwerchfellhochstand

(D) fehlende Peristaltik

(E) Meteorismus

1390 Welche Aussage trifft nicht zu?

Typische Symptome des chromophoben Hypophysenadenoms sind:

(A) Rückbildung der Sekundärbehaarung

(B) bitemporale Hemianopsie

(C) Ausbleiben der Menstruation bzw. der Potentia generandi

(D) Hypothyreose

(E) Atrophie des Nebennierenmarks

1391 Welche Aussage trifft nicht zu?

Wichtigste Symptome der spontanen Subarachnoidalblutung sind:

(A) plötzlich einsetzender heftiger Kopfschmerz

(B) blutiger Liquor

(C) Stauungspapille

(D) Nackensteife

(E) Bewußtseinsstörung

Aufgabentyp B: Zuordnungsaufgaben

Ordnen Sie den folgenden zusammen mit einer Oligoarthritis auftretenden Symptomen (Liste 1) die jeweils am ehesten in Frage kommende Diagnose der Liste 2 zu:

Liste 1

1392 Fieberschübe, Haarausfall, "Allergien" der Haut

1393 Beginn nach Racheninfekt, Erythema anulare (Leiner)

1394 Fingerendgelenksbefall Tüpfelnägel

Liste 2

(A) symptomatische Arthritis bei unbehandelter Leukämie

(B) Lupus erythematodes

(C) Arthritis psoriatica

(D) Streptokokkenrheumatismus (rheumatisches Fieber)

(E) Reiter-Syndrom

Bei einem 43jährigen Patienten ist eine Hypercalcämie von 3,5 mmol/l (14 mg%) abzuklären.

Bitte ordnen Sie den in Frage kommenden Diagnosen der Liste 1 die entsprechenden Angaben der Liste 2 zu:

Liste 1	Liste 2
1395 tertiärer Hyperparathyreoidismus	(A) anorganisches Phosphat i.S. 0,7 mmol/l (2,3 mg%), Kreatinin 88 µmol/l (1 mg%), tubuläre Phosphatreabsorption 70%, Usuren der Kortikalis der Phalangen (Röntg.)
1396 Sarkoidose (M.Boeck)	(B) anorganisches Phosphat i.S. 2,2 mmol/l (6,8 mg%), Kreatinin 486 µmol/l (5,5 mg%), alkalische Phosphatase 510 U/l
1397 primärer Hyperparathyreoidismus	(C) seit 2 Jahren täglich 25 Tropfen A.T.10[R] wegen Akroparästhesien
	(D) BKS 20/40 mm, symmetrische knollige Hiluskonfiguration, granulomatöse Hepatitis
	(E) venöse Kollateralen von inguinal nach axillar, Normoblasten bei hypochromer Anämie, Hämaturie

---

Ordnen Sie den in Liste 1 aufgeführten Tumormarkern ihre typischen Erkrankungen der Liste 2 zu:

Liste 1	Liste 2
1398 AFP (α_1-Fetoprotein) i.S. stark erhöht	(A) Pankreaskarzinom
1399 CEA (karzinoembryonales Antigen) i.S. stark erhöht	(B) primäres Leberzellkarzinom
1400 Nachweis des Philadelphia - Chromosoms	(C) Lymphogranulomatose (M. Hodgkin)
	(D) chronisch-myeloische Leukämie
	(E) Glioblastom

Ordnen Sie jedem der in Liste 1 aufgeführten Narkosestadien nach Guedel das charakteristische klinische Zeichen (Liste 2) zu.

Liste 1		Liste 2
1401	Stadium I	(A) Brechreiz und Exzitation
1402	Stadium IV	(B) Analgesie und Amnesie
		(C) enge Pupille
		(D) fehlende Pupillenreaktion auf Lichteinfall
		(E) ruhige, tiefe Spontanatmung

Bitte ordnen Sie den in Liste 1 genannten Durchblutungsstörungen der unteren Extremität (Stadien nach Fontaine) das von den genannten operativen Maßnahmen bei der jeweiligen Erkrankung am ehesten indizierte Therapieverfahren (Liste 2) zu.

Liste 1		
1403	distale Unterschenkelarterienverschlüsse (Stadium III)	(A) lumbale Sympathektomie
		(B) autologer Venen-Bypass
1404	langstreckiger A. femoralis-Verschluß (Stadium III)	(C) Thrombendarterieektomie mit oder ohne Patch-Plastik
1405	A. iliaca externa-Verschluß (Stadium II)	(D) Unterschenkelamputation
1406	Digitalarterienverschlüsse (Stadium IV)	(E) Zehenamputation

---

Ordnen Sie bitte den in Liste 1 angegebenen Frakturlokalisationen die in der Regel bei konservativer Therapie zur Frakturkonsolidierung beim Erwachsenen erforderliche Zeit (Liste 2) zu.

Liste 1		Liste 2
1407	distaler Radius (loco typico)	(A) 2 - 3 Wochen
		(B) 3 - 6 Wochen
1408	mittleres Schaftdrittel des Unterschenkels	(C) 6 - 8 Wochen
		(D) 8 - 12 Wochen
		(E) über 16 Wochen

Aufgabentyp C: Kausale Verknüpfung

Antwort	Aussage 1	Aussage 2	Verknüpfung
A	richtig	richtig	richtig
B	richtig	richtig	falsch
C	richtig	falsch	-
D	falsch	richtig	-
E	falsch	falsch	-

1409 Eine 45jährige Sekretärin kommt mit einer seit 4 Wochen bestehenden Kniegelenksschwellung links. Vor etwa 1 Jahr hatte sie auch im rechten Knie schon einmal vorübergehend eine schmerzhafte Schwellung gehabt. Wegen röntgenologisch nachgewiesener mäßiger degenerativer Veränderungen wurde bereits damals der Verdacht auf eine Kniegelenksarthrose geäußert.
Die Anamnese ergab ferner vor etwa 1 1/2 Jahren eine "Sehnenscheidenentzündung" an der Streckseite des rechten Handgelenks, als Überanstrengung beim Schreibmaschinenschreiben erklärt, sowie vom Zahnarzt als Kiefergelenksbeschwerden gedeutete kurzfristige "Zahnschmerzen".
Weite Befunde: BSG 9/17 mm, Rheumafaktor negativ.

Die Diagnose einer derzeit aktivierten Arthrose kann bei dieser Patientin bestätigt werden,

weil

durch den Röntgenbefund mäßig degenerativer Veränderungen, eine normale BSG und einen negativen Rheumafaktor andere Erkrankungen differentialdiagnostisch ausgeschlossen sind.

1410 Bei einem Patienten mit diabetischer Nephroangiopathie sollte prinzipiell keine Nierentransplantation erfolgen,

weil

die diabetische Nephroangiopathie bei sehr guter Stoffwechselführung reversibel ist.

1411 Chronische Niereninsuffizienz führt in der Regel zum sog. sekundären Hyperparathyreoidismus,

weil

primärer Hyperparathyreoidismus unbehandelt zur Niereninsuffizienz führen kann.

1412 Ein klarer Urin schließt das Vorliegen einer schweren Proteinurie aus,

weil

Eiweiß im Urin zu einer Trübung führt.

1413 Der AV-Block beim Vorderwandinfarkt hat eine sehr ernste Prognose,

weil

der AV-Block beim Vorderwandinfarkt durch eine ausgedehnte Septuminfarzierung mit Zerstörung des Intraventrikulären Reizleitungssystems entsteht.

1414 Vorhofflattern stellt in der Regel eine dringlichere therapeutische Indikation zu antiarrhythmischer Therapie dar als Vorhofflimmern,

weil

bei Vorhofflattern häufiger als bei Vorhofflimmern mit systemarterieller Embolisation zu rechnen ist.

1415 Ältere Patienten (mehr als 65 Jahre) können nicht in ein Dauerdialyseprogramm aufgenommen werden,

weil

die arteriovenöse Fistel (Cimino-Shunt) bei älteren Menschen in der Regel zu intraktabler Herzinsuffizienz führt.

1416 Das Wachstum einer Rezidivstruma trotz ausreichend dosierter Rezidivprophylaxe mit Schilddrüsenhormonen ist als Hinweis auf eine Struma maligna zu werten,

weil

Schilddrüsenhormone das Wachstum der Struma maligna stimulieren.

1417 Ein 31jähriger Mann kommt mit einer seit etwa 2 Monaten bestehenden schmerzhaften Schwellung eines Fingergrund- und eines Fingermittelgelenks. Ein Jahr zuvor hatte er eine schmerzhafte Kniegelenksschwellung links gehabt, die innerhalb von 2 Tagen aufgetreten ist und nach etwa 3 Wochen wieder zurückging.
Laborbefunde: BSG 18/35 mm, Harnsäure i.S. 444 µmol/l (7,4 mg%), Rheumafaktor negativ.

Anamnese und Befunde dieses Patienten erlauben die Diagnose einer Arthritis urica,

weil

eine nur schwach beschleunigte BSG und ein negativer Rheumafaktor bei erhöhter Serumharnsäure eine chronische Polyarthritis ausschließen.

1418 Die Hypovolämie ist eine typische Ursache der sog. prärenal bedingten Niereninsuffizienz,

weil

die renale Ausscheidung harnpflichtiger Substanzen maßgeblich von der Größe des Glomerulusfiltrates abhängt.

1419 Auskultiert man über der Herzbasis das typische Sofortdiastolikum einer Aorteninsuffizienz ohne ein systolisches Geräusch, so hat die Aorteninsuffizienz in der Regel hämodynamisch keine Bedeutung,

weil

bei einer hämodynamisch wirksamen reinen Aorteninsuffizienz das Schlagvolumen durch das Pendelblut so gesteigert ist, daß in der Regel ein frühsystolisches Begleitgeräusch auftritt.

1420 Eine Bromidvergiftung kann mit Kochsalz behandelt werden,

weil

Kochsalz mit Bromid einen gut wasserlöslichen Komplex bildet.

1421 Ein klares Plasma schließt die Diagnose einer Hyperlipoproteinämie Typ IIa aus,

weil

eine Erhöhung der Cholesterinkonzentration im Plasma zur Trübung führt.

1422 Hämoptysen eines über 40jährigen Rauchers sollen bronchoskopisch abgeklärt werden,

weil

das Bronchialkarzinom in dieser Altersgruppe eine häufige Ursache für Hämoptysen ist.

1423 Bei essentieller Hypertonie ist eine medikamentöse Blutdrucksenkung nur bei Vorhandensein von Beschwerden indiziert,

weil

statistisch die Lebenserwartung von Patienten mit behandelter und nicht behandelter essentieller Hypertonie gleich ist.

1424 Bei Verdacht auf Lebermetastasen müssen Leberszintigramme mit ^{99m}Tc-Schwefelkolloiden stets in mehreren Ansichten angefertigt werden,

weil

Lebermetastasen überwiegend solitär zur Beobachtung kommen.

1425 Rotationsfehler nach kindlichen Oberschenkelschaftfrakturen können toleriert werden,

weil

bei Knochenbrüchen im Kindesalter während des weiteren Skelettwachstums eine spontane Korrektur von Achsenfehlstellungen möglich ist.

1426 Bei Anlegen eines Gipsverbandes am Bein ist darauf zu achten, daß die Gegend des Wadenbeinköpfchens nicht komprimiert wird,

weil

es bei Druck eines Gipsverbandes am Bein auf die Gegend des Wadenbeinköpfchens zur Lähmung des N.tibialis kommen kann.

1427 Beim Kind heilen Stauchungsfrakturen der Epiphysenfugen in der Regel komplikationslos aus,

weil

im Kindesalter bei Stauchungsfrakturen der Epiphysenfugen die Funktion zerstörter Anteile von unverletzt gebliebenen Fugenteilen übernommen wird.

1428 Distale Rektumkarzinome metastasieren hämatogen überwiegend in die Leber,

weil

das Blut aus dem Rektum vorwiegend über die Pfortader abfließt.

1429 Eine traumatische echte Zwerchfellhernie wird praktisch nie beobachtet,

weil

die nach einer Zwerchfellzerreißung in den Thorax prolabierten Organe üblicherweise nicht von einem peritonealen Bruchsack umgeben sind.

Aufgabentyp D: Aussagenkombination

1430 Folgende Aussagen zur therapeutischen Verwendung von Vitamin B_{12}-Präparaten wie Cyanocobalamin oder Hydroxycobalamin treffen zu:

(1) Präparate mit Zusätzen von Eisen und Folsäure sind wegen der multifaktoriellen Genese vieler Anämien vorteilhaft.

(2) Bei bewiesenem Vitamin B_{12}-Mangel bei atrophischer Gastritis ist eine lebenslange Vitamin B_{12}-Behandlung notwendig.

(3) Patienten mit atrophischer Gastritis und perniziöser Anämie können anstelle von Vitamin B_{12}-Präparaten auch mit Folsäure behandelt werden.

(4) Parenterale Vitamin B_{12}-Gabe ist oraler Gabe vorzuziehen.

(5) Orale Vitamin B_{12}-Gabe ist parenteraler Gabe vorzuziehen.

(A) nur 4 ist richtig

(B) nur 2 und 4 sind richtig

(C) nur 1,2 und 4 sind richtig

(D) nur 1,2 und 5 sind richtig

(E) nur 2,3 und 4 sind richtig

1431 Akute Schmerzen im Oberbauch können verursacht sein durch

(1) Gallensteine

(2) Herzinfarkt

(3) Magengeschwür

(4) Pankreatitis

(5) Nephrolithiasis

(A) nur 1 und 3 sind richtig

(B) nur 1,3 und 4 sind richtig

(C) nur 2,3 und 5 sind richtig

(D) nur 1,2,3 und 4 sind richtig

(E) 1 - 5 = alle sind richtig

1432 An welche der genannten Erkrankungen oder Ursachen muß man differentialdiagnostisch denken, wenn eine 30jährige Frau mit der Angabe einer seit einem Jahr bestehenden Amenorrhoe zur Untersuchung kommt?

(1) Nebennierenrindeninsuffizienz

(2) forcierte Abmagerungskur

(3) Amenorrhoe nach Beendigung einer achtjährigen kontinuierlichen Einnahme hormoneller Kontrazeptiva

(4) kongenitales adrenogenitales Syndrom

(5) prolaktinproduzierendes Hypophysenvorderlappenadenom

(A) nur 4 und 5 sind richtig

(B) nur 1,2 und 3 sind richtig

(C) nur 1,2,3 und 5 sind richtig

(D) nur 1,2,4 und 5 sind richtig

(E) 1 - 5 = alle sind richtig

1433 Ein 46jähriger Patient klagt über Schluckbeschwerden (retrosternales Druckgefühl und Schmerzen nach der Nahrungsaufnahme), die seit mehreren Monaten an Intensität zunehmen. Seit etwa 4 Wochen kann er keine feste Kost mehr zu sich nehmen, es kommt zunehmend häufig zum Regurgitieren von Speisen und zum Erbrechen. Gewichtsabnahme von 8 kg im letzten halben Jahr.

Folgende Erkrankungen kommen in Frage:

(1) Antrumkarzinom des Magens mit Pylorusstenose

(2) ausgeprägte Refluxösophagitis mit Stenose

(3) Achalasie

(4) Ösophaguskarzinom

(A) nur 1 und 3 sind richtig

(B) nur 1,2 und 4 sind richtig

(C) nur 1,3 und 4 sind richtig

(D) nur 2,3 und 4 sind richtig

(E) 1 - 4 = alle sind richtig

1434 Akute Atemnot kann auftreten als Folge von

(1) Lungenembolie

(2) Linksherzinsuffizienz

(3) Atemwegsobstruktion

(4) Pneumothorax

(5) metabolischer Alkalose

(A) nur 1,3 und 4 sind richtig

(B) nur 3,4 und 5 sind richtig

(C) nur 1,2,3 und 4 sind richtig

(D) nur 1,3,4 und 5 sind richtig

(E) 1 - 5 = alle sind richtig

1435 Ein 65jähriger Raucher mit seit mehreren Jahren bekannter chronischer Bronchitis klagte über starken Husten bei geringem Auswurf und gehäufte Infekte der Luftwege. Eine zunehmende Atemnot erlaubt neuerdings nur geringe körperliche Antrengungen.

Untersuchungsbefunde: Untergewicht, keine Ödeme. Uhrglasnägel, leichte Ruhedyspnoe, faßförmiger Thorax mit Abschwächung des Atemgeräusches beiderseits, EKG unauffällig.

Beurteilen Sie folgende Aussagen zu diesem Patienten:

(1) Er hat wahrscheinlich ein destruktives Lungenemphysem.

(2) Er hat wahrscheinlich Bronchiektasen.

(3) In der Blutgasanalyse ist wahrscheinlich eine Hypoxämie nachzuweisen.

(4) Ursache seiner Dyspnoe ist wahrscheinlich ein dekompensiertes Cor pulmonale.

(A) nur 2 ist richtig

(B) nur 4 ist richtig

(C) nur 1 und 3 sind richtig

(D) nur 2 und 4 sind richtig

(E) 1 - 4 = alle sind richtig

1436 Folgende Punktatbefunde eines Kniegelenkergusses sprechen für eine entzündliche Gelenkerkrankung (z.B. chronische Polyarthritis):

(1) verminderte Viskosität

(2) leichte Trübung

(3) erhöhte Gesamtzellzahl

(4) relativ hoher Anteil von Granulozyten

(A) Keine der Aussagen ist richtig.

(B) nur 3 und 4 sind richtig

(C) nur 1,2 und 3 sind richtig

(D) nur 2,3 und 4 sind richtig

(E) 1 - 4 = alle sind richtig

1437 Seit längerer Zeit bestehende Schmerzen und Schwellungen an den Endgelenken der 2.-5. Finger beiderseits findet man typischerweise bei

(1) chronischer Polyarthritis (rheumatoide Arthritis)

(2) Fingergelenkspolyarthrose

(3) Arthritis urica

(4) Arthritis psoriatica

(5) progressiver Sklerodermie

(A) nur 1 ist richtig

(B) nur 2 und 3 sind richtig

(C) nur 2 und 4 sind richtig

(D) nur 4 und 5 sind richtig

(E) nur 2,4 und 5 sind richtig

1438 Ein Patient mit bekannter Leberzirrhose und chronisch hepatischer Enzephalopathie wird in komatösem Zustand Grad IV aufgenommen. Am Tag zuvor hat er etwa eine Tasse einer kaffeesatzartigen Flüssigkeit erbrochen. Bei der Aufnahme RR 17/11 kPa (130/80 mmHg), Hb 110 g/l, MCH (Hb_E) 36 pg.

Von nachfolgenden therapeutischen Maßnahmen ist eine Besserung der Bewußtseinslage zu erwarten:

(1) hochdosiert Vitamin B_{12} i.m.

(2) Gabe eines Laxans (z.B. Lactulose oder Magnesiumsulfat)

(3) gegebenenfalls Maßnahmen zur Stillung einer intestinalen Blutung

(4) Gabe eines schlecht resorbierbaren Breitbandantibiotikums (z.B. Neomycin)

(5) Gabe von 80 mg Furosemid (Lasix®) i.v.

(A) nur 3 und 5 sind richtig

(B) nur 1,2 und 4 sind richtig

(C) nur 2,3 und 4 sind richtig

(D) nur 1,3,4 und 5 sind richtig

(E) 1 - 5 = alle sind richtig

1439 Typische durch Glykosidwirkung bedingte Veränderungen im EKG können sein:

(1) Veränderungen von QT-Dauer, ST- und T-Verlauf

(2) paroxysmale Vorhoftachykardie mit AV-Block

(3) PQ-Verlängerung

(4) höhergradige AV-Blockierungen

(5) ventrikuläre Rhythmusstörungen

(A) nur 1 und 5 sind richtig

(B) nur 2 und 3 sind richtig

(C) nur 2,3 und 5 sind richtig

(D) nur 1,3,4 und 5 sind richtig

(E) 1 - 5 = alle sind richtig

1440 Nierenkoliken treten typischerweise auf bei

(1) Arthritis urica infolge von Harnsäuresteinbildung
(2) D-Penicillamin-Therapie der chronischen Polyarthritis bei Immunkomplexnephritis
(3) Lupus erythematodes mit Nierenmanifestation
(4) renalem Verlauf eines Hyperparathyreoidismus
(5) Beteiligung der Harnwege als Symptom des Reiter-Syndroms

(A) nur 1 ist richtig
(B) nur 2 und 3 sind richtig
(C) nur 1 und 4 sind richtig
(D) nur 1,3 und 4 sind richtig
(E) 1 - 5 = alle sind richtig

1441 Bei ausgeprägter Gelbsucht und Verdacht auf extrahepatischen Verschluß eignen sich zum Nachweis von Gallensteinen folgende diagnostische Verfahren:

(1) Abdomenleeraufnahme (Röntgenbild)
(2) orale Cholezystographie
(3) Ultraschalluntersuchung des Abdomens
(4) endoskopische retrograde Cholangiographie
(5) Duodenalsondierung mit Untersuchung des Gallensekretes

(A) nur 1 und 2 sind richtig
(B) nur 2 und 3 sind richtig
(C) nur 1,3 und 4 sind richtig
(D) nur 1,2,3 und 4 sind richtig
(E) 1 - 5 = alle sind richtig

1442 Durch ständigen Magensaftverlust über eine Magenverweilsonde kommt es im Blut zu

(1) Wasserstoffionenüberschuß

(2) Bicarbonatüberschuß

(3) respiratorischer Alkalose

(4) nichtrespiratorischer (metabolischer) Alkalose

(5) Hypokaliämie

(A) nur 4 ist richtig

(B) nur 2 und 3 sind richtig

(C) nur 1 und 5 sind richtig

(D) nur 2 und 5 sind richtig

(E) nur 2, 4 und 5 sind richtig

1443 Ein Schädelhirntrauma hat zu einer Hirndrucksymptomatik geführt. Die konservativen therapeutischen Maßnahmen bestehen nach Ausschluß einer intrakraniellen Blutung in

(1) Osmotherapie

(2) kontrollierter Hyperventilation

(3) Infusionsbehandlung mit Puffersubstanzen

(4) Applikation von Corticosteroiden

(5) Katecholaminzufuhr zur Erhöhung der zerebralen Durchblutung

(A) nur 1 und 3 sind richtig

(B) nur 2 und 5 sind richtig

(C) nur 1,2 und 4 sind richtig

(D) nur 2,3 und 5 sind richtig

(E) nur 1,2,4 und 5 sind richtig

1444 Die Hauptrisiken bei einer zu raschen intravenösen Injektion von Thiopental (Trapanal®) bestehen in

(1) Bronchospasmus

(2) Blutdruckabfall

(3) zerebralen Krampfanfällen

(4) Atemdepression

(A) nur 1 und 2 sind richtig

(B) nur 2 und 4 sind richtig

(C) nur 3 und 4 sind richtig

(D) nur 1,2 und 3 sind richtig

(E) nur 2,3 und 4 sind richtig

1445 Bei schweren Schlafmittel-Intoxikationen sind im frühen Stadium folgende therapeutische Maßnahmen unter anderem wichtig und je nach Fall erforderlich:

(1) Magenspülung

(2) Intubation

(3) Beatmung

(4) forcierte Diurese

(5) Gabe eines spezifischen Antidots

(A) nur 1 ist richtig

(B) nur 5 ist richtig

(C) nur 2 und 3 sind richtig

(D) nur 1,4 und 5 sind richtig

(E) nur 1,2,3 und 4 sind richtig

1446 Welche der nachstehend aufgeführten Barbiturate sind beim Erwachsenen zur intravenösen Narkoseeinleitung geeignet?

(1) Hexobarbital (Evipan^R-Natrium)

(2) Thiopental (Trapanal^R)

(3) Methohexital (Brevimytal^{R}Natrium)

(4) Phenobarbital (Luminal^R)

(A) nur 4 ist richtig

(B) nur 3 und4 sind richtig

(C) nur 1,2 und 3 sind richtig

(D) nur 1,2 und 4 sind richtig

(E) 1 - 4 = alle sind richtig

1447 Welche Feststellungen zur Differentialdiagnose Colitis ulcerosa - Enteritis regionalis Crohn sind richtig?

(1) Blutige Stühle treten beim Morbus Crohn seltener auf.

(2) Das Rektum ist beim Morbus Crohn häufiger ausgespart.

(3) Die Colitis ulcerosa führt häufiger zur Fistelbildung.

(4) Für die Enteritis regionalis Crohn ist eine frühe karzinomatöse Entartung typisch.

(5) Das toxische Megakolon tritt vorwiegend bei der Colitis ulcerosa auf.

(A) nur 2 und 3 sind richtig

(B) nur 1,2 und 4 sind richtig

(C) nur 1,2 und 5 sind richtig

(D) nur 3,4 und 5 sind richtig

(E) nur 1,2,4 und 5 sind richtig

1448 Für eine venöse Durchblutungsstörung sprechen

(1) nächtliche Wadenkrämpfe

(2) Wadenschmerzen beim Gehen

(3) Ulcera cruris

(A) nur 1 ist richtig

(B) nur 2 ist richtig

(C) nur 3 ist richtig

(D) nur 1 und 3 sind richtig

(E) 1 - 3 = alle sind richtig

1449 Für die Beurteilung der Prognose des manifesten Tetanus ist wesentlich

(1) das Alter des Patienten

(2) die Inkubationszeit

(3) die Körpertemperatur

(4) die Schwere der Krämpfe

(A) nur 4 ist richtig

(B) nur 1 und 4 sind richtig

(C) nur 1,2 und 3 sind richtig

(D) nur 1,3 und 4 sind richtig

(E) 1 - 4 = alle sind richtig

1450 Chronische Folgezustände von Arterienverletzungen können sein:

(1) arteriovenöse Fistel

(2) arterielles Aneurysma

(3) Arterienthrombose

(4) Arteriospasmus

(5) Arteriosklerose

(A) nur 2 ist richtig

(B) nur 1 und 3 sind richtig

(C) nur 1,2 und 3 sind richtig

(D) nur 2,4 und 5 sind richtig

(E) 1 - 5 = alle sind richtig

1451 Für die Prognose einer offenen Schädelhirnverletzung spielen eine entscheidende Rolle

(1) das Zeitintervall zwischen Unfall und chirurgischer Versorgung

(2) die Säuberung der Wundhöhle von Fremdkörpern

(3) die sorgfältige Blutstillung

(4) der exakte Duraverschluß

(A) nur 1 und 2 sind richtig

(B) nur 1 und 4 sind richtig

(C) nur 2 und 4 sind richtig

(D) nur 3 und 4 sind richtig

(E) 1 - 4 = alle sind richtig

1452 Traumatische Hirn-Abszesse können entstehen

(1) bei fronto-basalen Verletzungen

(2) bei offenen Hirn-Verletzungen

(3) viele Jahre nach Schußverletzungen

(4) bei transorbitalen Verletzungen

(A) nur 2 ist richtig

(B) nur 1 und 4 sind richtig

(C) nur 2 und 3 sind richtig

(D) nur 1,2 und 4 sind richtig

(E) 1 - 4 = alle sind richtig

1453 Das Risiko für eine massive Lungenembolie ist deutlich erhöht

(1) bei Endocarditis lenta

(2) bei tiefer Beinvenenthrombose

(3) bei Varikothrombose der Unterschenkel

(4) bei Beckenvenenthrombose

(A) nur 2 ist richtig

(B) nur 1 und 2 sind richtig

(C) nur 2 und 4 sind richtig

(D) nur 1,3 und 4 sind richtig

(E) 1 - 4 = alle sind richtig

1454 Welche der genannten Maßnahmen ist (sind) zur postoperativen Thromboseprophylaxe nach einer Choledochusrevision geeignet?

(1) Streptokinase-Infusion (150 000 E/h)

(2) Bandage beider Beine, bis der Patient voll mobilisiert ist

(3) 8stündlich subkutane Gabe von 5000 E Heparin

(4) Frühmobilisation

(A) nur 1 ist richtig

(B) nur 2 und 4 sind richtig

(C) nur 1,2 und 3 sind richtig

(D) nur 2,3 und 4 sind richtig

(E) 1 - 4 = alle sind richtig

1455 Als Komplikationen nach Herzklappenersatz mittels alloplastischer Prothesen können auftreten:

(1) Anämie

(2) Embolie

(3) Stenoseeffekte mit Veränderung des Herzgeräusches

(4) Sepsis

(A) nur 3 ist richtig

(B) nur 1 und 3 sind richtig

(C) nur 2 und 4 sind richtig

(D) nur 2,3 und 4 sind richtig

(E) 1 - 4 = alle sind richtig

1456 Welche Aussagen zur postoperativen Thrombose treffen zu?

(1) Hauptlokalisation postoperativer Thrombosen sind die Venen der unteren Körperregionen.

(2) Einer postoperativen Thrombose der Bein- und Beckenvenen geht fast immer eine Varikophlebitis voraus.

(3) Frühsymptome der Phlebothrombose sind Schwellung, lokale Hautrötung und Überwärmung.

(4) Zu den auslösenden Ursachen einer Thromboembolie gehören intraabdominelle Druckschwankungen.

(A) nur 1 und 3 sind richtig

(B) nur 1 und 4 sind richtig

(C) nur 1,2 und 3 sind richtig

(D) nur 2,3 und 4 sind richtig

(E) 1 - 4 = alle sind richtig

1457 Welche Veränderungen führen häufig zu Verschlüssen der Liquorwege?

(1) Großhirnhemisphärentumoren

(2) Tumoren im Bereich des 3. Ventrikels

(3) eosinophile Hypophysenadenome

(4) Kleinhirntumoren

(5) basale Meningitiden

(A) nur 2 ist richtig

(B) nur 4 ist richtig

(C) nur 1 und 2 sind richtig

(D) nur 1,3 und 5 sind richtig

(E) nur 2,4 und 5 sind richtig

1458 Bei einem 70jährigen Patienten tritt am 4. postoperativen Tag nach einer Magenoperation eine Beckenvenenthrombose mit Lungenembolie auf.

Welche der genannten Behandlungsarten kommt (kommen) in Betracht?

(1) Heparingabe

(2) operative Ausräumung der Thromben

(3) Vena cava-Schirmfilter nach Mobin-Uddin

(A) nur 1 ist richtig

(B) nur 2 ist richtig

(C) nur 3 ist richtig

(D) nur 2 und 3 sind richtig

(E) 1 - 3 = alle sind richtig

1459 Für eine arterielle Durchblutungsstörung sprechen

(1) nächtliche Wadenkrämpfe

(2) Wadenschmerzen beim Gehen

(3) Nekrosen der Zehen

(4) persistierende Knöchelödeme

(A) nur 2 ist richtig

(B) nur 3 ist richtig

(C) nur 1 und 3 sind richtig

(D) nur 2 und 3 sind richtig

(E) 1 - 4 = alle sind richtig

1460 Welche Aussagen zur Diaphragmaverletzung treffen zu?

(1) Die typische Lokalisation der indirekten Zwerchfellruptur ist die linke Zwerchfellkuppe.

(2) Direkte Rupturen kommen in der Regel durch Schuß-, Stich- oder Pfählungsverletzungen zustande.

(3) Die indirekte Zwerchfellruptur wird bei frischem Polytrauma oftmals verkannt.

(4) Im Vordergrund der Symptomatik stehen kardiorespiratorische und gastrointestinale Symptome.

(A) nur 1 und 3 sind richtig

(B) nur 3 und 4 sind richtig

(C) nur 1,2 und 3 sind richtig

(D) nur 2,3 und 4 sind richtig

(E) 1 - 4 = alle sind richtig

1461 Welche der nachfolgenden Symptome sind bei einem Mammatumor als Zeichen einer möglichen Malignität anzusehen?

(1) Knoten mit Verziehung der Brustwarze nach oben

(2) ekzematös ulzeröse Verhärtung der Mamille

(3) Apfelsinenhaut

(4) exulzerierter Knoten in der Brustdrüse

(A) nur 3 ist richtig

(B) nur 4 ist richtig

(C) nur 1,2 und 4 sind richtig

(D) nur 2,3 und 4 sind richtig

(E) 1 - 4 = alle sind richtig

1462 Die Diagnose eines primären Hyperparathyreoidismus wird durch folgende Laborbefunde gestützt:

(1) Hyperkalzämie

(2) Hyperphosphatämie

(3) erhöhte Phosphatausscheidung im Urin

(4) Hyperkalzurie

(5) erhöhte alkalische Phosphatase im Serum

(A) nur 2 und 4 sind richtig

(B) nur 1,2 und 5 sind richtig

(C) nur 1,3 und 4 sind richtig

(D) nur 1,2,3 und 4 sind richtig

(E) nur 1,3,4 und 5 sind richtig

1463 Sie diagnostizieren bei einem Patienten eine Phlegmasia caerulea dolens des rechten Beines.

Welche der folgenden Gefäße sind betroffen?

(1) Beinarterien

(2) oberflächliche Beinvenen

(3) tiefe Beinvenen

(A) nur 1 ist richtig

(B) nur 2 ist richtig

(C) nur 3 ist richtig

(D) nur 1 und 3 sind richtig

(E) 1 - 3 = alle sind richtig

Fallbeschreibungen und Aufgaben mit Abbildung

Die folgenden Angaben beziehen sich auf die Aufgaben Nr. 1464, 1465 und 1466.

Eine 21jährige Frau leidet seit zwei Monaten zunehmend unter blutigschleimigen Durchfällen. Die Rektoskopie ergibt folgendes Bild (Abb. Nr. 72):

1464 Wie lautet die wahrscheinlichste Diagnose?

(A) Enteritis regionalis (M.Crohn)
(B) Colitis ulcerosa
(C) chronische infektiöse Enterokolitis
(D) Trichomonaden-Proktitis
(E) ischämische Kolitis unter Einnahme von Antikonzeptiva

1465 Welche weitere Maßnahme kann die Diagnose am besten stützen?

(A) Biopsie
(B) Vaginalabstrich
(C) selektive Angiographie
(D) Stuhlkultur
(E) Blutbild und BSG

1466 Welche Therapie wird in der Regel durchgeführt?

(A) Kolektomie
(B) Metronidazol (Clont^{R})-Behandlung
(C) Behandlung mit Salazosulfapyridin (Azulfidine^{R})
(D) hochdosierte Behandlung mit Breitbandantibiotika
(E) durchblutungsfördernde, antithrombotische Mittel

Die folgenden Angaben beziehen sich auf die Aufgaben Nr. 1467 und 1468.

35jährige Sekretärin. In der Kindheit mehrmals Mandelentzündungen, sonst immer gesund. Vor 16 Tagen rasch zunehmende Halsschmerzen mit Schluckbeschwerden, starkem Krankheitsgefühl, Fieber bis 39°C. Erhielt vom Hausarzt Penicillin G 1 Mega i.m. 10 Tage lang, nahm zusätzlich nichtrezeptpflichtige Schmerzmittel. Nach wenigen Tagen Besserung und Fieberabfall, einige Tage später erneut Halsschmerzen und Fieberanstieg bis auf 40°C mit Kopf- und Gliederschmerzen. Klinikaufnahme einer schwerkranken Patientin mit Exsikkose, starken entzündlichen Veränderungen an beiden Tonsillen. Milz nicht sicher tastbar.

1467 Welche der folgenden Untersuchungen sollte auf jeden Fall zunächst durchgeführt werden?

(A) Bestimmung des Antistreptolysintiters (AST)

(B) Blutkörperchensenkungsgeschwindigkeit (BSG)

(C) Leukozytenzählung

(D) Untersuchungen auf heterophile Antikörper

(E) szintigraphische Bestimmung der Milzgröße

Die genannten Untersuchungen ergaben:
AST 450 E,
BSG 60/90 mm,
Leukozyten 1,1 x 10^9/l (1 100/mm^3)
Mononukleose-Schnelltest negativ,
Milz leicht vergrößert.

1468 Folgende zusätzliche Untersuchungen sind sinnvoll, um zu einer Diagnose zu kommen:

(1) nochmalige Bestimmung des AST nach 7 Tagen

(2) Bestimmung der alkalischen Leukozytenphosphatase

(3) Wiederholung der Leukozytenzählung und mikroskopische Untersuchung des gefärbten Blutausstrichs

(4) Titerbestimmung der Antikörper gegen Epstein-Barr-Virus

(5) morphologische Knochenmarksuntersuchung

(A) nur 4 ist richtig

(B) nur 3 und 4 sind richtig

(C) nur 3 und 5 sind richtig

(D) nur 1,3 und 4 sind richtig

(E) nur 2,3 und 5 sind richtig

Die folgenden Angaben beziehen sich auf die Aufgaben Nr. 1469 und 1470.

Ein 68jähriger Patient erhielt wegen anhaltenden Erbrechens bei Pylorusstenose eine Magensonde. Die über die Sonde abgeleitete Flüssigkeit wurde über mehrere Tage durch die intravenöse Gabe von 5 %iger Glucose-Lösung in Wasser ersetzt.

1469 Welche typische Befundkonstellation ist zu erwarten?

(1) Serum-Kalium 3,2 mmol/l

(2) Serum-Natrium 124 mmol/l

(3) erniedrigte Serum-Osmolalität

(4) Blut-pH 7,2

(5) Blutzucker 17,4 mmol/l (317 mg%)

(A) nur 1 und 5 sind richtig

(B) nur 3 und 4 sind richtig

(C) nur 1,2 und 3 sind richtig

(D) nur 2,4 und 5 sind richtig

(E) 1 - 5 = alle sind richtig

1470 Welche Therapie halten Sie in dem geschilderten Fall für empfehlenswert?

(A) Infusion hochprozentiger Glucose-Lösung

(B) Restriktion von osmotisch frei verfügbarem Wasser und Infusion von 0,9 %iger NaCl-Lösung mit Kaliumsubstitution

(C) kaliumbindende Kunstharze (z.B. Resonium A oder Ca-Serdolit)

(D) Diuretika zum Ausgleich der Elektrolytstörung

(E) Infusion von 1,4 %iger Natriumbicarbonat-Lösung

1471 Abb. Nr. 89 zeigt die Füße eines 65jährigen Patienten. Welche Diagnose ist die wahrscheinlichste?

(A) diabetische Makroangiopathie bei Psoriasis

(B) Gichttophi und Psoriasis

(C) Arthritis psoriatica

(D) Erythema nodosum bei Psoriasis

(E) Xanthome und Psoriasis

1472 Welche Veränderung des 3. Fingers bei rheumatoider Arthritis ist in Abb.Nr. 81 dargestellt?

(A) Strecksehnenabriß

(B) Knopflochdeformität

(C) Rheumaknoten

(D) Schwanenhalsdeformität

(E) keine der Veränderungen (A) - (D)

1473 Bei einem 62jährigen Patienten, mittelstarker Raucher seit 40 Jahren, wurde wegen chronischer Bronchitis eine Röntgenaufnahme des Thorax angefertigt (Abb.Nr. 79) Klinisch keine Beschwerden, Tuberkulintest negativ.

Welche Maßnahme ist am ehesten indiziert?

(A) Lungenfunktionsprüfung mit Blutgasanalyse

(B) Röntgenkontrolle in 3 Monaten nach Bronchitistherapie

(C) Bronchoskopie

(D) Lungenperfusionsszintigramm

(E) Herzkatheteruntersuchung mit Pulmonalisdruckmessung

Die nachfolgenden Angaben beziehen sich auf die Aufgaben Nr. 1474 und 1475.

Ein 49jähriger Patient erkrankt plötzlich mit heftigen retrosternalen Schmerzen, die in den Hals und zwischen beide Schulterblätter ausstrahlen. Kurz nach dem akuten Schmerzereignis tritt eine Schwäche im rechten Arm auf, die bei der Erstuntersuchung 3 Stunden nach Schmerzbeginn nicht mehr nachweisbar ist. Zu diesem Zeitpunkt fehlen allerdings die arteriellen Pulse am linken Arm. 2 Stunden später ist der Femoralispuls zu tasten und die Urinproduktion versiegt.

Die bei der Aufnahmeuntersuchung bestimmten Enzyme CK und CK-MB sind auch bei Kontrolle 6 Stunden später grenzwertig erhöht.

1474 Es handelt sich am ehesten um ein/e/n

(A) Aneurysma dissecans der Aorta

(B) Koronarinfarkt mit rezidivierender arterieller Embolie

(C) appositionell wachsende Thrombose der terminalen Aorta

(D) Nierenvenenthrombose

(E) Ruptur eines Aneurysma der Aorta abdominalis

1475 Die Diagnose läßt sich sichern durch

(A) EKG

(B) i.v. Infusionspyelographie

(C) wiederholte Bestimmung der Serumenzyme CK und CK-MB

(D) thorakale Aortographie

(E) Erstellung eines großen Gerinnungsstatus

1476 Der 25jährige Bauarbeiter (187 cm, 95 kg) kommt wegen kinderloser Ehe in die Sprechstunde. Seit dem 16. Lebensjahr besteht eine Schwellung der Brustdrüsen.

Welche Diagnose ist anhand Abb.Nr. 75 am ehesten zu stellen?

(A) Cushing-Syndrom

(B) Klinefelter-Syndrom

(C) kongenitales adrenogenitales Syndrom

(D) erworbenes adrenogenitales Syndrom

(E) Leberzirrhose

1477 Welche Diagnose paßt am besten zu dem Erscheinungsbild des 44jährigen Mannes in Abb.Nr. 76?

(A) alimentäre Adipositas

(B) Cushing-Syndrom

(C) Klinefelter-Syndrom

(D) Leberzirrhose mit Aszites

(E) Akromegalie

1478 Abb.Nr. 88 zeigt die Hand einer 63jährigen Patientin.

Welche Diagnose ist am wahrscheinlichsten?

(A) chronische Arthritis urica

(B) Fingerpolyarthrose

(C) chronische Polyarthritis (rheumatoide Arthritis)

(D) Tendovaginopathie durch Überlastung

(E) keine der obigen Diagnosen

Die folgenden Angaben beziehen sich auf die Aufgaben Nr. 1479 und 1480.

Eine 34jährige Frau suchte wegen Kopfschmerzen, Schwindelgefühls und Sehstörungen ihren Augenarzt auf. Die Patientin wurde wegen des bds. erhobenen Augenhintergrundbefundes in Abb.Nr. 80 zu Ihnen überwiesen.

1479 Zur weiteren Abklärung sind folgende Untersuchungen indiziert:

(1) Blutdruckmessung

(2) EKG

(3) Röntgen Thorax

(4) Serumkreatinin

(5) i.v. Urogramm

(6) Serumkalium

(7) Urinstatus

(A) nur 1 und 6 sind richtig

(B) nur 1,2 und 3 sind richtig

(C) nur 4,5 und 7 sind richtig

(D) nur 1,2,5 und 6 sind richtig

(E) 1 - 7 = alle sind richtig

1480 Bei der körperlichen Untersuchung der og. Patientin soll der Arzt auch das Abdomen auskultieren,

weil

eine Nierenarterienstenose Ursache der in Abb.Nr. 80 dargestellten Augenhintergrundveränderungen sein könnte.

1481 Das Skelettszintigramm in Abb.Nr. 78 stammt von einem 56jährigen Patienten. Er klagt über diffuse Schmerzen im gesamten Skelettsystem.

Wie lautet die wahrscheinlichste Diagnose?

(A) Aktivitätsanreicherung bei Arthrose

(B) akuter Schub einer chronischen Polyarthritis (rheumatoide Arthritis)

(C) renale Osteopathie

(D) Prostatakarzinom

(E) metabolische Nephropathie (Gicht)

1482 Eine 72jährige Patientin mit Gewichtsverlust und rheumatischen Beschwerden wurde wegen einer Oberarmfraktur stationär aufgenommen. Abb.Nr. 90 zeigt das Röntgenbild des Schädels.

Welche der genannten Untersuchungen ist am ehesten geeignet, die Verdachtsdiagnose zu beweisen?

(A) Knochenmarkpunktion

(B) axiale Computertomographie des Schädels

(C) Liquorelektrophorese

(D) Parathormonbestimmung im Serum

(E) Calcitoninbestimmung im Serum

1483 Die Abb.Nr. 87 zeigt das EKG eines 25jährigen Mannes, der bisher immer gesund war.

Es handelt sich um

(A) einen Normalbefund

(B) temporäre Artefaktbildung durch lockeren Elektrodensitz

(C) einen intermittierenden Linksschenkelblock

(D) ein sogenanntes Präinfarktsyndrom

(E) ein intermittierendes WPW-Syndrom

Die folgenden Angaben beziehen sich auf die Aufgaben Nr. 1484 und 1485.
Ein 35jähriger Geschäftsmann erkrankt 2 Wochen nach der Rückkehr aus Ostafrika mit Gliederschmerzen, Kopfschmerzen und Fieber. Nach Einnahme von "Grippemitteln" leichte Besserung. Einige Tage später Gelbfärbung der Skleren, GPT beim Hausarzt deutlich erhöht. Wegen zunehmender Gelbsucht und Apathie am Samstagabend Klinikeinweisung.
Aufnahmebefund: Somnolent, örtlich und zeitlich nicht voll orientiert, Ikterus von Haut und Skleren, Leber fraglich vergrößert.

1484 Folgende Diagnosen kommen in Frage:

(1) akute Virushepatitis mit Übergang in Koma

(2) Malaria tropica

(3) Malaria tertiana

(4) Leptospirose

(A) nur 1 und 3 sind richtig

(B) nur 2 und 3 sind richtig

(C) nur 1,2 und 4 sind richtig

(D) nur 2,3 und 4 sind richtig

(E) 1 - 4 = alle sind richtig

Aus dem Notfallabor erhalten Sie 2 Stunden später folgende Werte:

Leukozyten 7,6 x 10^9/l (7 600/mm^3), Hb 91 g/l, Harnstoff-N 12,6 mmol/l (35 mg%), Serumkalium 4,9 mmol/l, GPT 110 U/l.
Einen repräsentativen Ausschnitt aus dem angefertigten Blutausstrich sehen Sie in Abb.Nr. 67.
Die Bewußtseinsstörung des Patienten hat weiter zugenommen.

1485 Welche Maßnahmen sind in dieser Situation angezeigt?

(A) sofortige Gabe von Prednison, symptomatische Therapie mit Infusionen und Wärmeableitung

(B) symptomatische Therapie mit Infusionen und Wärmeableitung, Isolierung im Einzelzimmer mit Schleuse

(C) sofortige Gabe von Chloroquin (Resochin^R) und symptomatische Therapie

(D) Abnahme einer Blutkultur, sofortige Gabe von Tetracyclinen, symptomatische Therapie

(E) Abnahme einer Blutkultur, Durchführung einer Lumbalpunktion, hochdosierte Gabe von Penicillin, symptomatische Therapie

1486 Abb.Nr. 86 gibt den Abdominalbefund einer 36jährigen Patientin wieder.

Folgende Erkrankungen können Ursache dieser Veränderungen sein:

(1) beiderseitige Nierenvenenthrombose

(2) isolierte Milzvenenthrombose

(3) Budd-Chiari-Syndrom

(4) Panzerherz mit oberer und unterer Einflußstauung

(5) Leberzirrhose

(A) nur 4 ist richtig

(B) nur 1 und 5 sind richtig

(C) nur 3 und 5 sind richtig

(D) nur 1,2,3 und 5 sind richtig

(E) 1 - 5 = alle sind richtig

1487 Welche Erkrankung liegt den Hautveränderungen in Abb.Nr. 71 am ehesten zugrunde?

(A) hämorrhagische Teleangiektasie Rendu-Osler

(B) Strahlenschaden

(C) thrombopenische Purpura

(D) Hämophilie A

(E) Leberzirrhose

Die folgenden Angaben beziehen sich auf die Aufgaben Nr. 1488, 1489 und 1490.

Eine 64jährige Frau wird mit den klinischen Zeichen einer schweren Anämie aufgenommen:

Blutbild: Hb 60 g/l, Hämatokrit 0,16 (16 %)

Erythrozyten 1,6 x 10^{12}/l (1,6 Mill./mm^3)

Leukozyten 2,2 x 10^9/l (2 200/mm^3)

Thrombozyten 74 x 10^9/l (74 000/mm^3)

Die Skleren sind subikterisch, Milz und Leber nicht sicher tastbar. Eine Knochenmarkpunktion zeigt die in Abb.Nr. 68 dargestellten Veränderungen.

1488 Folgende Erkrankungen kommen differentialdiagnostisch in Frage und müssen weiter abgeklärt werden:

(1) Vitamin B_{12}-Mangel

(2) Folsäuremangel

(3) aplastische Anämie

(4) schwerer Eisenmangel

(5) erworbene hämolytische Anämie

(A) nur 1 und 2 sind richtig

(B) nur 1,3 und 5 sind richtig

(C) nur 2,4 und 5 sind richtig

(D) nur 1,2,3 und 4 sind richtig

(E) 1 - 5 = alle sind richtig

1489 Welche der folgenden Aussagen sind aufgrund der Fallbeschreibung und der Abbildung Nr. 68 zutreffend?

(1) Es wäre besser gewesen, statt einer Knochenmarkaspiration eine Stanzbiopsie des Knochenmarks vorzunehmen.

(2) Eine Stanzbiopsie wäre wegen des Blutungsrisikos kontraindiziert gewesen.

(3) In der Abbildung erkennt man mehrere Megakaryozyten.

(4) In der Abbildung erkennt man mehrere Megaloblasten.

(5) In der Abbildung erkennt man mehrere Sideroblasten.

(A) nur 4 ist richtig

(B) nur 2 und 5 sind richtig

(C) nur 3 und 4 sind richtig

(D) nur 1,4 und 5 sind richtig

(E) nur 2,3,4 und 5 sind richtig

1490 Beurteilen Sie die folgenden Aussagen zu den therapeutischen Sofortmaßnahmen:

(1) Wegen Vitalgefährdung ist unabhängig von der Diagnose in jedem Fall eine Erythrozytentransfusion noch am selben Tage notwendig.

(2) Falls zusätzlich klinische und elektrokardiographische Anzeichen einer Koronarinsuffizienz bestehen, muß eine Erythrozytensubstitution innerhalb der nächsten 24 Stunden auch vor Stellung der vollständigen Diagnose erfolgen.

(3) Wegen der gleichzeitigen Thrombopenie sollte bei der Transfusion besser Vollblut als Erythrozytenkonzentrat benutzt werden.

(4) Trotz der gleichzeitigen Leuko- und Thrombozytopenie sollte besser Erythrozytenkonzentrat als Vollblut benutzt werden.

(5) Wegen der Leukopenie sollte bis zum Wiederanstieg der Leukozyten eine Antibiotikaprophylaxe erfolgen.

(A) nur 1 und 3 sind richtig

(B) nur 1 und 4 sind richtig

(C) nur 2 und 4 sind richtig

(D) nur 2,3 und 5 sind richtig

(E) nur 2,4 und 5 sind richtig

1491 Bei einer 48jährigen Patientin wird wegen eines Knotens in der Schilddrüse ein Szintigramm angefertigt. Abb.Nr. 77 zeigt den Befund.

Welche Aussage über die Patientin trifft wahrscheinlich nicht zu?

(A) Sie hat einen Exophthalmus.

(B) Die Patientin klagt über Unruhe und Schlafstörungen.

(C) Sie hat eine Sinustachykardie.

(D) Das Ergebnis des TRH-Testes ist pathologisch.

(E) Der T4-Wert ist im RIA (Radioimmunoassay) erhöht.

1492 Bei einem 62jährigen Patienten ist seit 12 Jahren ein insulinpflichtiger Diabetes mellitus bekannt. Er hatte eine Claudicatio intermittens. Abb.Nr. 84 zeigt den Lokalbefund.

Welche Aussage über den Patienten trifft nicht zu?

(A) Wahrscheinlich hat der Patient eine Retinopathia diabetica.

(B) Bei dem Patienten ist eine Polyneuropathia diabetica zu erwarten.

(C) Möglicherweise hat er eine diabetische Nephropathie.

(D) Das Bild zeigt die typische Fußveränderung als Folge der diabetischen Makroangiopathie.

(E) Wahrscheinlich sind die Fußpulse abgeschwächt tastbar.

1493 Eine 25jährige Patientin wird wegen eines mechanischen Dünndarmileus laparotomiert. Intraoperativ findet sich der abgebildete Befund Abb.Nr. 85.

Welche der genannten Diagnosen trifft am wahrscheinlichsten zu?

(A) akute Appendizitis

(B) Dünndarm-Karzinoid

(C) Dickdarm-Karzinom

(D) Morbus Crohn

(E) Bridenileus

1494 Eine 78jährige Patientin wird nach einem häuslichen Sturz wegen starker Beschwerden und Gehunfähigkeit stationär augenommen. Eine Röntgenaufnahme des Beckens ist abgebildet Abb.Nr. 83.

Welche der folgenden Aussagen (trifft) treffen aufgrund der vorliegenden Röntgenaufnahme zu?

(1) Eine Verkürzung und Außenrotation des verletzten Beins ist für diese Frakturform typisch.

(2) Da es sich um eine eingestauchte Fraktur handelt, erfolgt nach vorübergehender Ruhigstellung die Frühmobilisierung.

(3) Es handelt sich um eine pertrochantere Fraktur, die vorwiegend konservativ behandelt wird.

(4) Zur Sofortmobilisation sowie zur Vermeidung einer Pseudarthrose hat sich die Allo-Arthroplastik (Endoprothese) bewährt.

(A) nur 2 ist richtig

(B) nur 3 ist richtig

(C) nur 4 ist richtig

(D) nur 1 und 3 sind richtig

(E) nur 1 und 4 sind richtig

1495 Bei einem 45jährigen Mann tritt 3 Jahre nach einer rechtsseitigen penetrierenden Hirnverletzung erstmalig ein generalisierter Krampfanfall auf. Im Anschluß daran wird eine linksseitige Hemiparese festgestellt. Liquorbefund 35/3 Zellen, Gesamteiweiß 0,8g/l. Das Arteriogramm zeigt eine Massenverschiebung nach links. Das Computertomogramm zeigt nach Kontrastmittel-Injektion eine Ringbildung Abb.Nr. 70.

Welche Diagnose ist am wahrscheinlichsten?

(A) Glioblastom

(B) embolischer Mediaverschluß

(C) Narbenspätabszeß

(D) traumatische Spätepilepsie mit Ödem

(E) Carotis-Sinus cavernosus-Fistel

Die folgenden Angaben beziehen sich auf die Aufgaben Nr. 1496 und 1497.

Ein 21jähriger Mann wird nach einem Motorradunfall stationär behandelt. Röntgenaufnahmen des linken Knies sind abgebildet Abb.Nr. 82.

1496 Welche der folgenden Aussagen über die vorliegende Verletzung trifft <u>nicht</u> zu?

(A) Es liegt eine Verletzung des Kapsel-Band-Apparates vor.

(B) Eine Deformierung des Knies mit Ergußbildung ist wahrscheinlich.

(C) Begleitende Gefäßverletzungen sind oft vorhanden.

(D) Begleitende Nervenverletzungen sind oft vorhanden.

(E) Die wesentliche Spätkomplikation ist die Entstehung einer habituellen Patellaluxation.

1497 Welche der folgenden Aussagen zur Behandlung der abgebildeten Läsion im Kniegelenksbereich trifft zu?

(A) Extensionsbehandlung für 4 Wochen

(B) Reposition in Narkose mit Frühmobilisierung

(C) nach sofortiger Reposition operative Versorgung, anschließend mehrwöchige Ruhigstellung

(D) nach Reposition Ruhigstellung mit Gipsschiene für 4 Wochen

(E) zunächst Extensionsbehandlung über 3 Tage, danach Reposition und Fixation

1498 Ein 23jähriger Patient wird unmittelbar nach Mopedunfall mit einer geschlossenen Oberschenkelfraktur aufgenommen. Das verletzte Bein ist kühl, blass und pulslos. Ein Femoralisangiogramm ist abgebildet Abb.Nr. 73.

Welches Vorgehen ist richtig?

(A) Osteosynthese der Fraktur, Flachlagerung der Extremität sowie Verabreichung vasoaktiver Medikamente

(B) Osteosynthese der Fraktur, Ligatur der verletzten Arterie

(C) Osteosynthese der Fraktur, Gefäßrekonstruktion durch End-zu-End-Naht, gegebenenfalls Venentransplantat

(D) Tibiakopfextension, kurzfristige Kontrollen der Durchblutungsverhältnisse

(E) Keines der genannten Verfahren ist richtig.

1499 Ein 39jähriger Patient erlitt einen PKW-Auffahrunfall. Danach traten starke Schmerzen im Halsbereich auf ohne neurologische Ausfälle. Eine Röntgenaufnahme der Halswirbelsäule ist abgebildet Abb.Nr. 69.

Welche der folgenden Aussagen zu der hier vorliegenden Verletzung ist richtig?

(A) Ursache der Schmerzsymptomatik sind die vorbestehenden arthrotischen Veränderungen der Halswirbelsäule.

(B) Es handelt sich um ein Schleudertrauma der Halswirbelsäule ohne knöcherne Veränderungen.

(C) Zur weiteren Abklärung sind Röntgenaufnahmen der Halswirbelsäule in Funktionsstellung erforderlich.

(D) Die Behandlung erfolgt zunächst mit Hilfe eines Schanzschen Wattekragens

(E) Keine der Aussagen ist richtig.

1500 Ein 59jähriger Patient leidet seit Monaten an rezidivierendem Ikterus mit Koliken und Fieberschüben. Es besteht ein Zustand nach Magenresektion (Billroth II). Bei der perkutanen transhepatischen Cholangiographie findet sich der beiliegende Befund Abb.Nr. 74.

Welche der folgenden Aussagen trifft am wahrscheinlichsten zu?

(A) Es handelt sich um einen Normalbefund nach Billroth-II Resektion.

(B) Ursache der Beschwerden ist ein Zystikusverschlußstein.

(C) Es liegt eine choledochoduodenale Fistel vor.

(D) Es handelt sich um eine mechanische Gallenabflußstörung im Bereich des distalen Choledochus.

(E) Die Ursache der Beschwerden ist eine intrahepatische Cholestase.

Aufgabentyp A 1 und A 2 : Einfachauswahl

1501 Bei einem 40jährigen Patienten ist zwei Wochen nach Beginn einer akuten Pankreatitis im linken Oberbauch eine glatt begrenzte, nicht schmerzhafte Resistenz von Doppelfaustgröße tastbar.

Welche der folgenden diagnostischen Maßnahmen ist am ehesten angezeigt?

(A) Infusions-Cholangiogramm

(B) Coeliakographie

(C) Ultraschalluntersuchung

(D) Peritoneallavage mit Bestimmung der Amylasenkonzentration in der Spülflüssigkeit

(E) ERCP

1502 Welches der genannten Organe ist bei stumpfen Bauchtraumen am häufigsten operativ zu versorgen?

(A) Leber

(B) Milz

(C) Magen

(D) Harnblase

(E) Pankreas

1503 Eine 19jährige Patientin kommt in die Sprechstunde mit einer plötzlich aufgetretenen sehr schmerzhaften Schwellung des rechten Knies.
Sie habe seit 4 Wochen mal da, mal dort leichte Gelenkschmerzen gehabt, die auf Aspirin besser geworden seien. Seit 5 Wochen habe sie beidseitige Unterbauchschmerzen.

Welche der genannten Diagnosen ist am wahrscheinlichsten?

(A) Staphylokokkenarthritis

(B) Gichtanfall

(C) Monarthritis gonorrhoica

(D) Streptokokkenrheumatismus (rheumatisches Fieber)

(E) systemischer Lupus erythematodes

1504 Ein 20jähriger Motorradfahrer wird mit Commotio cerebri, Frakturen beider Oberschenkel und stumpfem Bauchtrauma aufgenommen und versorgt.
Nach 12 Stunden treten zunehmend Atemnot, Zyanose, Tachykardie und Verwirrtheitszustände auf.

Welche der genannten Diagnosen trifft am wahrscheinlichsten zu?

(A) epidurales Hämatom

(B) subdurales Hämatom

(C) Alkohol-Entzugsdelir

(D) Fettembolie

(E) Phlebothrombose mit rezidivierenden Lungenembolien

1505 Bei einem 65jährigen Patienten findet sich ein typisches Courvoisiersches Zeichen.

Welche der folgenden Diagnosen ist am wahrscheinlichsten?

(A) Pankreaskarzinom

(B) Karzinom der Leberpforte

(C) Choledocholithiasis

(D) Zystikusverschlußstein

(E) Cholelithiasis und chronische Cholezystitis

1506 Ein 30jähriger Patient sucht die Sprechstunde auf, weil er beim Urinieren mehrfach Luftabgang durch die Harnröhre bemerkt hat.

Welche der angegebenen Diagnosen trifft am wahrscheinlichsten zu?

(A) Bilharziose

(B) Anaerobier-Infektion der Blase

(C) entero-vesikale Fistel

(D) chronische Zystopyelitis

(E) Enteritis

1507 Ein 40jähriger Mann kommt mit heftigsten Oberbauchschmerzen, ausstrahlend in den Rücken, zur Aufnahme. Die Schmerzen hatten nach dem Abendessen (Kartoffelsalat, Bier) plötzlich begonnen. Oberbauch druckschmerzhaft, Abwehrspannung, kaum Peristaltik; Puls 120/min, RR 15/11 kPa (110/80 mmHg).

Von welchem Laborwert erwarten Sie die auffälligste Veränderung ?

(A) Serum-Kreatinin

(B) Serum-Amylase

(C) alkalische Phosphatase

(D) SGPT

(E) SGOT

1508 Am 3. postoperativen Tag kommt es bei einem Patienten zu einer Pseudomonas aeruginosa-Pneumonie.

Welches Antibiotikum ist in der Regel bei diesem Erreger gut wirksam?

(A) Ampicillin

(B) Tetracyclin

(C) Chloramphenicol

(D) Erythromycin

(E) Keines der genannten Antibiotika.

1509 Ein 56jähriger Mann kommt wegen einer seit 3 Monaten bestehenden Impotentia coeundi in die Sprechstunde. Er gibt an, er werde in der letzten Zeit beim Gehen rasch müde ("die Beine wollen nicht mehr") und er leide insbesondere nach stärkeren Anstrengungen an ziehenden Schmerzen im Kreuz und Gesäß.

Die Beschwerden sprechen am ehesten für:

(A) Climacterium virile

(B) lumbale Spondylarthrose

(C) Aortenbifurkations-Verschluß (Leriche-Syndrom)

(D) Encephalomyelitis disseminata

(E) Bandscheibenprolaps L_4/L_5

1510 Bei einem 20jährigen Patienten tritt nach einer gedeckten Schädelhirnverletzung ein linksseitiger pulsierender Exophthalmus auf.

Von den angegebenen Diagnosen kommt am ehesten in Betracht ein(e)

(A) traumatisches Aneurysma der A. cerebri posterior

(B) Carotis-Sinus cavernosus-Fistel

(C) Fraktur der Orbita mit retrobulbärem Hämatom

(D) traumatisches Aneurysma der A. meningea media

(E) epidurales Hämatom

1511 Ein 62jähriger Patient klagt über postprandiale krampfartige Bauchschmerzen, Gewichtsabnahme und Angst vor voluminösen Mahlzeiten. Bei der Auskultation des Abdomens stellen Sie Gefäßgeräusche fest.

Welche der genannten Diagnosen kommt am ehesten in Betracht?

(A) Angina intestinalis

(B) Angina pectoris

(C) embolischer Verschluß der A. mesenterica superior

(D) Pankreaskopfkarzinom

(E) chronische Gastritis

1512 Bei einer 45jährigen Patientin soll eine große knotige Struma reseziert werden.

Mit welcher der angegebenen Möglichkeiten ist als Operationskomplikation am ehesten zu rechnen?

(A) Ösophagusstenose

(B) einseitige Rekurrens-Parese

(C) Luftembolie

(D) Malazie der Trachea

(E) parathyreoprive Tetanie

1513 Therapie der Wahl bei der unkomplizierten Klavikulafraktur ist ein(e)

(A) Desaultverband

(B) Kirschner-Draht

(C) redressierender Rucksackverband

(D) Plattenosteosynthese

(E) Dreiecktuch

1514 Bei einem 46jährigen Patienten wurde vor 3 Jahren eine Billroth II-Magenresektion durchgeführt. Jetzt klagt er über ein seit einigen Monaten bestehendes Druckgefühl nach Nahrungsaufnahme mit schwallartigem Erbrechen von Galle, wonach sich die Beschwerden sofort bessern.

Welche der folgenden Komplikationen liegt am ehesten vor?

(A) postalimentäres Dumping-Syndrom

(B) Ulcus pepticum jejuni

(C) Magenstumpfkarzinom

(D) Syndrom der zuführenden Schlinge

(E) Adhäsionsileus

1515 Ein zweijähriges Mädchen ist an der Hand der Mutter gestolpert. Die Mutter hat das Kind dabei unwillkürlich am Arm hochgezogen. Seither schont das Kind den betroffenen Ellenbogen und kann ihn nicht strecken.

Die wahrscheinlichste Diagnose ist:

(A) Subluxatio capituli radii

(B) Ellenbogenluxation

(C) suprakondyläre Fraktur

(D) Monteggia-Fraktur

(E) Verletzung des Plexus brachialis

1516 Bei einer 70jährigen Patientin mit seit längerer Zeit bestehenden mäßigen Oberbauchbeschwerden stellen sich bei der intravenösen Cholezystcholangiographie die Gallenwege, nicht jedoch die Gallenblase dar.

Die Patientin gibt an, früher nie ernstlich krank gewesen zu sein. Die Magen-Darm-Passage ist unauffällig.

Es handelt sich am ehesten um:

(A) harmlose Normalvariante

(B) chronische Pankreatitis

(C) Ausscheidungsstörung der Leber

(D) Verschluß des Ductus cysticus

(E) Budd-Chiari Syndrom

1517 Welches der genannten Untersuchungsverfahren orientiert bei Varikosis der unteren Extremitäten am ehesten über die Funktionsfähigkeit des tiefen Venensystems?

(A) Trendelenburg-Versuch

(B) Lagerungsprobe nach Ratschow

(C) Rumpel-Leede-Versuch

(D) Mahorner-Ochsner-Versuch

(E) Perthes-Versuch

1518 Ein 82jähriger insgesamt noch rüstiger Patient wird wegen einer vor 5 Stunden eingetretenen Embolie der rechten A. iliaca communis in die Klinik eingewiesen. Es besteht ein Vorhofflimmern.

Welche der angegebenen Maßnahmen kommt therapeutisch am ehesten in Betracht?

(A) Implantation eines Herzschrittmachers und Therapie mit Phenprocoumon (Marcumar R)

(B) hochdosierte Therapie mit Streptokinase

(C) Anwendung der Babcock-Sonde

(D) Anwendung der Fogarty-Katheter-Methode

(E) Punktion der A. femoralis und Infusion von Heparin

1519 Bei einem 4 Monate alten Säugling bestand von Geburt an eine Vorwölbung im linken Nasenloch. Bei dem Versuch der operativen Abtragung kam es zum Abtropfen wasserklarer Flüssigkeit. Im weiteren Verlauf bildete sich eine Meningitis purulenta aus.

Welche der genannten Diagnosen trifft am ehesten zu?

(A) Dermoidsinus

(B) nasale Enzephalozele

(C) Porenzephalie

(D) Kieferzyste

(E) Mukozele

1520 Infratentorielle Tumoren führen im allgemeinen sehr frühzeitig zu

(A) Hirndrucksteigerung

(B) Diplopie

(C) Ohrensausen

(D) Sprachstörungen

(E) psychomotorischen Anfällen

1521 Welche Oberarmfraktur ist für das Kindesalter am ehesten typisch?

(A) Humeruskopfbruch

(B) subkapitale Humerusfraktur

(C) Humerusschaftbruch

(D) Abriß des Tuberculum majus

(E) suprakondyläre Humerusfraktur

1522 Ein 38jähriger Patient, der als starker Raucher vor einem Jahr einen Herzhinterwandinfarkt durchgemacht hat, berichtet Ihnen, daß er 3 Wochen zuvor bei völligem Wohlbefinden zweimal blutig verfärbten Urin gelassen habe.

Welche der folgenden Überlegungen trifft zu?

(A) Eine diagnostische Abklärung ist im Hinblick auf völlige Beschwerdefreiheit nicht erforderlich.

(B) Differentialdiagnostisch muß auch an eine durch Antikoagulantientherapie nach Herzinfarkt ausgelöste Blutung gedacht werden.

(C) Im Hinblick auf die Infarktanamnese sollte man dem Patienten den Streß jeder Untersuchung ersparen.

(D) Eine lokalisierte intrarenale Blutungsquelle ist am einfachsten durch ein Isotopennephrogramm nachweisbar.

(E) Das Alter des Patienten spricht gegen einen intrarenalen Tumor als Blutungsquelle.

1523 Welches Medikament ist zur Therapie des Typhus abdominalis am wenigsten geeignet?

(A) Tetracyclin (Hostacyclin®)

(B) Ampicillin (Binotal®)

(C) Chloramphenicol (Chloromycetin®)

(D) Amoxicillin (Amoxypen®)

(E) Co-Trimoxazol (Bactrim®)

1524 Eine 20jährige Frau wurde wegen schwerer Anorexia nervosa über einen zentralen Venenkatheter parenteral ernährt. Am Ende der 2. Behandlungswoche hatte die Patientin plötzlich einen Anstieg der Körpertemperatur auf 39°C, in den nächsten Stunden fiel der Blutdruck auf hypotensive Werte, die Harnproduktion ließ deutlich nach. Bauch weich ohne Druckschmerz, keine Herzrhythmusstörung, leichte Dyspnoe.

An welches Krankheitsbild ist vor allem zu denken?

(A) Mesenterialinfarkt

(B) akute Glomerulonephritis

(C) Sepsis durch gramnegative Bakterien

(D) Gefäßperforation durch den Katheter

(E) Harnleiterobstruktion

1525 Ein 21jähriger Student erkrankt mit Fieber und erheblichen Halsschmerzen. Er erhält unter der Verdachtsdiagnose Streptokokkenangina 3 x 500 000 E Oralpenicillin/Tag. Hierunter kommt es binnen 3 Tagen nicht zur Entfieberung, es treten weiße Beläge auf den Tonsillen auf.

Welche Erkrankung ist am wahrscheinlichsten?

(A) Diphtherie

(B) Angina mit penicillinresistenten Streptokokken

(C) Staphylokokkenangina

(D) infektiöse Mononukleose

(E) Candidosis (Mundsoor)

1526 Welches ist die derzeit beste Therapie einer akuten Malaria tertiana bei einem aus Kenia zurückgekehrten Touristen?

(A) 3 Tage Chloroquin (Resochin^R), 14 Tage Nachbehandlung mit 8-Aminochinolin (Primaquin^R)

(B) 1 Woche Chloroquin (Resochin^R) ohne Nachbehandlung

(C) fünftägige Chininkur

(D) Pyrimethamin (Daraprim^R) mit Sulfonamiden für 14 Tage

(E) Therapie wegen hoher Selbstheilungstendenz nicht notwendig

1527 Ein 72jähriger Mann mit Prostatakarzinom wird langsam anämisch. Im Blutbild finden sich kernhaltige Erythrozyten (Normoblasten).

Welche der folgenden Untersuchungen ist zur Abklärung der wahrscheinlichsten Ursache der Anämie am besten geeignet?

(A) Knochenmarkspunktion

(B) Schilling-Test

(C) Hämoglobinelektrophorese

(D) Haemoccult^R-Test auf Blut im Stuhl

(E) Erythrozytenüberlebenszeit

1528 Ein 21jähriger, bisher gesunder Mann kommt wegen Hämatemesis mittags zur Aufnahme. Nach einer Feier mit Genuß von ca. 5 Flaschen Bier und 3-4 Gläsern 'Korn' am Abend zuvor, hatte er nachts wiederholt starkes Erbrechen. Wenige Stunden vor der Aufnahme erbrach er etwa 1/2 l blutige, z.T. hellrote Flüssigkeit. Medikamenteneinnahme wird negiert. Als Blutungsursache kommt am ehesten in Frage

(A) Mallory-Weiss-Syndrom

(B) Ulcus ventriculi

(C) Zollinger-Ellison-Syndrom

(D) Ösophagusvarizen

(E) Refluxösophagitis

1529 Bei einer 35jährigen, 1,80 m großen, asthenischen Patientin, die über Leistungsschwäche, Herzrhythmusstörungen und belastungsunabhängige Schmerzen in der Herzgegend klagt, stellen Sie bei der Auskultation über der Herzspitze einen mesosystolischen Klick sowie ein spätsystolisches Crescendogeräusch fest.

Es handelt sich am wahrscheinlichsten um eine(n)

(A) Vorhofseptumdefekt

(B) Mitralklappenstenose

(C) Aortenklappenstenose

(D) Mitralklappenprolaps

(E) Ventrikelseptumdefekt

1530 Die Tuberkulinprobe hatte bisher vorwiegend in der pädiatrischen Differentialdiagnostik Bedeutung. Mit Rückgang der BCG-Impfung und der Tuberkulosedurchseuchung der Bevölkerung ist die Tuberkulinprobe in allen Altersgruppen zukünftig

(A) entbehrlich

(B) von zunehmender Bedeutung

(C) von bisheriger Bedeutung

(D) von abzunehmender Bedeutung

(E) obsolet

1531 Ein 18jähriger junger Mann (182 cm groß) hat in 6 Wochen von 75 kg auf 64 kg an Gewicht abgenommen. Er sucht wegen Müdigkeit und körperlicher Schwäche die Sprechstunde auf. Er klagt über ein ungewohntes Durstgefühl und müsse nachts zum Wasserlassen aufstehen.

Um welche der aufgeführten Erkrankungen handelt es sich mit größter Wahrscheinlichkeit?

(A) primäre Nebennierenrindeninsuffizienz

(B) Diabetes mellitus

(C) Diabetes insipidus

(D) chronische Glomerulonephritis

(E) Lymphogranulomatose (M.Hodgkin)

1532 Im Endstadium einer Leberzirrhose kommt es nicht selten zur Niereninsuffizienz.

Welche Aussage hierzu ist zutreffend?

(A) Es handelt sich dabei um ein typisches Beispiel eines postrenal bedingten Nierenversagens.

(B) Die Natriumausscheidung ist bei diesen Patienten stark erniedrigt.

(C) Die Proteinurie liegt in der Regel über 5 g/die.

(D) Ösophagusvarizen sind bei dieser Gruppe von Patienten sehr selten.

(E) Bei ausreichender Gabe von Humanalbumin ist die Prognose der Niereninsuffizienz gut.

1533 Anläßlich einer Einstellungsuntersuchung finden Sie bei einem gesund wirkenden 19jährigen Mann mit einem Blutdruck von 17/11 kPa (125/85 mmHg) im Urinsediment 6 - 8 Erythrozyten pro Gesichtsfeld und eine qualitativ einfach positive Reaktion auf Eiweiß. Der Antistreptolysintiter beträgt 300 E.

Welche Aussage trifft zu?

(A) Im Hinblick auf den AST von 300 E handelt es sich am ehesten um eine akute Poststreptokokkenglomerulonephritis.

(B) Der Befund spricht am ehesten für eine sog. rapid progressive Glomerulonephritis.

(C) Der Befund ist typisch für ein nephrotisches Syndrom.

(D) Da es sich um einen primär glomerulären Krankheitsprozeß handeln muß, ist die Durchführung eines intravenösen Ausscheidungsurogramms überflüssig.

(E) Keine der Aussagen trifft zu.

1534 Für Patienten mit Herzneurose ist/sind typisch:

(A) erhöhtes Herzinfarktrisiko

(B) Ohnmachten durch Kreislaufkollaps

(C) Streßtod im akuten Herzanfall

(D) zunehmende hypochondrische Selbstbeobachtung und Aktivitätseinschränkung

(E) suchtartige Abhängigkeit von Beruhigungsmitteln

1535 Ein Patient scheidet 3 Wochen nach einer Salmonellenenteritis S. typhimurium im Stuhl aus.

Welche Maßnahme ist richtig?

(A) Spontansanierung abwarten, keine Therapie

(B) Gabe von Ampicillin (Binotal^R)

(C) Gabe von Co-Trimoxazol (Bactrim^R)

(D) Gabe von Chloramphenicol (Chloromycetin^R)

(E) Impfung mit Typhoral^R

1536

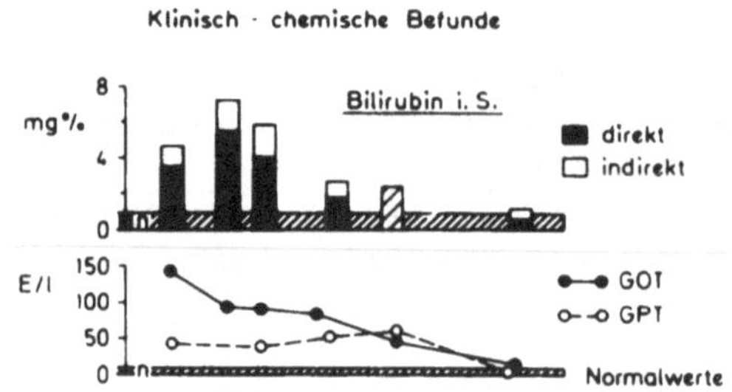

				Normalwerte
Alk Phosph	60	54	32	<40 E/l
LAP	63	-	22	<20 E/l
γ-GT	1670	1250	330	<28 E/l
Cholesterin	358	128	199	120-260 mg%
Triglyzeride	2180	111	170	80-165 mg%
Eisen	223	-	140	80-160 γ%
Quick	55	100	100	80-100%

Tage nach Aufnahme: 4 8 12 16 20

Die Abbildung zeigt die bei einem 32jährigen Patienten über einen Beobachtungszeitraum von 3 Wochen im Krankenhaus erhobenen Laborbefunde.

Welche Diagnose ist am wahrscheinlichsten?

(A) akuter Schub bei chronisch aktiver Hepatitis B

(B) akute Virushepatitis

(C) chronische Cholangitis

(D) Alkoholhepatitis

(E) Cholestase nach Einnahme von Prajmaliumbitartrat (Neo-Gilurytmal^R)

1537 Ein 54jähriger Geschäftsmann kommt wegen zunehmender Müdigkeit und Leistungsminderung zur Durchuntersuchung. Er ist 173 cm groß und wiegt seit 6 Jahren 85 kg.

Sie finden perkussorisch eine auf 17 cm Höhe vergrößerte Leber. Blutdruck 26/13 kPa (195/100 mmHg), Herzfrequenz 88/min regelmäßig. Harnsäure 518 µmol/l (8,7 mg%); Cholesterin 8 mmol/l (310 mg%). Blutzucker 2 Std postprandial 12 mmol/l (210 mg%); Urinzuckerausscheidung 3 g/die.

Welche Behandlung ist für diesen Patienten die Therapie der Wahl?

(A) medikamentöse Therapie mit Antihypertensiva und oralen Antidiabetika

(B) diätetische Therapie mit einer kohlenhydrat-, fett- und natriumarmen, hypokalorischen Kost

(C) kohlenhydrat- und fettarme Diät, Insulin und Antihypertensiva

(D) orale Antidiabetika, Allopurinol (Zyloric^R), lipidsenkende Medikamente und Natriumrestriktion

(E) purinarme, isokalorische Kost, orale Antidiabetika, Antihypertensiva und lipidsenkende Medikamente

1538 Welche Aussage zum exogenen Leberkoma (chronische hepatische Enzephalopathie) trifft zu?

(A) Die venöse Ammoniakkonzentration ist typischerweise vermindert.

(B) Das Auftreten eines exogenen Leberkomas kann durch eine eiweißfreie Kost gefördert werden.

(C) Ein exogenes Leberkoma ist durch parenterale Gabe eines Breitbandantibiotikums schnell günstig zu beeinflussen.

(D) Flattertremor (Asterixis) ist im Stadium I und II ein typisches Symptom.

(E) Im Stadium IV ist den bewußtlosen Patienten kalorisch ausreichend Nahrung durch eine Magensonde zuzuführen.

1539 Hypokaliämie führt häufig zu

(A) Diarrhoe

(B) Leberzellnekrosen

(C) Herzrhythmusstörungen

(D) Wasserretention

(E) Atemstillstand

1540 Eine 17jährige Patientin kommt wegen einer seit 5 Monaten bestehenden Amenorrhoe in die Sprechstunde. Sie fühlt sich leistungsfähig, gibt aber an, in 6 Monaten bei einer Größe von 168 cm von 61 kg auf 43 kg an Gewicht abgenommen zu haben. Sie finden einen Blutdruck von 12/8 kPa (90/60 mmHg) bei einer Herzfrequenz von 64/min.

Welche der folgenden Erkrankungen liegt mit größter Wahrscheinlichkeit vor?

(A) primäre Nebennierenrindeninsuffizienz

(B) Enteritis regionalis (M.Crohn)

(C) Anorexia nervosa

(D) Hyperthyreose

(E) Diabetes mellitus

1541 Eine vermeintliche Spondylitis ankylosans ist unwahrscheinlich, wenn die BSG normal ist, sich massive Spondylophyten besonders im BWS- und HWS-Bereich, weniger jedoch in der LWS finden und die Iliosakralgelenke unauffällig sind.

Um welche der folgenden Diagnosen handelt es sich dann am ehesten?

(A) Spondylitis psoriatica

(B) Spondylosis hyperostotica

(C) chronisches Reiter-Syndrom mit Wirbelbeteiligung

(D) Spondylitis bei Colitis ulcerosa

(E) Chondrocalcinose

1542 Bei einem Patienten mit maligner Lymphogranulomatose, bei dem ein Befall der rechtsseitigen Halslymphknoten und des oberen Mediastinums nachweisbar ist und bei dem Allgemeinsymptome fehlen, ist folgende Behandlungsstrategie angebracht:

(A) primär kurative Strahlentherapie

(B) primär operative Therapie mit Nachbestrahlung

(C) palliative Strahlentherapie mit möglichst niedriger Dosis

(D) palliative Chemotherapie

(E) keine Therapie bis zum Auftreten subjektiv störender Symptome der Lymphknotenerkrankung

1543 Der Radiojodtest

(A) ist bei jeglichem Verdacht auf eine Schilddrüsenerkrankung durchzuführen

(B) ist nur bei Verdacht auf Hyperthyreose indiziert

(C) dient als Berechnungsgrundlage vor geplanter Radiojodtherapie

(D) wird heute nicht mehr eingesetzt

(E) ist eine wichtige diagnostische Hilfe für den Nachweis einer blanden Struma

1544 Die sofortige Unterbringung auch von Patienten mit leichteren Formen eines akuten Herzinfarktes in einer kardiologischen Intensivstation hat ihren Grund in erster Linie

(A) in der Gefahr einer Linksherzinsuffizienz

(B) in der Gefahr einer Ventrikelwandperforation oder Ventrikelseptumperforation

(C) in der Gefahr schwerer Herzrhythmusstörungen

(D) in der Möglichkeit besserer und kontinuierlicher Schmerzbekämpfung

(E) in der Gefahr einer Papillarmuskeldysfunktion

1545 Ein 41jähriger Patient klagt über episodenhaft auftretende Schluckbeschwerden, die teils mit heftigen retrosternalen Schmerzen einhergehen. Bei der Röntgenuntersuchung ist die Breipassage im Ösophagus verzögert, es finden sich ausgeprägte 'tertiäre Kontraktionen' sowie pseudodivertikelartige Ausstülpungen im Bereich des Ösophagus. Der untere Ösophagussphinkter öffnet sich vollständig.

Welches ist die wahrscheinlichste Diagnose?

(A) Achalasie

(B) Refluxösophagitis

(C) Ösophagusbeteiligung bei Sklerodermie

(D) Brachyösophagus

(E) diffuser Ösophagusspasmus

Aufgabentyp A 3 : Einfachauswahl

1546 Welche Aussage trifft nicht zu?

Aneurysmen des linken Ventrikels als Folge eines Myokardinfarkts können von folgenden Erscheinungen begleitet werden:

(A) arterielle Embolie

(B) Herzinsuffizienz

(C) Rhythmusstörungen

(D) Lungenembolie

(E) Mitralinsuffizienz

1547 Welche Aussage trifft nicht zu?

Die nachfolgend genannten Krankheitserscheinungen sind typisch für einen Morbus Crohn:

(A) profuse Enddarmblutungen

(B) hohe Rektumfistel

(C) Fistel zwischen Ileum- und Sigmoid

(D) retrozäkaler Abszeß

(E) Sigma-Harnblasen-Fistel

1548 Welche Aussage trifft nicht zu?

Zum klinischen Bild einer akuten Herzbeuteltamponade gehören folgende Symptome:

(A) venöse Stauung

(B) Tachykardie

(C) Lungenödem

(D) paradoxer Puls

(E) kardiogener Schock

1549 Welche Aussage trifft nicht zu?

Bei einem thorakalen Aortenaneurysma im dritten Aortenabschnitt (Descendensbereich) sind im Spätstadium folgende Symptome häufig vorhanden

(A) Schmerzen

(B) Husten

(C) Heiserkeit

(D) Horner-Syndrom

(E) zerebrovaskuläre Insuffizienz

1550 Welche Aussage zur fulminanten postoperativen Lungenembolie trifft <u>nicht</u> zu?

(A) Physikalische Maßnahmen können zur Prävention angezeigt sein.

(B) Ausgangspunkt sind meist die tiefen femoroiliakalen Venen.

(C) Junge Patienten sind davon grundsätzlich häufiger betroffen als alte Patienten.

(D) Varikothrombosen stellen keinen wesentlichen Risikofaktor dar.

(E) Bei überlebter Lungenembolie ist eine Pneumonie oft ein weiteres Risiko.

1551 Welche Aussage trifft <u>nicht</u> zu?

Die nachfolgenden Behandlungsarten gelten zur postoperativen Thromboseprophylaxe als geeignet

(A) 3 x tgl. 5.000 IE Heparin subkutan

(B) strenge Bettruhe bis zum 3. postoperativen Tag

(C) Kompressionsstrümpfe von 1.-5. postoperativen Tag

(D) 3 x tgl. 5 Minuten sog. Radfahren mit dem "Bettfahrrad"

(E) Frühmobilisation

1552 Welche Aussage trifft <u>nicht</u> zu?

Typische Begleiterscheinungen oder Folgen von Hüftpfannenbrüchen sind:

(A) Zerreißung des Ligamentum iliofemorale

(B) Koxarthrose

(C) Schädigung des Nervus ischiadicus

(D) Hüftgelenksluxation

(E) Femurkopfnekrose

1553 Welche Aussage trifft <u>nicht</u> zu?

Das Toleranzstadium III_{1-2} einer Äthernarkose nach Guedel wird durch folgende Symptome charakterisiert

(A) Atmung gleichmäßig regelmäßig

(B) Brechreflex aufgehoben

(C) Lidreflex erloschen

(D) Pupillen weit

(E) Keine Abwehrreaktion auf kutane Schmerzreize

1554 Welche Angabe zur potentiellen Infektionsquelle ist bei einem Patienten mit nachgewiesenem Typhus abdominalis nicht verdächtig?

(A) Der Hund des Patienten verendete vor 8 Tagen an einer unklaren Infektionskrankheit.

(B) Der Patient ist Pilot und fliegt jede Woche nach Bangkok, zuletzt vor 14 Tagen.

(C) Der Patient erkrankte 8 Tage nach einem Urlaub in Neapel.

(D) Der Patient ist türkischer Gastarbeiter und kam vor 5 Tagen von einem sechswöchigen Heimaturlaub zurück.

(E) Der Patient gibt an, daß seine im gleichen Haushalt lebende Schwiegermutter 1955 Typhus gehabt habe.

1555 Welcher Befund ist bei einer Lobärpneumonie nicht zu erwarten?

(A) brummende und giemende RG bei der Auskultation

(B) verstärkter Stimmfremitus der betroffenen Seite

(C) Expektoration eines rostfarbenen Sputums

(D) Nachweis von Diplococcus pneumoniae

(E) Auftreten eines Herpes labialis

1556 Welche Aussage trifft nicht zu?

Die Fahrradergometerbelastung bei Verdacht auf koronare Herzkrankheit soll abgebrochen werden bei

(A) stärkeren Beschwerden wie Angina pectoris oder Atemnot

(B) subjektiver Erschöpfung, z.B. Ermüdung in den Beinen

(C) Auftreten von Erregungsrückbildungsstörungen in Form von ST-Senkungen oder -Hebungen von mehr als 0,2 mV (2 mm)

(D) systolischem Blutdruckanstieg auf 23 kPa (170 mmHg)

(E) zunehmender Zahl von ventrikulären Extrasystolen, bei polytopen oder salvenförmig einfallenden Extrasystolen

1557 Welcher der genannten physikalischen Befunde trifft für den totalen AV-Block nicht zu?

(A) langsame Herzfrequenz

(B) in mehr oder weniger regelmäßigen Abständen auskultierbare "Kanonenschläge"

(C) Dissoziation zwischen Arterien- und Jugularvenenpuls

(D) kleine Blutdruckamplitude

(E) durch Vagusstimulation nicht zu beeinflussende Pulsfrequenz

1558 Welches EKG-Kriterium ist nicht für ein chronisches Cor pulmonale typisch?

(A) Rechtstyp

(B) P dextroatriale

(C) Ausbildung einer Rechtsverspätungskurve (unvollständiger Rechtsschenkelblock)

(D) Hypertrophiezeichen:

a) späte hohe R-Zacke in V_1 und spiegelbildlich tiefes S in V_6

b) Verspätung des oberen Umschlagpunktes in V_1

c) T-Negativierung in II, III, aVF und V_{2-4}

(E) Linksschenkelblock

1559 Welche Aussage trifft nicht zu?

Die chronische Bronchitis

(A) geht in der Regel mit einer obstruktiven Ventilationsstörung einher

(B) kann bereits im Frühstadium an den charakteristischen Veränderungen der Thoraxröntgenaufnahme erkannt werden

(C) findet sich häufiger bei Rauchern als bei Nichtrauchern

(D) ist häufigste Ursache des zentrilobulär destruktiven Lungenemphysems

(E) geht immer mit verminderter Bronchialsekretion einher

Aufgabentyp B : Zuordnungsaufgaben

Ordnen Sie bitte den nachfolgend genannten Symptomen arterieller Durchblutungsstörungen (Liste 1) das zugehörige Stadium nach Fontaine-Ratschow (Liste 2) zu.

Liste 1

1560 Claudicatio intermittens

1561 trophische Störungen im Bereich des Vorfußes mit Ausbildung von Nekrosen

1562 Ruheschmerz der betroffenen Extremität

1563 Beschwerdefreiheit trotz angiographisch nachweisbarem Verschluß einer Beinarterie

Liste 2

(A) Stadium I

(B) Stadium II

(C) Stadium III

(D) Stadium IV

(E) Eine Zuordnung ist zu keinem der genannten Stadien nach Fontaine-Ratschow möglich.

Ordnen Sie den in Liste 1 genannten Erkrankungen das am ehesten in Betracht zu ziehende Verfahren (Liste 2) zu.

Liste 1

1564 lokal inoperables Karzinom des Colon ascendens

1565 gut bewegliches, operables Karzinom des Zäkum

Liste 2

(A) Proktokolektomie

(B) doppelläufige Kolostomie

(C) Ileotransversostomie

(D) Hemikolektomie rechts

(E) Ileozäkalresektion

Ordnen Sie bitte den Diagnosen der Liste 1 die am ehesten zugehörige Symptomatik (Liste 2) zu.

Liste 1

1566 Sigma-Karzinom

1567 Hämorrhoiden

1568 exokrine Pankreasinsuffizienz

Liste 2

(A) grauweißer harter Stuhl

(B) hellrotes Blut, auf Stuhl aufgetropft

(C) weicher übelriechender Stuhl mit glänzender Oberfläche

(D) Stuhl mit düsterrotem Blut untermischt

(E) schwarzer, breiiger übelriechender Stuhl

Ordnen Sie die in Liste 2 aufgeführten Befunde den in Liste 1 genannten Krankheitsbildern zu.

Liste 1	Liste 2
1569 Hyperventilationstetanie	(A) Normocalcämie
1570 Tetanie bei Nebenschilddrüseninsuffizienz	(B) erhöhter Basenüberschuß (BE)
	(C) Hypophosphatämie
	(D) 3/s "spikes und waves" im EEG
	(E) verlängerte relative QT-Dauer im EKG

Aufgabentyp C : Kausale Verknüpfung

Antwort	Aussage 1	Aussage 2	Verknüpfung
A	richtig	richtig	richtig
B	richtig	richtig	falsch
C	richtig	falsch	-
D	falsch	richtig	-
E	falsch	falsch	-

1571 Bei einem 23jährigen Patienten muß nach einem Betriebsunfall das Endglied des linken Zeigefingers amputiert werden.

Eine Vereinigung der Beuge- und der Strecksehnen über dem Knochenstumpf ist hier nicht angezeigt,

weil

eine Vereinigung der Beuge- und der Strecksehnen über dem Knochenstumpf nach Amputation des Zeigefingerendgliedes eine verminderte Gebrauchsfähigkeit der Hand verursachen würde.

1572 Bei akuter Pankreatitis ist die Gabe von Morphium indiziert,

weil

Morphium den Tonus des Sphincter Oddi erhöht.

1573 Bei einem Karzinom des Colon ascendens treten stenosebedingte Symptome im Vergleich zu Karzinomen des Colon descendens relativ spät auf,

<u>weil</u>

eine Passagebehinderung infolge Tumorwachstums im Bereich des linken Hemikolon früher als im Bereich des rechten Hemikolon klinisch manifest wird.

1574 Die Radialislähmung ist eine häufige Komplikation der suprakondylären Humerusfraktur,

<u>weil</u>

der N. radialis im Bereich des mittleren Drittels dem Humerus unmittelbar anliegt.

1575 Gehaltene Aufnahmen zum Nachweis eines Innen- oder Außenbandrisses im Bereich des oberen Sprunggelenkes sind meistens nicht erforderlich,

<u>weil</u>

Bandrisse im Bereich des oberen Sprunggelenkes in der Regel mit knöchernen Randausrissen verbunden sind, die bereits auf der a.p. Röntgenaufnahme erkennbar sind.

1576 Die proximal selektive Vagotomie (supraselektive Vagotomie) ist als Operationsverfahren beim rezidivierenden Ulcus duodeni der 2/3-Resektion des Magens vorzuziehen,

<u>weil</u>

beim rezidivierenden Ulcus duodeni die Rezidivrate nach supraselektiver Vagotomie im Vergleich zur 2/3-Resektion des Magens geringer ist.

1577 Bei Patienten mit ventrikulären Extrasystolen ist die Anwendung einer Infiltrationsanästhesie kontraindiziert,

<u>weil</u>

Lokalanästhetika die myokardiale Irritabilität steigert.

1578 Bei "antikoagulierten" Patienten verbietet sich die intramuskuläre Injektion von Medikamenten,

<u>weil</u>

durch intramuskuläre Injektionen die diagnostische Aussagekraft der CK (Kreatinphosphokinase) eingeschränkt werden kann.

1579 Bei der primären Nebennierenrindeninsuffizienz mit nachgewiesener Nebennierenverkalkung darf die Corticosteroidsubstitutionstherapie nur unter lebenslanger Gabe eines Tuberkulostatikums durchgeführt werden.

weil

eine Glucocorticoidlangzeitbehandlung zu einer Reaktivierung einer Organtuberkulose führen kann.

1580 Der Verdacht auf Lungenmetastasen bei hypernephroidem Nierenkarzinom erfordert die Durchführung eines Lungenperfusionsszintigramms,

weil

Lungenmetastasen im Lungenperfusionsszintigramm mit hoher diagnostischer Treffsicherheit erfaßt werden.

1581 Auch ein hämodynamisch wirksamer urämisch bedingter Perikarderguß darf nicht punktiert werden,

weil

ein Perikarderguß bei Urämie häufig hämorrhagisch ist.

1582 Ein bei einer Schwangeren unmittelbar vor oder nach der Entbindung auftretendes akutes Nierenversagen hat eine vergleichsweise gute Prognose,

weil

physiologischerweise die glomeruläre Filtrationsrate während der Schwangerschaft zunimmt.

1583 Wenn bei einem langjährigen Raucher mit Raucherhusten (Husten mit Auswurf) seit einigen Wochen zusätzlich Reizhusten ohne Auswurf besteht, ist eine Bronchoskopie nicht erforderlich,

weil

Patienten mit langjährigem Raucherhusten im Vergleich zu Rauchern ohne Husten nur selten an einem Bronchuskarzinom erkranken.

1584 Bei Verdacht auf ein Bronchuskarzinom ist auch beim inoperablen Patienten eine histologische Differenzierung anzustreben,

weil

die Indikation zur Chemotherapie und zur Radiotherapie eines Bronchuskarzinoms auch vom histologischen Befund abhängt.

1585 Zur Therapie der chronischen Linksherzinsuffizienz mit Lungenstauung sind Pharmaka geeignet, die nur den peripheren Gefäßtonus erhöhen,

<u>weil</u>

der erhöhte Vasokonstriktortonus bei Herzinsuffizienz zur Umverteilung von Blut auf die lebenswichtigen Organe beiträgt.

1586 Bei Patienten mit langjähriger obstruktiver Bronchitis und Zyanose dürfen Sauerstoffgaben nur unter Kontrolle der arteriellen Kohlensäurespannung erfolgen,

<u>weil</u>

bei zyanotischen Patienten mit chronisch obstruktiver Bronchitis die O_2-Therapie einen gefährlichen Anstieg der arteriellen Kohlensäurespannung bewirken kann.

1587 Die Kombination von Hypertonie, Hämaturie und nephrotischem Syndrom deutet auf eine ungünstige Prognose der renalen Erkrankung hin,

<u>weil</u>

eine Hämaturie in der Regel auf eine zusätzliche bakterielle Besiedlung der Harnwege hinweist.

1588 Das Auftreten des 3. Herztones im Verlauf eines Herzinfarktes ist ein frühes klinisches Zeichen der Herzinsuffizienz,

<u>weil</u>

der 3. Herzton bei Patienten mit Herzinfarkt auf einen erhöhten ventrikulären Füllungsdruck hinweist.

Aufgabentyp D : Aussagenkombination

1589 Welche Aussage(n) zur einseitigen Nierentuberkulose im ulzerokavernösen Stadium (Stadium II) trifft (treffen) zu?

(1) Im Urogramm finden sich oftmals Hinweise auf Papillendestruktionen.

(2) In der Regel wird eine Frühnephrektomie angestrebt.

(3) Eine von der befallenen Niere ausgehende aszendierende Infektion der kontralateralen gesunden Niere stellt eine häufig beobachtete Komplikation dar.

(A) nur 1 ist richtig

(B) nur 2 ist richtig

(C) nur 3 ist richtig

(D) nur 1 und 3 sind richtig

(E) 1 - 3 = alle sind richtig

1590 Welche der folgenden Aussage(n) trifft (treffen) zu?

(1) Typisch für die axiale Hiatushernie ist eine Kardiainsuffizienz.

(2) Ein typisches Symptom bei axialer Hiatushernie ist Sodbrennen.

(3) Die Therapie der Wahl bei Kardiainsuffizienz ist die Vagotomie.

(A) nur 1 ist richtig

(B) nur 2 ist richtig

(C) nur 3 ist richtig

(D) nur 1 und 2 sind richtig

(E) 1 - 3 = alle sind richtig

1591 Welche Aussagen zum direkten Leistenbruch treffen zu?

(1) Mit einem Auftreten ist vorwiegend im höheren Lebensalter zu rechnen.

(2) Der Bruchsack liegt neben dem Samenstrang.

(3) Der Bruchsack liegt innerhalb des Samenstranges.

(4) Der Bruch tritt oberhalb des Leistenbandes aus.

(5) Der Bruch tritt unterhalb des Leistenbandes aus.

(A) nur 2 und 4 sind richtig

(B) nur 2 und 5 sind richtig

(C) nur 1,2 und 4 sind richtig

(D) nur 1,2 und 5 sind richtig

(E) nur 1,3 und 4 sind richtig

1592 Bei einem Patienten mit einem akuten Ileus infolge eines inoperablen zirkulär wachsenden Karzinoms im Sigmoidbereich wird (werden) im Rahmen des operativen Vorgehens angelegt ein(e):

(1) doppelläufiger Anus praeter transversalis

(2) doppelläufiger Anus praeter sigmoideus

(3) Zäkalfistel

(4) doppelläufiges Ileostoma

(A) nur 1 ist richtig

(B) nur 2 ist richtig

(C) nur 3 ist richtig

(D) nur 2 und 4 sind richtig

(E) nur 3 und 4 sind richtig

1593 Bei welchen der genannten Erkrankungen besteht ein erhöhtes Risiko für die Entstehung eines Kolonkarzinoms?

(1) familiäre Polyposis

(2) Colitis ulcerosa

(3) multiple villöse Adenome

(4) idiopathisches Megakolon

(A) nur 1 und 2 sind richtig

(B) nur 3 und 4 sind richtig

(C) nur 1,2 und 3 sind richtig

(D) nur 1,2 und 4 sind richtig

(E) 1 - 4 = alle sind richtig

1594 Eine arterielle Embolie tritt häufig auf bei:

(1) Mitralstenose

(2) Aortenstenose

(3) Mitralinsuffizienz

(4) Aorteninsuffizienz

(5) koronarer Herzerkrankung

(A) nur 3 ist richtig

(B) nur 5 ist richtig

(C) nur 1 und 2 sind richtig

(D) nur 1 und 3 sind richtig

(E) nur 2 und 4 sind richtig

1595 Welche der folgenden Aussagen über die Prognose des Mamma-Karzinoms treffen zu?

(1) Wenn Skelettmetastasen nachgewiesen sind, ist eine Heilung des Krebsleidens unwahrscheinlich.

(2) Beim Mamma-Karzinom im Stadium I nach Steinthal (T 0 - 2, N 0, M 0) kann sehr häufig eine Dauerheilung erzielt werden.

(3) Das szirrhöse Karzinom ist besonders gefährlich, da es nach allen Seiten diffus infiltrierend wächst.

(4) Die Wirksamkeit einer Hormonbehandlung ist unsicher, da nur ein Teil der Mamma-Karzinome hormonabhängig ist.

(A) nur 1 und 2 sind richtig

(B) nur 1 und 3 sind richtig

(C) nur 2 und 3 sind richtig

(D) nur 2 und 4 sind richtig

(E) 1 - 4 = alle sind richtig

1596 Pankreaspseudozysten werden beobachtet:

(1) bei Neugeborenen

(2) nach akuter Pankreatitis

(3) nach Pankreasruptur

(4) bei Pankreastumoren

(5) bei Papillenstenosen

(A) nur 4 ist richtig

(B) nur 1 und 2 sind richtig

(C) nur 2 und 3 sind richtig

(D) nur 3 und 5 sind richtig

(E) 1 - 5 = alle sind richtig

1597 Welche Aussage(n) zur operativen Behandlung der Lungentuberkulose trifft (treffen) zu?

(1) Einer chirurgischen Behandlung werden in der Regel nur tuberkulostatisch vorbehandelte Patienten zugeführt.

(2) Der Nachweis resistenter Tuberkelbakterien stellt eine absolute Kontraindikation für eine chirurgische Therapie dar.

(3) Postoperativ wird meistens auf eine tuberkulostatische Behandlung verzichtet.

(4) Bei Restkavernen und Tuberkulomen kann eine chirurgische Behandlung indiziert sein.

(A) nur 2 ist richtig

(B) nur 3 ist richtig

(C) nur 4 ist richtig

(D) nur 1 und 4 sind richtig

(E) nur 3 und 4 sind richtig

1598 Welche der folgenden Komplikationen sind im Verlauf der Verbrennungskrankheit möglich?

(1) Volumenmangel-Schock

(2) Wundinfektion mit Sepsis

(3) Niereninsuffizienz

(4) Streßulkusblutung

(5) Pneumonie

(A) nur 1,2 und 3 sind richtig

(B) nur 1,3 und 5 sind richtig

(C) nur 2,4 und 5 sind richtig

(D) nur 1,2,3 und 5 sind richtig

(E) 1 - 5 = alle sind richtig

1599 Ein Patient wird mit den Zeichen einer diffusen Peritonitis mit paralytischem Ileus in die Klinik eingeliefert.

Therapeutisch ist zusätzlich zu der Gabe von Antibiotika am ehesten angezeigt:

(1) hoher Einlauf

(2) medikamentöse Anregung der Darmtätigkeit

(3) orale Miller-Abbot-Sonde

(4) unverzügliche Operation

(A) nur 3 ist richtig

(B) nur 4 ist richtig

(C) nut 1 und 2 sind richtig

(D) nur 2 und 3 sind richtig

(E) nur 1,2 und 3 sind richtig

1600 Bei einem 60jährigen Patienten mit einer euthyreoten diffusen Struma der Größe III (WHO-Klassifikation) ist eine Schilddrüsenoperation vorgesehen. Es besteht ein inspiratorischer Stridor. EKG, Szintigramm und der Hormonstatus liegen vor.

Welche der genannten zusätzlichen diagnostischen Maßnahmen sind im Rahmen der präoperativen Voruntersuchung am ehesten angezeigt?

(1) Röntgenuntersuchung des Thorax in zwei Ebenen

(2) Röntgenspezialaufnahmen der Trachea

(3) Tracheoskopie

(4) Kehlkopfspiegelung

(5) Ösophagoskopie

(A) nur 1 und 3 sind richtig

(B) nur 1 und 5 sind richtig

(C) nur 2 und 5 sind richtig

(D) nur 1,2 und 4 sind richtig

(E) nur 2,3 und 5 sind richtig

1601 Bei klinischem Verdacht auf ein Bauchaortenaneurysma ist/sind als diagnostische Maßnahme(n) angezeigt:

(1) Abdomenleeraufnahme

(2) Ultraschalluntersuchung

(3) Computertomographie

(4) explorative Laparotomie

(A) nur 3 ist richtig

(B) nur 1 und 4 sind richtig

(C) nur 2 und 3 sind richtig

(D) nur 1,2 und 3 sind richtig

(E) 1 - 4 = alle sind richtig

1602 Welche Aussage(n) über die Gynäkomastie trifft/treffen zu?

(1) Ursächlich kommt ein beschleunigter Östrogenabbau in Frage.

(2) Eine Gynäkomastie wird als Folge von Hormongaben (z.B. bei der Prostatakarzinom-Therapie) beobachtet.

(3) Bei jeder ungeklärten Gynäkomastie muß ein Hodentumor ausgeschlossen werden.

(4) Operative Eingriffe sind selten notwendig, da bei der Mehrzahl der Gynäkomastien die Behandlung der Ursache im Vordergrund steht.

(A) nur 2 ist richtig

(B) nur 1 und 4 sind richtig

(C) nur 2 und 3 sind richtig

(D) nur 1,2 und 3 sind richtig

(E) 1 - 4 = alle sind richtig

1603 Typische Komplikationen bei hohen traumatischen Querschnittslähmungen sind:

(1) Harnwegsinfektionen

(2) Dekubitalulzera

(3) Blutungen aus dem Intestinaltrakt

(4) Pneumonien

(A) nur 1 und 3 sind richtig

(B) nur 1 und 4 sind richtig

(C) nur 1,2 und 4 sind richtig

(D) nur 2,3 und 4 sind richtig

(E) 1 - 4 = alle sind richtig

1604 Welche Aussage(n) zur proximal-selektiven Vagotomie bei Vorliegen eines Ulcus duodeni trifft (treffen) zu?

(1) Vagal denerviert werden Magenfundus und Magenkorpus.

(2) Zusätzlich ist immer eine Pyloroplastik zur Erweiterung des Pyloruskanals erforderlich.

(3) Vorteile des Verfahrens gegenüber der 2/3-Resektion liegen in der Organerhaltung des Magens und in einem geringen Operationsrisiko.

(A) nur 1 ist richtig

(B) nur 3 ist richtig

(C) nur 1 und 3 sind richtig

(D) nur 2 und 3 sind richtig

(E) 1 - 3 = alle sind richtig

1605 Wodurch ist die idiopathische Trigeminusneuralgie gekennzeichnet?

(1) anfallsartige Schmerzen in dem Versorgungsgebiet eines oder mehrerer Äste des Nervs

(2) Auslösung der Schmerzanfälle durch äußere Reize

(3) Hypästhesie

(4) Lähmung einer Gesichtshälfte

(5) Flimmerskotom

(A) nur 1 ist richtig

(B) nur 1 und 2 sind richtig

(C) nur 1,2 und 5 sind richtig

(D) nur 1,2,3 und 5 sind richtig

(E) 1 - 5 = alle sind richtig

1606 Als Komplikationen einer nekrotisierenden Pankreatitis können auftreten:

(1) Pleuraerguß

(2) Aszites

(3) Milzvenenthrombose

(4) Choledochusstenose mit Ikterus

(5) Oligurie

(A) nur 3 und 4 sind richtig

(B) nur 1,2 und 4 sind richtig

(C) nur 1,2 und 5 sind richtig

(D) nur 2,3 und 4 sind richtig

(E) 1 - 5 = alle sind richtig

1607 Bei der Phlegmasia caerulea dolens

(1) schwillt die gesamte Extremität prall an und wird zyanotisch

(2) handelt es sich primär um ein arterielles Ischämiesyndrom

(3) bestehen intensive Schmerzen, die durch Hochlagerung kaum zu beeinflussen sind

(4) ist oft die chirurgische Thrombektomie angezeigt

(A) nur 1 und 2 sind richtig

(B) nur 1 und 3 sind richtig

(C) nur 2 und 4 sind richtig

(D) nur 1,3 und 4 sind richtig

(E) 1 - 4 = alle sind richtig

1608 Während einer Allgemeinanästhesie fallen Ihnen beim Patienten Pulsanstieg, Blutdruckanstieg und Tränenfluß auf. Die Hautfarbe ist rosig. Es sind keine Anzeichen einer Zyanose erkennbar.

Welche Ursache(n) ist (sind) am ehesten in Betracht zu ziehen?

(1) Sauerstoffmangel

(2) zu geringe Narkosetiefe

(3) Überinfusion

(4) CO_2-Retention

(5) Überdosierung von Lachgas

(A) nur 3 ist richtig

(B) nur 1 und 5 sind richtig

(C) nur 2 und 4 sind richtig

(D) nur 1,2 und 5 sind richtig

(E) 1 - 5 = alle sind richtig

1609 Bei einem Schädelhirntrauma mit Stammhirnbeteiligung müssen Sie mit folgenden akuten Störungen rechnen:

(1) zentraler Ateminsuffizienz

(2) Dysregulation des Vasomotorentonus

(3) Diabetes insipidus

(4) Entgleisung der Temperaturregulation

(A) nur 1 und 2 sind richtig

(B) nur 2 und 4 sind richtig

(C) nur 1,2 und 3 sind richtig

(D) nur 1,2 und 4 sind richtig

(E) 1 - 4 = alle sind richtig

1610 Zu den allgemeinen Kontraindikationen einer Regionalanästhesie zählt/zählen:

(1) Diabetes mellitus

(2) Gerinnungsstörungen

(3) Myasthenia gravis

(4) Infektion an der geplanten Einstichstelle

(5) Emphysembronchitis

(A) nur 1 ist richtig

(B) nur 5 ist richtig

(C) nur 1 und 3 sind richtig

(D) nur 2 und 4 sind richtig

(E) 1 - 5 = alle sind richtig

1611 Die Radiojodtherapie ist angezeigt bei

(1) Hyperthyreosen in jedem Alter

(2) dekompensiertem autonomen Adenom der Schilddrüse alternativ zur operativen Adenomenukleation jenseits des 40. Lebensjahres

(3) Altershyperthyreose

(4) lokal mechanische Beschwerden durch eine Struma ohne kalten Knoten bei einem 45jährigen Patienten, der eine Operation ablehnt

(5) Thyreoiditis in der hyperthyreoten Phase

(A) nur 2 ist richtig

(B) nur 1 und 3 sind richtig

(C) nur 1,3 und 5 sind richtig

(D) nur 2,3 und 4 sind richtig

(E) 1 - 5 = alle sind richtig

1612 Typische Befunde bzw. Komplikationen bei akutem Nierenversagen sind

(1) Hyperkaliämie

(2) Überwässerung

(3) gastrointestinale Blutungen

(4) bakterielle Infekte

(5) metabolische Alkalose

(A) nur 1 und 2 sind richtig

(B) nur 3 und 4 sind richtig

(C) nur 1,2 und 5 sind richtig

(D) nur 1,2,3 und 4 sind richtig

(E) 1 - 5 = alle sind richtig

1613 Zur Therapie der chronischen Polyarthritis (rheumatoide Arthritis) können angezeigt sein:

(1) Penicillin

(2) Gold

(3) Glucocorticoide

(4) nichtsteroidale Antirheumatika

(5) Immunsuppressiva

(A) nur 2,3 und 4 sind richtig

(B) nur 2,4 und 5 sind richtig

(C) nur 1,2,3 und 4 sind richtig

(D) nur 2,3,4 und 5 sind richtig

(E) 1 - 5 = alle sind richtig

1614 Eine Behandlung mit Cumarinderivaten im Anschluß an eine tiefe Beinvenenthrombose ist <u>kontraindiziert</u> bei Patienten mit

(1) floridem Ulcus duodeni

(2) HBsAg (Australiaantigen)-positiver chronisch persistierender Hepatitis

(3) Diabetes mellitus

(4) ausgedehnter, florider Colitis ulcerosa mit Thrombozytose

(5) Verdacht auf Hirnmetastasen bei Rektumkarzinom

(A) nur 1 ist richtig

(B) nur 1 und 3 sind richtig

(C) nur 1,2 und 4 sind richtig

(D) nur 1,4 und 5 sind richtig

(E) 1 - 5 = alle sind richtig

1615 An Krankheiten folgender Organe muß gedacht werden, wenn ein älterer Patient angibt, blutigen Auswurf gehabt zu haben:

(1) Ösophagus
(2) Bronchien
(3) Zähne, Zahnfleisch
(4) Nase, Rachen
(5) Lunge

(A) nur 2 ist richtig
(B) nur 1 und 5 sind richtig
(C) nur 1,2 und 3 sind richtig
(D) nur 2,3,4 und 5 sind richtig
(E) 1 - 5 = alle sind richtig

1616 Die bronchoskopische Untersuchung kann sich für die Diagnose folgender Krankheit(en) eignen:

(1) Lungentuberkulose
(2) rezidivierende Bronchialinfekte
(3) Sarkoidose (M.Boeck)
(4) Lungenemphysem
(5) Bronchuskarzinom

(A) nur 5 ist richtig
(B) nur 1 und 5 sind richtig
(C) nur 1,3 und 4 sind richtig
(D) nur 1,2,3 und 5 sind richtig
(E) 1 - 5 = alle sind richtig

1617 Pulsunregelmäßigkeit wird typischerweise beobachtet bei

(1) Vorhofflimmern
(2) Extrasystolie
(3) respiratorischer Arrhythmie
(4) Wenckebachscher Periodik
(5) Rechtsschenkelblock

(A) nur 1 und 2 sind richtig
(B) nur 4 und 5 sind richtig
(C) nur 1,2 und 5 sind richtig
(D) nur 1,2,3 und 4 sind richtig
(E) 1 - 5 = alle sind richtig

1618 Beurteilen Sie folgende die Knotenstruma betreffenden Aussagen:

(1) Hinter einem szintigraphisch kalten Knoten kann sich eine Struma maligna verbergen.

(2) Auch speichernde Knoten können maligne sein.

(3) Obere Einflußstauung und obere Ösophagusvarizen können akut zur Operationsindikation führen.

(4) Das autonome Adenom ist in endemischen Strumagebieten selten.

(5) Die strumabedingte Trachealstenose bewirkt eine restriktive Ventilationsstörung.

(A) nur 1 und 3 sind richtig

(B) nur 2 und 4 sind richtig

(C) nur 1,2 und 3 sind richtig

(D) nur 1,2,3 und 4 sind richtig

(E) nur 1,2,3 und 5 sind richtig

1619 Ein 64jähriger Patient (173 cm, 87 kg schwer) wird mit einer akuten eitrigen Bronchitis in die Klinik aufgenommen. Der Blutzuckerspiegel wird mit 28 mmol/l (500 mg%) erstmals erhöht gefunden, es besteht eine Glucosurie von 15 g/die und eine Ketonurie.

Folgende Aussagen zur Therapie dieses Patienten treffen zu:

(1) Während der akuten interkurrenten Erkrankung ist eine Behandlung mit Insulin indiziert.

(2) Der Patient ist in Zukunft ein insulinabhängiger Diabetiker.

(3) Der Insulinbedarf wird vermutlich nach Überwindung der interkurrenten Erkrankung abnehmen.

(4) Der Patient soll nach Überwinden der interkurrenten Erkrankung eine hypokalische Diabetesdiät einhalten.

(A) nur 4 ist richtig

(B) nur 1 und 3 sind richtig

(C) nur 1,2 und 4 sind richtig

(D) nur 1,3 und 4 sind richtig

(E) 1 - 4 = alle sind richtig

1620 Eine günstige Beeinflussung des Krankheitsverlaufes ist zu erwarten

(1) durch Lävuloseinfusionen bei akuter Virushepatitis

(2) durch Penicillamingabe bei Morbus Wilson

(3) durch Aderlässe bei Hämochromatose

(4) durch Lactulosegabe bei exogenem Coma hepaticum

(5) durch Gabe von Orotsäure und Vitamin B_{12} bei chronisch aggressiver Hepatitis

(A) nur 1 und 3 sind richtig

(B) nur 2 und 3 sind richtig

(C) nur 2,3 und 4 sind richtig

(D) nur 1,2,3 und 4 sind richtig

(E) 1 - 5 = alle sind richtig

1621 Bei einem 35jährigen Akromegalen wurde vor 5 Jahren eine Strahlentherapie der Hypophyse durchgeführt. Er klagt über Halsschmerzen, Atemnot, Ödeme und Pelzigkeit an beiden Daumen und Zeigefingern. Während einer oralen Glucosebelastung mit 100 g ist der niedrigste gemessene Wachstumshormonwert nicht supprimiert. Die Röntgenaufnahme des Schädels zeigt eine vergrößerte Sella turcica. Bei der ophthalmologischen Untersuchung sind keine Virusstörungen oder Gesichtsfeldausfälle festzustellen.

Beurteilen Sie folgende Überlegungen:

(1) Die Akromegalie ist ausreichend behandelt.

(2) Bei röntgenologischer Herzvergrößerung dürfte eine Kardiomegalie vorliegen (Viszeromegalie).

(3) Das Karpaltunnelsyndrom ist durch eine Ulnarisparese bedingt.

(4) Ein Nüchternblutzucker von 6,8 mmol/l (135 mg%) spricht für einen symptomatischen Diabetes mellitus (Insulinantagonismus).

(5) Da noch kein Chiasma-Syndrom vorliegt, sollte eine transsphenoidale Operation des Hypophysentumors erfolgen.

(A) nur 2 und 5 sind richtig

(B) nur 3 und 4 sind richtig

(C) nur 1,2 und 4 sind richtig

(D) nur 2,4 und 5 sind richtig

(E) nur 2,3,4 und 5 sind richtig

1622 Eine Hypernatriämie bei hypertoner Dehydratation kann verursacht werden durch

(1) zu starkes Salzen von Speisen

(2) exzessiven Wasserverlust über den Darm

(3) exzessiven Wasserverlust über die Nieren (z.B. Diabetes insipidus)

(4) Infusion isotonischer Glucoselösung

(A) nur 1 ist richtig

(B) nur 2 und 3 sind richtig

(C) nur 3 und 4 sind richtig

(D) nur 1,2 und 3 sind richtig

(E) 1 - 4 = alle sind richtig

1623 Eine 24jährige Frau (168 cm groß, 50 kg schwer) kommt wegen allgemeiner Schwäche, einer Gewichtsabnahme von 7 kg in zwei Monaten und einem Durstgefühl in die Sprechstunde.

Für welche der folgenden Erkrankungen kann die Vorgeschichte sprechen?

(1) Hyperthyreose

(2) Diabetes mellitus

(3) primärer Hyperparathyreoidismus

(4) Anorexia nervosa

(A) nur 4 ist richtig

(B) nur 1 und 3 sind richtig

(C) nur 2 und 4 sind richtig

(D) nur 1,2 und 3 sind richtig

(E) 1 - 4 = alle sind richtig

1624 Ein 65jähriger Mann hat seit 6 Jahren ein quälendes, zwanghaftes Durstgefühl. Er hat bei einer täglichen Flüssigkeitszufuhr von 5-6 Litern auch viel Bier getrunken. Bei der Krankenhausaufnahme klagte er über seit 4 Wochen bestehende Kopfschmerzen und Sehstörungen. Bei der Untersuchung wurde eine beidseitige Optikusatrophie, aber kein Nystagmus und keine Augenmuskellähmung festgestellt.

Welche der nachfolgenden diagnostischen Maßnahmen sind notwendig?

(1) Bestimmung des Serumnatriums

(2) Bestimmung des spezifischen Gewichts des Urins

(3) Bestimmung des Blutalkoholspiegels

(4) Bestimmung der Lipase im Serum

(5) Röntgenaufnahme des Schädels im seitlichen Strahlengang

(A) nur 1 und 3 sind richtig

(B) nur 1,2 und 4 sind richtig

(C) nur 1,2 und 5 sind richtig

(D) nur 2,3 und 4 sind richtig

(E) nur 3,4 und 5 sind richtig

1625 Darmatonie kann auftreten bei

(1) Hypokaliämie

(2) Pneumonie

(3) Ureterkoliken

(4) Gallenkoliken

(5) Myokardinfarkt

(A) nur 1 ist richtig

(B) nur 1 und 3 sind richtig

(C) nur 1,3 und 4 sind richtig

(D) nur 3,4 und 5 sind richtig

(E) 1 - 5 = alle sind richtig

1626 Gelenkbeschwerden können vorkommen bei

(1) Sklerodermie

(2) Lupus erythematodes disseminatus

(3) Dermatomyositis

(4) Gonorrhoe

(5) Psoriasis

(A) nur 1 und 2 sind richtig

(B) nur 2 und 3 sind richtig

(C) nur 1,3 und 4 sind richtig

(D) nur 1,2,4 und 5 sind richtig

(E) 1 - 5 = alle sind richtig

1627 Ein positiver Rheumafaktor

(1) ist Voraussetzung für die Diagnose einer chronischen Polyarthritis (rheumatoide Arthritis)

(2) beweist die Diagnose einer chronischen Polyarthritis (rheumatoide Arhtritis) bei Gelenkbeschwerden und schließt andere Gelenkerkrankungen aus

(3) kann auch bei Gesunden gefunden werden

(4) wird auch beim Lupus erythematodes häufiger nachgewiesen

(5) ist ein typischer Befund bei Polymyalgia rheumatica

(A) nur 1 ist richtig

(B) nur 2 ist richtig

(C) nur 1 und 2 sind richtig

(D) nur 1 und 5 sind richtig

(E) nur 3 und 4 sind richtig

1628 Folgende Psychotherapieverfahren können beim Asthma bronchiale indiziert sein:

(1) autogenes Training

(2) bei chronischem Verlauf mit Emphysem: klassische Psychoanalyse

(3) im Status asthmaticus: Verhaltenstherapie

(4) stützende Psychotherapie in Verbindung mit kurörtlichen Heilverfahren

(5) Gruppenpsychotherapie

(A) nur 1 ist richtig

(B) nur 3 und 4 sind richtig

(C) nur 1,2 und 5 sind richtig

(D) nur 1,4 und 5 sind richtig

(E) 1 - 5 = alle sind richtig

1629 Bei einem 45jährigen bisher gesunden Mann wird anläßlich einer Betriebsuntersuchung im Röntgenbild des Thorax eine hilusnahe Verschattung im rechten Lungenoberfeld gefunden.

Welche weiteren diagnostischen Maßnahmen sind zu veranlassen?

(1) bronchoskopische Untersuchung

(2) Anforderung früherer Thoraxröntgenaufnahmen

(3) Tuberkulinprobe

(4) probatorische Tuberkulosetherapie mit Röntgenkontrolle in 2 Monaten

(5) Untersuchung auf Tuberkelbakterien

(A) nur 1 und 2 sind richtig

(B) nur 1,2 und 3 sind richtig

(C) nur 1,2,3 und 5 sind richtig

(D) nur 2,3,4 und 5 sind richtig

(E) 1 - 5 = alle sind richtig

1630 Eine 51jährige Patientin klagt über ein seit acht Monaten bestehendes unangenehmes Kloßgefühl im Hals. Die Menopause trat im 49. Lebensjahr ein.

Folgende Aussagen treffen auf diese Patientin zu:

(1) Es handelt sich fast immer um einen "Globus hystericus".

(2) Die Schilddrüse sollte palpatorisch sowie ggf. funktionsanalytisch und szintigraphisch untersucht werden.

(3) Hinter dem sog. Globusgefühl können verschiedenartigste organische Erkrankungen, gelegentlich sogar einmal eine koronare Herzerkrankung, verborgen sein.

(4) Eine etwaige Behandlung mit konjugierten Östrogenen (z.B. Presomen^R) sollte abgesetzt werden, da Östrogene ein Strumawachstum begünstigen können.

(5) Ein Ösophagusdivertikel ist radiologisch auszuschließen.

(A) nur 1 ist richtig

(B) nur 2 und 4 sind richtig

(C) nur 3 und 5 sind richtig

(D) nur 2,3 und 5 sind richtig

(E) nur 2,3,4 und 5 sind richtig

1631 Bei einer 75jährigen hypertensiven Patientin stellen Sie subkutan am rechten Unterschenkel einen spontan schmerzhaften, druckempfindlichen, derben Venenstrang fest. Die Haut darüber ist erwärmt und gerötet.

Welche therapeutischen Maßnahmen sind zu empfehlen?

(1) Fibrinolyse

(2) strenge Bettruhe

(3) Kompressionsverband

(4) Antikoagulation mit Phenprocoumon (Marcumar^R)

(5) rasche Mobilisierung

(A) nur 1 und 2 sind richtig

(B) nur 1 und 5 sind richtig

(C) nur 2 und 4 sind richtig

(D) nur 3 und 5 sind richtig

(E) nur 1,2 und 3 sind richtig

Fallbeschreibungen und Aufgaben mit Abbildung

Die folgenden Angaben beziehen sich auf die Aufgaben Nr. 1632 und 1633.

Ein 45jähriger Patient hat seit einem Vierteljahr Blut im Stuhl bemerkt. Seit kurzem werden sog. Bleistiftstühle entleert und es kommt gehäuft zu Windabgängen mit Schleimentleerung (Symptom des "falschen Freundes").

1632 Welche der angegebenen Diagnosen trifft am wahrscheinlichsten zu?

(A) Analfissur

(B) Hämorrhoiden

(C) Rektumkarzinom

(D) Morbus Crohn

(E) metastasierendes Prostatakarzinom

1633 Welche der aufgeführten diagnostischen Maßnahmen ist/sind indiziert?

(1) Inspektion des Analbereichs

(2) digitale Untersuchung

(3) Rektoskopie

(4) Röntgenkontrasteinlauf

(A) nur 4 ist richtig

(B) nur 2 und 4 sind richtig

(C) nur 1,2 und 3 sind richtig

(D) nur 1,2 und 4 sind richtig

(E) 1 - 4 = alle sind richtig

Die folgenden Angaben beziehen sich auf die Aufgaben Nr. 1634 und 1635.

Eine 52jährige Patientin klagt seit einigen Wochen über Verstopfungen im Wechsel mit Durchfällen. Im Anschluß an eine Weltreise vor einem halben Jahr, die auch in tropische Gebiete führte, sei es zu einer anhaltenden Gewichtsabnahme gekommen. Das beigefügte Röntgenbild zeigt einen Ausschnitt der rechten Kolonflexur nach Doppelkontrastdarstellung (Abb.Nr. 109).

1634 Welche der genannten Diagnosen trifft am ehesten zu?

(A) Divertikulitis

(B) Colitis ulcerosa

(C) Morbus Crohn

(D) stenosierendes Dickdarmkarzinom

(E) Amöbenruhr

1635 Welche der genannten Maßnahmen ist am ehesten angezeigt?

(A) hochdosierte Gaben von Ampicillin (Binotal^R)

(B) Gabe einer Kombination von Trimethoprim und Sulfamethoxazol (Bactrim^R)

(C) Gabe von Metronidazol (Clont^R)

(D) operative Therapie

(E) Gabe von Salazosulfapyridin (Azulfidine^R)

1636 54jähriger Patient mit chronischem Harnwegsinfekt. Nach der vorliegenden retrograden Urethrographie (Abb.Nr. 115) ist am ehesten wahrscheinlich:

(A) Prostataadenom

(B) multiple Urethrastrikturen

(C) Blasenkarzinom

(D) Blasenstein

(E) Prostatakarzinom

1637 Eine 52jährige Patientin kommt mit dem auf der Abbildung gezeigten Befund der linken Mamma (Abb.Nr. 117) in die Sprechstunde.

Es handelt sich am wahrscheinlichsten um

(A) ein Paget-Karzinom

(B) ein Mammakarzinom

(C) eine Hauttuberkulose

(D) ein Erysipel

(E) eine Staphylodermie

1638 Bei einem 30jährigen Patienten, der über rezidivierende Schmerzattacken im Bereich des linken Unterbauchs klagte, wurde eine Röntgenuntersuchung des Dickdarms mittels Doppelkontrastverfahren durchgeführt.

Welche Aussage(n) trifft (treffen) unter Berücksichtigung des Röntgenbildes (Abb.Nr. 114) am ehesten zu?

(1) Dargestellt sind multiple, unterschiedlich große Kolondivertikel.

(2) Es liegt eine dominant vererbbare familiäre Erkrankung vor.

(3) Eine frühzeitige Proktokolektomie ist angezeigt.

(A) nur 1 ist richtig

(B) nur 3 ist richtig

(C) nur 1 und 2 sind richtig

(D) nur 1 und 3 sind richtig

(E) 1 - 3 = alle sind richtig

1639 Bei einem 21jährigen Patienten, der unter dem Verdacht "akute Appendizitis" eingewiesen und operiert wurde, fand sich ein Konglomerat-Tumor im rechten Unterbauch, der eine Ileozäkalresektion erforderlich machte. Eine Abbildung des Operationspräparates ist beigefügt (Abb. Nr. 113).

Die wahrscheinlichste Diagnose ist:

(A) perityphlitischer Abszeß

(B) Colitis ulcerosa

(C) Morbus Crohn

(D) Ileozäkaltuberkulose

(E) infiltrierend wachsendes Zäkumkarzinom

1640 Bei einem Neugeborenen wird wegen zunehmender Atemnot mit Zyanose ein Röntgenbild (Abb.Nr. 116) angefertigt.

Es handelt sich um

(A) einen Spannungspneumothorax

(B) einen Mediastinaltumor

(C) eine Ösophagusatresie mit ösophago-bronchialer Fistel

(D) eine Zwerchfellhernie mit Enterothorax

(E) keines der genannten Krankheitsbilder

1641 Ein 72jähriger Patient gibt an, daß bei ihm eine Geschwürsbildung im Bereich des Nackens (Abb.Nr. 112) seit 2 Jahren besteht. Ein Diabetes mellitus liegt nicht vor.

Welche Diagnose trifft am ehesten zu?

(A) Ulkus auf dem Boden einer venösen Durchblutungsstörung

(B) Ulkus auf dem Boden einer arteriellen Durchblutungsstörung

(C) Ulkus auf dem Boden einer neurogenen Störung

(D) Basaliom (sog. Ulcus rodens)

(E) Karbunkel

Die folgenden Angaben beziehen sich auf die Aufgaben Nr. 1642, 1643 und 1644.

Einem 22jährigen Patienten wird bei einem Betriebsunfall der rechte Daumen glatt abgetrennt. Die Voraussetzungen für eine optimale unfallchirurgische Versorgung sind in einer 100 km entfernten chirurgischen Klinik gegeben. Der Patient ist transportfähig.

1642 Welche Erstbehandlung des Amputationsstumpfes ist am Unfallort am ehesten angezeigt?

(1) Wundtoilette

(2) chirurgische Blutstillung

(3) Druckverband

(A) nur 1 ist richtig

(B) nur 2 ist richtig

(C) nur 3 ist richtig

(D) nur 1 und 2 sind richtig

(E) 1 - 3 = alle sind richtig

1643 Welche Behandlung des Amputats ist hier am ehesten angezeigt?

(1) Wundtoilette

(2) Perfusion

(3) wasserdichte Verpackung

(4) Kühlung

(5) Einfrieren

(A) nur 5 ist richtig

(B) nur 1 und 2 sind richtig

(C) nur 1 und 5 sind richtig

(D) nur 3 und 4 sind richtig

(E) nur 3 und 5 sind richtig

1644 Über welchen Zeitraum kann bei geeigneter Konservierung unter den vorliegenden Notfallbedingungen mit einer erfolgreichen Replantation in der Regel gerechnet werden?

(A) nur bis zu etwa 1 Stunde

(B) nur bis zu etwa 2 Stunden

(C) nur bis zu etwa 3 Stunden

(D) nur bis zu etwa 4 Stunden

(E) noch nach mehr als 4 Stunden

Die folgenden Angaben beziehen sich auf die Aufgaben Nr. 1645 und 1646.

Ein Student bemerkt nach einem alkoholreichen Abend, daß seine Augen gelb sind und sein Urin dunkler geworden ist. Auch in den folgenden Tagen ist er abgeschlagen, leidet unter Appetitlosigkeit und Kopfschmerzen.

Alle untersuchten Serumenzyme liegen im Normbereich, das Bilirubin ist auf 68 µmol/l (4 mg%) - davon 55 µmol/l (3,2 mg%) indirekt - erhöht.

1645 Welche der folgenden Untersuchungen ist zu veranlassen?

(A) rotes Blutbild mit Retikulozyten

(B) Laparoskopie

(C) Cholezyst-Cholangiogramm

(D) Leberszintigramm

(E) Gallensonde und Gallensaftanalyse

1646 Auch dieses Untersuchungsergebnis ist unauffällig.

Welche Diagnose stellen Sie?

(A) hämolytische Anämie

(B) akute Hepatitis

(C) Icterus intermittens juvenilis (M. Gilbert-Meulengracht)

(D) konstitutionelle Hyperbilirubinämie (Dubin-Johnson-Syndrom)

(E) infektiöse Mononukleose

Die folgenden Angaben beziehen sich auf die Aufgaben Nr. 1647 und 1648.

Bei den Urinuntersuchungen eines 38jährigen Diabetikers, dessen Stoffwechselstörung im 19. Lebensjahr klinisch manifest wurde, ist im Laufe des vergangenen Jahres ein Rückgang der bisherigen Glucosurie von tgl. 5 - 10 g zu registrieren gewesen.
Der Patient wird mit Depotinsulin behandelt, die Blutzuckerwerte liegen postprandial zwischen 8 und 14 mmol/l (150 - 250 mg%). Somatischer Befund unauffällig, Blutdruck 21/12 kPa (160/90 mmHg).
Im Urinsediment 6 - 8 Erythrozyten pro Gesichtsfeld, Proteinurie von 2 g/Tag, Glucose und Azeton i.U. negativ. Abb.Nr. 110 zeigt den Augenhintergrundsbefund.

1647 Beurteilen Sie folgende Aussagen zu diesem Patienten:

(1) Der Patient hat eine diabetische Mikroangiopathie.

(2) Im Zusammenhang mit den Augenhintergrundsveränderungen weist die Mikrohämaturie auf eine Blutgerinnungsstörung hin.

(3) Die diabetische Stoffwechsellage hat sich wesentlich gebessert.

(4) Die glomeruläre Filtrationsleistung der Niere ist wahrscheinlich eingeschränkt.

(5) Die Nierenschwelle für Glucose ist erniedrigt.

(A) nur 3 ist richtig

(B) nur 1 und 2 sind richtig

(C) nur 1 und 4 sind richtig

(D) nur 2,3 und 4 sind richtig

(E) nur 1,2,4 und 5 sind richtig

1648 Der og. Patient hat wahrscheinlich pyelonephritische Schrumpfnieren,

weil

der Augenhintergrundsbefund in Abb.Nr. 110 auf eine Retention harnpflichtiger Substanzen hinweist.

1649 Ein 36jähriger Patient sucht wegen erheblicher Leistungsminderung und Atemnot Ihre Sprechstunde auf. Die Halsvenen sind deutlich gestaut, die Herzfrequenz beträgt 116/min, der Blutdruck 17/13 kPa (130/100 mm Hg), das Hämoglobin 63 g/l. Abb.Nr. 100 zeigt die Thoraxaufnahme dieses Patienten.

Welche Aussage trifft zu?

(A) Diese Herzkonfiguration ist typisch für Patienten mit erheblicher Anämie.

(B) Die genannten Symptome passen nicht zu einem derartigen Röntgenbefund.

(C) Die beiderseits gestauten Hili kommen auf diesem Bild besonders gut zur Darstellung.

(D) Die Befunde sind insgesamt mit einem Perikarderguß bei chronischer Niereninsuffizienz vereinbar.

(E) Die pleuro-pulmonalen Veränderungen machen einen Virusinfekt als Krankheitsursache wahrscheinlich.

1650 Bei dem abgebildeten 36jährigen Patienten (Abb.Nr. 111) sind typische Zeichen der zugrunde liegenden Erkrankung:

(1) stammbetonte Adipositas

(2) rundliches Gesicht

(3) Striae rubrae distensae

(4) Atrophie der Extremitätenmuskulatur

(5) große Hände

(A) nur 1 ist richtig

(B) nur 1 und 2 sind richtig

(C) nur 1,2 und 5 sind richtig

(D) nur 1,2,3 und 4 sind richtig

(E) 1 - 5 = alle sind richtig

Die folgenden Angaben beziehen sich auf die Aufgaben Nr. 1651 und 1652.

Ein 75jähriger Patient berichtet, daß er vor einigen Wochen plötzlich einen Leistungsknick erlitten hatte. Er könne sich körperlich kaum noch belasten, ohne Atemnot und Schwindelgefühl zu bekommen. Es sei eine Nykturie aufgetreten. Puls regelmäßig 38/min; Blutdruck 28/11 kPa (210/80 mmHg); erster Herzton von wechselnder Lautstärke; intermittierender dritter Herzton auskultierbar.

1651 Welches Krankheitsbild liegt wahrscheinlich vor?

(A) Sinusknotensyndrom

(B) Hirntumor mit Hirndruckzeichen

(C) AV-Block 3. Grades

(D) Phäochromozytom

(E) Herzdekompensation bei arterieller Hypertonie

1652 Worin besteht die Therapie?

(A) kochsalzarme Kost und Digitalisgabe

(B) hirnchirurgischer Eingriff

(C) Gabe von Atropin als Langzeitmedikation

(D) operative Entfernung einer Nebenniere

(E) Herzschrittmacherimplantation

1653 Welche Aussage trifft zu?

Es handelt sich bei dem Befund des Zeigefingers in Abb.Nr. 92 um eine

(A) sog. Knopflochdeformität

(B) sog. Schwanenhalsdeformität

(C) Ruptur der Beugesehne

(D) Ruptur der Strecksehne

(E) Keine der obigen Aussagen trifft zu

Die folgenden Angaben beziehen sich auf die Aufgaben Nr. 1654 und 1655.

Ein 10jähriger Junge klagt akut über Bauchschmerzen, erbricht zweimal und ißt seit einem Tag kaum noch. Wegen eines Druckschmerzes im rechten Unterbauch mit leichter Abwehrspannung wird er stationär eingewiesen. Bei der Aufnahme im Krankenhaus gibt die Mutter an, daß vielleicht auch mit der Niere etwas nicht in Ordnung sei, weil das Kind in der letzten Zeit nachts einnässe und viel trinken müsse. In der Schule sei er auffällig müde.

Temperatur rektal 38,5 °C, Hb 150 g/l, Leukozyten 18 x 10^9/l (18 000/mm^3)

1654 Welche der folgenden Diagnosen kommt <u>nicht</u> in Frage?

(A) Appendizitis

(B) Pyelonephritis

(C) urämische Gastroenteritis bei chronischer Nierenerkrankung

(D) Diabetes mellitus

(E) Lymphadenitis mesenterialis

1655 Aufgrund des abdominellen Tastbefundes wird eine akute Appendizitis vermutet.

Welche weitere Untersuchung ist vor einer etwaigen Laparotomie bei diesem Kind unbedingt noch erforderlich?

(A) Urinstatus

(B) EKG

(C) Röntgen Thorax

(D) Gerinnungsstatus

(E) Serumharnstoff

1656 Bei dem EKG in Abb.Nr. 94 handelt es sich am ehesten um eine/n

(A) akuten Vorderwandinfarkt

(B) akuten Hinterwandinfarkt

(C) akute Perikarditis

(D) typischen Befund bei akuter Lungenembolie

(E) Rechtsschenkelblock

Die folgenden Angaben beziehen sich auf die Aufgaben Nr. 1657, 1658 und 1659.

Eine 68jährige Patientin klagt über Völlegefühl, Appetitlosigkeit, gelegentliches Erbrechen und Gewichtsabnahme von 15 kg innerhalb von drei Monaten.

1657 Welche der folgenden ist die wichtigste weiterführende Untersuchung?

(A) Magensäureanalyse

(B) Ultraschalluntersuchung des Oberbauchs

(C) Blutbild, BSG

(D) Röntgen Magen-Darm-Passage

(E) Magensaugbiopsie

1658 Es ist keine Magensäure nachweisbar. Sonographisch stellt sich im Bereich des Magens ein großer luftgefüllter Hohlraum dar. Radiologisch zeigt sich ein ektatischer Magen mit Speiseresten. Die Saugbiopsie erbringt eine chronisch atrophische Gastritis.
Hb 102 g/l, BSG 48/75 mm.

Welches ist nach diesen Angaben die wahrscheinlichste Diagnose?

(A) Ulcus ad pylorum mit Magenausgangsstenose

(B) Altersatrophie der Magenmuskulatur mit Atonie

(C) Magenausgangsstenose bei Magenkarzinom

(D) obturierender Polyp

(E) Magenvolvulus

1659 Was veranlassen Sie als nächstes, um die Diagnose zu sichern?

(A) Gastroskopie

(B) Bestimmung des CEA (karzinoembryonales Antigen)

(C) Probelaparotomie

(D) Therapieversuch mit Metoclopramid (Paspertin®)

(E) selektive Zöliakographie

1660 Das abgebildete Ulkus am Fuß eines 65jährigen Mannes (Abb.Nr. 107) ist am wahrscheinlichsten die Folge

(A) eines postthrombotischen Syndroms

(B) einer diabetischen Mikroangiopathie

(C) einer obliterierenden Makroangiopathie

(D) eines Erysipels

(E) einer arteriellen Embolie

Die folgenden Angaben beziehen sich auf die Aufgaben Nr. 1661 und 1662.

35jährige Sekretärin. In der Kindheit mehrmals Mandelentzündungen, sonst immer gesund. Vor 16 Tagen rasch zunehmende Halsschmerzen mit Schluckbeschwerden, starkem Krankheitsgefühl, Fieber bis 39 °C. Erhielt vom Hausarzt Penicillin G 1 Mega i.m. 10 Tage lang, nahm zusätzlich nichtrezeptpflichtige Schmerzmittel. Nach wenigen Tagen Besserung und Fieberabfall, einige Tage später erneut Halsschmerzen und Fieberanstieg bis auf 40°C mit Kopf- und Gliederschmerzen. Klinikaufnahme einer schwerkranken Patientin mit Exsikkose, starken entzündlichen Veränderungen an beiden Tonsillen.

1661 Wählen Sie unter den folgenden Diagnosen die am ehesten zutreffenden aus:

(1) Streptokokkentonsillitis mit Übergang in rheumatisches Fieber

(2) akute Leukämie

(3) akute Agranulozytose

(4) Angina Plaut-Vincenti

(5) infektiöse Mononukleose

(6) septischer Scharlach

(A) nur 1 und 3 sind richtig

(B) nur 2 und 3 sind richtig

(C) nur 1,3 und 4 sind richtig

(D) nur 1,3,4 und 6 sind richtig

(E) nur 2,3,5 und 6 sind richtig

Sie erhalten zwei Stunden nach der Aufnahme aus dem Notfallabor folgende Resultate:

1662 Hb 102 g/l, Leukozyten 1,1 x 10^9/l (1 100/mm^3), im Differentialblutbild 3% Stabkernige, 2% Segmentkernige, 4% Eosinophile, 2% Monozyten, 89% Lymphozyten; Serumkalium 3,9 mmol/l, Blutglucose 6,1 mmol/l (110 mg%), GPT 30 U/l.

Welche der folgenden Diagnosen kommt am ehesten in Betracht?

(A) Streptokokkentonsillitis mit Übergang in rheumatisches Fieber

(B) akute Agranulozytose

(C) Diphtherie

(D) Angina Plaut-Vincenti

(E) infektiöse Mononukleose

1663 Die 42jährige Patientin (Abb.Nr. 96) klagt seit 9 Jahren zunehmend über ein Spannungsgefühl im Gesicht, in den Händen und Waden. Anfallsweises Blaßwerden der Finger mit Akrozyanose war auch vorausgegangen.

Im jetzigen Stadium ihrer Erkrankung sind folgende Befunde zu erwarten:

(1) Belastungsdyspnoe

(2) Nachweis von Kälteagglutininen im Serum

(3) Beugekontrakturen der Finger

(4) radiologisch nachweisbare Minderung der Ösophagusperistaltik

(5) histologisch frisch entzündliche Veränderungen neben Einzelfasernekrosen und Muskelfaserregeneraten in der Muskelbiopsie

(A) nur 3 ist richtig

(B) nur 2 und 4 sind richtig

(C) nur 1,2 und 5 sind richtig

(D) nur 1,3 und 4 sind richtig

(E) 1 - 5 = alle sind richtig

Die folgenden Angaben beziehen sich auf die Aufgaben Nr. 1664 und 1665.

Ein 56jähriger Raucher mit chronischer Bronchitis hatte im Laufe der vergangenen sechs Jahre mehrfach Bronchopneumonien. Seither haben Auswurffrequenz und -menge erheblich zugenommen. Morgens hustet er bis zu 150 ml gelbgrünliches Sputum mit süßlich-faden Geruch ab. Der Patient beschreibt auch Blutbeimengungen, er klagt über Belastungsdyspnoe.
Untersuchungsbefunde: reduzierter Allgemeinzustand, Uhrglasnägel, thorakobasal umschriebene Bezirke grobblasiger RG.

1664 Um welche Erkrankung handelt es sich wahrscheinlich?

(A) Bronchiektasen

(B) Lungenemphysem

(C) Bronchuskarzinom

(D) Tuberkulose

(E) chronisches Lungenödem

1665 Folgende Maßnahmen sind neben der Thoraxröntgenaufnahme zur weiteren Abklärung vor einer etwaigen Operation notwendig:

(1) Sputumkultur (inkl. Anaerobier und säurefeste Stäbchen)

(2) Lungenfunktionsprüfungen

(3) Skelettszintigramm

(4) Bronchographie

(A) nur 4 ist richtig

(B) nur 1 und 2 sind richtig

(C) nur 1,2 und 3 sind richtig

(D) nur 1,2 und 4 sind richtig

(E) 1 - 4 = alle sind richtig

Die folgenden Angaben beziehen sich auf die Aufgaben Nr. 1666 und 1667.

Ein übergewichtiger 45jähriger Patient mit frisch-rotem Gesicht berichtet über seit einigen Monaten wiederholt auftretende Schwindelerscheinungen, morgendliche Hinterhauptkopfschmerzen, Ohrensausen und gelegentlich Nasenbluten.
Er sei sonst nie ernstlich krank gewesen und fühle sich weiterhin leistungsfähig.

Die klinische Untersuchung ergibt ein Übergewicht von 15 kg, die Herzfrequenz ist regelmäßig 56/min bei einem seitengleichen peripheren Blutdruck von 21/15 kPa (160/110 mmHg), im übrigen klinischen Befund keine Besonderheiten. Im Urinbefund geringe Albuminurie und Mikroerythrozyturie.

1666 Welches ist die wahrscheinlichste Diagnose?

(A) Morbus Cushing

(B) Hirntumor mit rezidivierenden kleineren Einblutungen

(C) essentielle Hypertonie

(D) Phäochromozytom

(E) renal bedingte Hypertonie

1667 Als Therapie kommen in Betracht

(1) operative Intervention

(2) natriumarme Kost

(3) Gewichtsreduktion

(4) Gabe von Antihypertensiva

(5) Hämodialyse

(A) nur 1 und 3 sind richtig

(B) nur 2 und 3 sind richtig

(C) nur 3 und 4 sind richtig

(D) nur 2,3 und 4 sind richtig

(E) nur 1,3 und 5 sind richtig

1668 Ein Patient kommt beunruhigt zum Arzt mit einem Marmeladenglas, das ein Gebilde enthält, welches Abb.Nr. 99 nach Formalinfixation zeigt. Er berichtet, schon früher Ähnliches ausgeschieden zu haben, aber nie so ausgeprägt. Er leide an Obstipation, gelegentlich auch an Durchfällen.

Die wahrscheinlichste Diagnose ist

(A) irritables Kolon ("Colica mucosa")

(B) pseudomembranöse Kolitis

(C) Taeniasis

(D) Enteritis regionalis (M.Crohn)

(E) intestinale Mykose

1669 Die in Abb.Nr. 97 erkennbaren periorbitalen Hautveränderungen einer 31jährigen Patientin sprechen für

(1) Sklerodermie

(2) primäre Hypercholesterinämie

(3) hepatolentikuläre Degeneration (M. Wilson)

(4) chronisch persistierende Hepatitis

(5) Porphyria cutanea tarda

(A) nur 1 ist richtig

(B) nur 2 ist richtig

(C) nur 1,2 und 4 sind richtig

(D) nur 1,4 und 5 sind richtig

(E) 1 - 5 = alle sind richtig

1670 Ein 35jähriger Mann hat seit etwa 6 Jahren zunächst plötzlich auftretende und relativ kurz dauernde, dann aber mehr chronische Schmerzen und Schwellungen an den Gelenken der Großzehe. Eine Behandlung erfolgte bisher nicht. Das Röntgenbild (Abb.Nr. 101) spricht für eine(n)

(A) Arthritis psoriatica

(B) pcP (rheumatoide Arthritis)

(C) primäre Zehengelenksarthrose

(D) Arthritis urica

(E) Hallux rigidus

1671 Ein 20jähriger Patient bemerkt zuerst beim Sport, später auch beim Treppensteigen eine schleichend zunehmende Muskelschwäche. Er klagt über leichte Ermüdbarkeit und Konzentrationsschwäche.
Abb.Nr. 93 zeigt die Abdomenübersichtsaufnahme.

Welche Diagnose ist zu stellen?

(A) Dermatomyositis

(B) Nephrocalcinose

(C) Lymphknotentuberkulose

(D) primäre Nebennierenrindeninsuffizienz

(E) Cauda equina - Syndrom

1672 Die in Abb.Nr. 105 wiedergegebene endoskopischen Fotos wurden 18 cm proximal des Analringes aufgenommen.

Der Befund spricht am ehesten für

(A) Colitis ulcerosa

(B) Melanosis coli

(C) Sigmadivertikel mit Kotrest

(D) Karzinom

(E) Colitis simplex

1673 Ein 35jähriger Mann trinkt seit 10 Jahren täglich 1/2 Flasche Whisky oder andere konzentrierte Alkoholika und raucht 20-30 Zigaretten am Tag. Wegen zunehmender Schluckstörungen seit 2 Monaten wird eine Kontrastmitteldarstellung des Ösophagus veranlaßt (Abb.Nr. 102).

Wofür spricht der Röntgenbefund am ehesten?

(A) Refluxösophagitis

(B) diffuser Ösophagusspasmus

(C) Divertikel des pharyngoösophagealen Übergangs (Zenkersches Divertikel)

(D) Ösophaguskarzinom

(E) Ösophagusvarizen

1674 Bei einem Patienten mit den im Röntgenbild Abb.Nr. 103 sichtbaren Veränderungen ist eine immunelektrophoretische Untersuchung des Serums indiziert,

weil

in osteolytischen Metastasen von Bronchialkarzinomen paraneoplastisch vermehrt γ-Globuline produziert werden.

1675 Ein 26jähriger Patient mit M.Hodgkin Stadium III wird nach dem 4. Behandlungszyklus mit einer Polychemotherapie (Vincristin, Cyclophosphamid, Procarbazin, Prednison) wegen der in Abb.Nr. 98 gezeigten Hautveränderungen stationär aufgenommen.

Es handelt sich am ehesten um

(A) Zoster generalisatus

(B) toxische Hautschädigung

(C) Hautfiltrate im Rahmen der Grundkrankheit

(D) petechiale Blutungen infolge einer Thrombopenie

(E) Kratzeffloreszenzen bei Masernexanthem

1676 Das in Abb.Nr. 108 gezeigte Röntgenbild eines Kolonkontrasteinlaufes bei einem 42jährigen Mann spricht am ehesten für

(A) normalen Darmschleimhautbefund

(B) Colitis ulcerosa

(C) Colon irritabile

(D) Divertikulose des Colon ascendens

(E) Dickdarmtuberkulose

1677 Das in Abb.Nr. 91 wiedergegebene laparoskopische Bild zeigt den typischen Befund einer

(A) primär biliären Leberzirrhose

(B) ausgeprägten Fettleber

(C) posthepatitischen Leberzirrhose

(D) chronisch persistierenden Hepatitis

(E) Leberveränderung bei Hämochromatose

1678 Abb.Nr. 106 zeigt den medialen rechten Unterschenkel einer 57jährigen Patientin.

Um welche Veränderung handelt es sich am ehesten?

(A) postthrombotisches Syndrom

(B) akute Thrombose der tiefen Wadenvenen

(C) akute Thrombophlebitis

(D) Phlegmasia coerulea dolens

(E) Zustand nach arterieller Embolie

1679 Die im zweiten schrägen Durchmesser angefertigte Röntgenaufnahme (Abb.Nr. 95) eines 50jährigen Patienten mit seit Jahren rezidivierenden Bauchschmerzen zeigt

(A) Nierensteine

(B) Verkalkungen im Bereich des Pankreaskopfes

(C) Verkalkungen der Aorta abdominalis

(D) eine verkalkte Echinokokkuszyste in der Leber

(E) Choledochussteine

1680 Bei dem in Abb.Nr. 104 wiedergegebenen 40jährigen Patienten liegt folgende Erkrankung vor:

(A) Cushing-Syndrom

(B) adrenogenitales Syndrom

(C) Hypothyreose

(D) fortgeschrittene alkoholische Leberzirrhose

(E) intestinale Lipodystrophie (M.Whipple)

961 Glibenclamid (Euglucon) ist ein Sulfonylharnstoff, und man kann erwarten, daß es beim Altersdiabetes die Insulin-Sekretion stimuliert. Phenformin (Dipar), ein Biguanid, soll man zusätzlich sicher nicht geben. Diese Kombination wurde einmal für Übergewichtige empfohlen. Das ist die Patientin aber mit 62 kg nicht.
Man kann annehmen, daß die Patientin seit 3 Jahren mit dem Euglucon ganz gut eingestellt ist. Der Nüchtern-Blutzucker liegt noch an der oberen Grenze vom Normbereich (3,9 - 5,6 mmol/l, 70 - 100 mg/100 ml). Beim gut eingestellten Diabetiker ist man mit < 110 mg/100 ml zufrieden.
Man kann auch nicht annehmen, daß im Laufe der Zeit eine Therapie-Rezistenz eingetreten oder das Grundleiden fortgeschritten ist, und man auf Insulin umstellen sollte. Damit ist man in Deutschland wegen der Immun- und Resistenzprobleme besonders vorsichtig.

Der postprandiale Blutzucker sollte möglichst unter 180 mg/100 ml (10 mmol/l) liegen (1-Stunden-Wert). Da auch keine Glucosurie besteht, ist kein Anlaß gegeben, die Therapie zu ändern.
Wenn die Frau zu wenig ißt (so ist wohl die Aussage A zu verstehen), dann besteht die Gefahr der Hypoglykämie, wovor die Patientin zu warnen ist.

963 Der mittsystolische Click verbunden mit einem spätsystolischen Geräusch deutet auf einen Schaden am Mitralapparat (Klappensegel, Chordae tendineae, Papillarmuskel) hin.

965 Hormon- und Chemotherapie bei Metastasen nach Mamma-Ca:

a) Abhängigkeit von der eigenen Östrogenproduktion:

vor Menopause bis 5 Jahre danach (bei Östrogenaktivität)	Ovarektomie
bis 5 Jahre nach Menopause (ohne Östrogenaktivität)	Androgene oder Gestagene
ab 5 Jahre nach Menopause	Östrogene

b) Abhängigkeit von der Lokalisation der Metastasen:

ossärer Typ	hormonelle Maßnahme (s.u. 5a) (erst bei Versagen Chemotherapie)
visceraler Typ	primär Chemotherapie (evtl. Kombination mit Hormontherapie)

966 Bei Myositis sind die CK und die Aldolase meistens erhöht. Die Aldolase (reichlich in Muskulatur und Leber vorhanden) ist bei Muskeldystrophien erhöht. HWS-Symptomatik ist durch die Untersuchung ausgeschlossen. Bei Sklerodermie sind Hautatrophien das hervorstechende Zeichen. Das geschilderte Krankheitsbild ist typisch für die Polymyalgia rheumatica (arteriitica).

967 Die direkte vasodilatatorische Wirkung des Nitroglycerin auf die Herzkranzgefäße ist umstritten. Nitroglycerin senkt den peripheren Widerstand und den Venolentonus. Dadurch sinkt der Blutdruck, und der venöse Rückfluß zum Herzen wird durch das venöse Pooling verringert (→ Verminderung des Herzminutenvolumens, →Abnahme der Herzarbeit, → verminderter Sauerstoffbedarf).
Das venöse Pooling ist also die wesentliche Komponente.

968 Eisenmangel macht hypochrome Anämien, Vit B12-Mangel hyperchrome. Ursache bei Magenreserzierten ist ein Mangel an Instrinsic-Factor. Die Therapie besteht in Vit B12-Injektionen. Nach Gross-Schölmerich 10 x im Jahr 500 Gamma. Die Leber speichert Vit B12 normalerweise in einer Menge, die für 2 - 5 Jahre reicht.

970 Eisen wird im oberen Dünndarm resorbiert, Vit B12 nur im Ileum.

975 Hämorrhagisches Exsudat beim Aszites spricht für Malignom.

978 Achtung! Die Ausfälle im Kurzzeitgedächtnis sind wichtig, nicht der Tod der geliebten Mutter.

981 Kreatinin im Serum: Normalwert <115 µmol/l
Protein im Harn: Normalwert <100 mg/24 Std

984 Die α-Amylase wird vom Pankreas und den Speicheldrüsen produziert. Bei akuten Permeabilitätsstörungen der α-Amylase produzierenden Zellen steigt die α-Amylase-Aktivität im Serum und auch im Urin, da es mit einem Molekulargewicht von 45000 nierengängig ist. Uroporphyrine würde man bestimmen bei Verdacht auf Intoxikation mit Blei oder Barbituraten (oder zur Aufdeckung von Stoffwechselstörungen). Ammoniak im Serum wäre bei Nierenfunktionsstörungen interessant.

986 Myokardinfarkt - Enzymverlauf

Enzym	Beginn verwertbarer Aktivitäts-Änderung [nach Std]	Maximum [nach Std]	Vielfaches der Norm	Normalwert [U/l]	Normalisierung [nach Tg]
CK	2 - 4	16 - 36	7(2 - 25)	bis 50	3.- 6.
GOT	4 - 6	16 - 48	7(2 - 25)	bis 12	3.- 6.
LDH	8 - 10	24 - 60	3,3(2 - 8)	bis 240	7.-15.
HBDH	8 - 10	30 - 72	3,5(2 - 8)	bis 140	10.-20.

987 Allopurinol hemmt die Xanthinoxydase und damit die Bildung von Harnsäure aus Xanthin. Es ist das Mittel der Dauertherapie. Im akuten Anfall gibt man Colchizin, das die Kristallisationsneigung der Harnsäure verringert.

989 Normalwerte:

Gesamteiweiß	66 - 87 g/l	100 %
Albumin	34 - 46 g/l	54 - 71 %
α_1-Globulin	2 - 5 g/l	2 - 6 %
α_2- "	5 - 8 g/l	5 - 11 %
β- "	8 - 10 g/l	7 - 13 %
γ - "	12 - 14 g/l	10 - 18 %
im Urin	<0,1 g/24 Std	

Albumin und γ-Globulin sind erniedrigt, was auf nephrotisches Syndrom und exsudative Enteropathie hindeutet. Bei dem Protein im Urin ist letzteres wahrscheinlicher.

992 Normalwert für Serum - Kreatinin: bis 115 μmol/l (1,3 mg %). Bei 0,4 mmol/l = 400 μmol/l (4,5 mg %) ist die Niereninsuffizienz im Stadium der kompensierten Retention. Die Glomerulumfiltration ist so weit erniedrigt, daß Kreatinin sich im Serum anreichert.

Die Niere muß bei normaler Kost etwa 900 mosm Substanz

(Harnstoff, Kreatinin u.s.w.) pro 24 Std ausscheiden (nach Vossschulte 900, nach Siegenthaler 1200). Wenn die Niere stark konzentriert braucht sie dazu weniger Urinvolumen, wenn sie weniger stark konzentriert braucht sie dazu mehr Volumen. Eine gesunde, gut konzentrierende Niere braucht dazu 800 - 1000 ml/24 Std (Mittel 900).

$$V_{U1} \cdot C_{U1} = 900 \cdot 900 = 810000 = V_{U2} \cdot 290$$

$$V_{U2} = 2800 \text{ ml}$$

Bei einem Serumkreatinin von 400 µmol/l kann man ein Kreatinin von ∿ 290 mosm/l annehmen. Setzt man voraus, daß die Niere noch die Fähigkeit zur Isosthenurie besitzt, dann muß das Urinvolumen 2800 ml/Std betragen, also rund 3000.

1002 Das Prostata-Karzinom wird histologisch durch perineale Stanzbiopsie gesichert. Die AP ist erst beim Auftreten von Knochenmetastasen erhöht, die SP steigt gering an, vor allem beim Durchbruch des Ca durch Kapsel und Metastasierung. Beide sind jedoch nicht spezifisch und dienen daher nicht der Sicherung.

1003 Der akute Schmerzeintritt, die 14 Jahre und die Fieberfreiheit sind Zeichen der Hodentorsion. Wegen des fehlenden Fiebers kann man Orchitis und Epididymitis ausschließen, für die jedoch der palpatorisch nicht abgrenzbare Nebenhoden und das positive Prehn'sche Zeichen sprechen, d.h., daß beim Anheben des Hodens eine Erleichterung eintritt. Bei der Hodentorsion ist das Prehn'sche Zeichen negativ, d.h. der Schmerz wird beim Anheben stärker.
Hier wollte der Fragesteller prüfen, ob der Student weiß, daß das Prehn'sche Zeichen kein sicherer Hinweis ist.

1008 Steinmannsche Zeichen positiv bedeutet Meniskusschaden.

1022 Es ist nach der Blutstillung der Kopfwunde gefragt, ohne nähere Angaben, z.B. ob spritzende Gefäße vorhanden sind. Die Antwort erwartet wird jedoch für die Wundversorgung.

1024 Die Definition des Magenfrühkarzinoms ist bei Büchner-Grundmann (Seite 244) und bei Oehlert im Handbuch der allgemeinen Pathologie VI,2 zu finden.
Es heißt danach:
Als Frühkarzinom (early cancer) wird das Adeno- oder Siegelringzell-Karzinom des Magens bezeichnet, das im Schleimhaut-

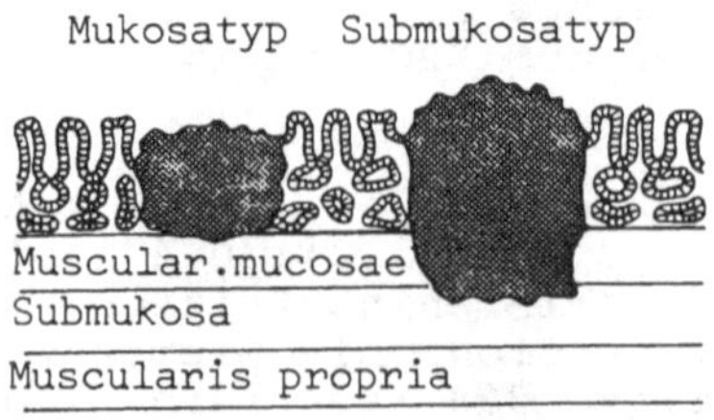

Definition des Frühkarzinoms (early cancer)

niveau wächst (Mukosatyp), oder die Submukosa erreicht aber die muscularis propria noch nicht alteriert hat (Submukosatyp).

Eder, Gedigh (S. 514) sagen ebenfalls, daß beim Typ III des Frühkarzinoms die muscularis mucosae durchbrochen ist.

Die Antwort C ist also richtig gemeint. Außerdem sind alle anderen Antworten falsch, denn lymphogene Metastasierung kommt auch beim Frühkarzinom in 5 - 15% vor.

1030 Habituelle Luxationen sind am häufigsten an der Schulter und an der Patella. Letztere ist nicht gefragt.

1031 Bei M. Basedow können Jodgaben einen Anstieg der Schilddrüsenhormonspiegel im Serum bewirken.

1034 Normales Stuhlgewicht:	50 - 200 g/die
Massiger Stuhl	> 400 g/die
Normale Fettausscheidung:	3 - 5 g/die
Steatorrhöe:	> 7 g/die

Steatorrhöe kann auftreten bei: Pankreasinsuffizienz (z.B. durch chronische Pankreatitis), einheimischer Sprue, anomaler Bakterienbesiedlung des Dünndarms (z.B. bei Stenosen, Strikturen, Stase, Divertikeln, ausgeschalteten Schlingen), M. Whipple.

Beim Reizkolon gibt es dünnbreiige Diarrhöen, aber keine Fettstühle.

1035 Einschwemmkatheter werden über eine Vene (V. cubitalis, V. femoralis) in das rechte Herz eingeschwemmt. Daher kann man auf diesem Wege den arteriellen Druck nicht messen. Diese Antwort ist gewünscht.

Überwachen dürfte man das Herzminutenvolumen allerdings auch schwerlich können, wenn man die gebräuchliche Indikatorverdünnungstechnik anwendet, da man die Indikatoren (meist Farbstoff, selten radioaktive Substanzen) nicht in beliebig kurzen Abständen einbringen kann. Injiziert wird der Indikator in das rechte Herz und gelangt dann über Lungen und rechtes Herz in den großen Kreislauf. Insofern wäre richtig, daß man das HMV mit Einschwemmkatheter messen kann, aber überwachen nicht.

Wenn man allerdings als Indikator einen Kältebolus verwendet, kann man die Messung tatsächlich beliebig oft wiederholen.

1037 Die thrombocytopenische Purpura ist eine Indikation für Glucocorticoide.

1040 Tetracycline werden unterschiedlich hoch resorbiert (30-90%), haben unterschiedliche Halbwertzeiten (5-20 Std) und unterschiedliche Eiweißbindung (25-85%). Die Ausscheidung erfolgt über Niere, Galle und Darm ebenfalls unterschiedlich. Vorwiegend über die Niere gehen Tetracyclin, Oxytetracyclin und Rolitetracyclin. Diese kumulieren also bei Niereninsuffizienz stark. Hauptsächlich mit den Faeces und zu 10% über die Niere werden Minocyclin und Doxycyclin ausgeschieden. Diese kumulieren bei Niereninsuffizienz nicht.

Vorwiegend über die Niere ausgeschieden werden: Cephalotin (80%, glomerulär), Penicillin (∿ 100%, 80% tubulär, Rest glomerulär), Streptomycin (∿ 80%, glomerulär) und Gentamycin (90%), ferner Chloramphenicol (90%, 10% glomerulär, 80% tubulär).

1041 B, C, D sind eindeutig richtig. Auslösend können für die sideroblastische Anämie auch Medikamente (Isoniazid, Cycloserin, Pyrazinamid und andere Tuberkulostatika) sein. Damit wäre auch A richtig.
Gross-Schölmerich sagen:
"Bluttransfusionen sollten wegen der ohnehin bestehenden Eisenanreicherung in den Organen vermieden werden."

Eine strenge Kontraindikation besteht also nicht, da man Eisen mit Desferrioxamin (Desferral) entfernt.

1046 Nur wenn Milz, Leber Pankreas oder Colon transversum mitergriffen sind, ist an eine Ausdehnung der Resektion auf diese Organe zu denken. Die Metastasierung erfolgt sehr früh lymphogen in die benachbarten Lymphknoten, hämatogen zuerst in die Leber, dann in die Lunge und dann in weitere Organe. Eine prophylaktische Entfernung der Milz ist nicht sinnvoll, wohl nimmt man die regionalen Lymphabflußwege mit. Nur beim Korpus- und beim sog. Magenstumpfcarcinom ist oft die totale Gastrektomie unter Mitnahme von Milz, großem und kleinem Netz, evtl. auch Pankreasschwanz erforderlich.

1052 Die endokrine Ophthalmopathie findet man sehr häufig zusammen mit der Basedow-Hyperthyreose (ohne daß jedoch eine direkte Beziehung zwischen beiden Störungen besteht). Die Ursache des M. Basedow sind genetisch determinierte autoimmunologische Prozesse, die den Regelkreis der Schilddrüsenhormonausschüttung verstimmen. An der Überproduktion ist die ganze Schilddrüse beteiligt.

Das autonome Adenom entsteht meist infolge Maladaption an alimentären Jodmangel.

Aussage 1 ist also falsch, Aussage 2 ist richtig, damit D.

1054 Normalwert für Thyroxin: 5 - 12 µg/dl Serum
= 65 - 155 nmol/l Serum

Die Normgrenzen schwanken je nach Verfahrensweise bei der Messung

Bei der i.v. Pyelographie werden 20 ml eines trijodierten Kontrastmittels injiziert. Beim T4 - Radiojodtest wird Radiojod injiziert. Es wird dann gemessen, wieviel Radiojod die Schilddrüse nach 2,24 und 48 Stunden gespeichert hat und wie groß die Plasmaaktivität ist.

Bei Hyperthyreose reichert die Schilddrüse das aufgenommene Jod abnorm schnell an und bildet im Überschuß Schilddrüsenhormone. Der Jodumsatz der Schilddrüse ist erhöht. Deshalb ist schon der 2 - Stunden - Speicherwert hoch, die 2 - Stunden - Plasmaaktivität niedrig.

Charakteristisch für die Hyperthyreose ist neben dem hohen 2 - Stunden - Speicherwert die erhöhte Plasmaaktivität nach 48 Stunden, die von dem erhöhten Hormongehalt im Blut herrührt.

Für die Diagnose der Hyperthyreose ist der radioimmunologisch bestimmte erhöhte Thyroxinwert von 219 nmol/l, auch bei kurz zuvor durchgeführtem i.v. Pyelogramm, brauchbar, welcher Wert ohne das Pyelographie - Jod noch höher ausgefallen wäre. Das Pyelographie - Jod stört die Radiojodaufnahme der Schilddrüse kompetitiv, ebenfalls die Hormonproduktion, denn es wird bei der radioimmunologischen Messung nicht mit erfaßt.

1061 Als ausreichende Einstellung eines Diabetes mellitus mit Insulin gilt:

- Nüchtern-Blutzucker < 110 mg/100 ml (< 6,1 mmol/l)
- Postprandialer Blutzucker < 180 mg/100 ml (< 10,0 mmol/l)
- Keine Ketonkörper im Urin
- Harnzucker < 5% der zugeführten Kohlenhydrate

Die unter (2) gegebenen Werte sind nicht mehr "mäßig".

Novo-Lente ist ein Langzeit-Insulin.

1062 Das Serum-Kreatinin ist der Indikator der Nierenfunktion, denn es fällt fast nahrungsunabhängig in ziemlich konstanter Menge an.

Der Serum-Harnstoff dagegen ist stark vom Eiweißgehalt der Nahrung abhängig.

1066 Zur Bekämpfung der Hyperkaliämie sind geeignet:

- Natriumbikarbonat gegen metabolische Acidose
- Kalzium-Glukonat gegen die kardiotoxischen Wirkungen
- Hochprozentige Glukose-Lösung mit Altinsulin fördert den Kalzium-Einbau in der Zelle
- Kationen-Austauschharze binden Kalium im Darmlumen und scheiden es im Stuhl aus.

1077 Nebenwirkungen der Östrogentherapie beim Mann sind:

- schmerzhafte Gynäkomastie (Mastodynie)
- Impotenz
- Ödemneigung
- Herz-Kreislaufschäden (Hypertonie, Thrombose)
- Psychische Depressionen
- Stimmveränderungen

1080 Leukozyten-Normalwert: 4 - 10 · 10^9/l (für Erwachsene) Die Schädigungen des Knochenmarks durch Thyreostatika (z.B. Favistan) sind in jedem Stadium der Behandlung zu erwarten und sind weitgehend dosisunabhängig. Regelmäßige Blutbildkontrollen gehören daher zur Therapie mit Thyreostatika.

Favistan dosiert man zwischen 20 - 80 mg/die (auch dauernd) jenachdem wie stark man die Hormonsynthese blockieren will. In der thyreotoxischen Krise geht man bis zu 160 - 240 mg/die.

1082 Bei akutem rheumatischem Fieber (und anderen Krankheiten mit starker entzündlicher oder immunologischer Aktivität) gibt man bis zur klinischen Besserung Dosen, die weit über der Cushing-Schwellendosis liegen (z.B. 40 - 80 mg/die Prednisolon, Cushing-Schwellendosis ist 10 mg). Danach erst reduziert man auf die Erhaltungsdosis, die unter der Schwellendosis liegen sollte.

Glucocorticoide gibt man vorwiegend oral, nur im Notfall i.v.. Die Verweildauer der wasserlöslichen veresterten Corticoide ist kurz. Sie haben daher keinen Depoteffekt.

Nur (4) ist richtig und damit A.

1087 Suxamethonium gehört zu den depolarisierenden Muskelrelaxantien. Antagonisiert werden kann es daher durch Cholinesterase.

Die Curarealkaloide sind stabilisierende Muskelrelaxantien. Sie blockieren die Acetylcholinrezeptoren der motorischen Endplatte als kompetitive Antagonisten des Acetylcholins. Gegen sie kann man das Acetylcholin erhöhen, am besten durch die Hemmung der Cholinesterase. Dieses bewirken die Parasympathomimetika, z.B. Neostigmin.

1090 Normalwerte:

Hämatokrit:	40-48% (Erwachsener Mann)
Serum-Natrium:	132-155 mmol/l
Base Excess:	0±2 mmol/l
ZVD:	2-5 mm Hg = 3-7 cm H_2O

Bei den gegebenen Werten besteht eine hypertone Dehydration (Na↑, ZVD↓, Hkt↑) und eine Azidose (BE-).

BE = -10 mmol/l bedeutet, daß 10 mmol/l einer starken Base erforderlich sind, um auf einen pH von 7,4 bei pCO_2 40mm Hg zu titrieren. (Bei einem positiven BE wäre die Ausgangslage alkalisch, und ich benötige Säure, um auf den Normalzustand zu titrieren).

1092 Lidocain ist das Mittel der Wahl bei ventrikulären Störungen: Extrasystolien und Tachykardien.

Einen Elektroschock würde man erst versuchen, wenn der Patient auf 6 x 300 mg Chinidin nicht angesprochen hat.

Außerdem gibt man bei allen Tachyarrhythmien Digitalis.

1095 Eine Akzentuierung des 2. Aortentones (A2) ist häufig, jedoch nicht spezifisch. Das gleiche gilt für Belastungsdyspnoe und Nykturie. Das Gesamtbild deutet auf essentielle Hypertonie hin.

Die wichtigste der angebotenen Untersuchungen ist das i.v. Pyelogramm zum Ausschluß einer renalen Hypertonie und wegen der Spur Eiweiß. Nierenveränderungen bei der essentiellen Hypertonie treten, wenn überhaupt, erst sehr spät auf. Ebenfalls wird Eiweiß erst sehr spät und nur in geringen Mengen gefunden.

1103 Bei der akuten retrobulbären Neuritis "sieht der Patient nichts, und der Arzt sieht auch nichts". Erst nach 14 Tagen.

Die akute ist meist einseitig, die chronische stets beidseitig.

1125 Eine gefährliche Eigentümlichkeit beim Hypernephrom ist die Neigung zum Einwachsen in die Venen. Dabei können weiche zottige Tumorfortsätze über die Nierenvene hinaus bis in die V. cava inferior reichen.

1127 Brüche des proximalen Humerus sind typisch für den älteren Menschen, der Humerusschaftbruch für das mittlere Lebensalter und der distale Humerusbruch für das Kind. Das Röntgenbild zeigt einen Schaftbruch. Er wird prinzipiell konservativ behandelt mit Desault-Verband für 3 Wochen, danach Gips-U-Schiene.
Gesamtzeit der Ruhigstellung je nach Bruchform 5-8 Wochen.
Gefahr besteht für den N. radialis, der sich um den Humerusschaft herumwindet.

1130 Die bitemporale Hemianopsie tritt bei chromophoben und eosinophilen Adenomen auf (nicht bei den nur pfefferkorngroßen basophilen) sowie beim Kraniopharyngeom (Tumoren des Kinder- und Jugendalters). Während chromophobe Adenome die Hauptzellen betreffen (bilden FSH und LH = ICSH) und die basophilen Zellen ACTH und TSH bilden, bilden die eosinophilen Zellen LTH und STH. Das somatotrope Hormon verursacht nach Abschluß des Längenwachstums Akromegalie (→ zu kleine Schuhe).

1132 Der N. facialis innerviert den M. orbicularis oculi, den Schließmuskel der Augenlider.

1135 Die Bennet-Fraktur ist eine intraartikuläre Luxationsfraktur des 1. Mittelhandknochens. Das Röntgenbild zeigt ein kleines zurückgebliebenes Knochenfragment auf der ulnaren Seite, während das Metacarpale durch Zug des Abductor pollicis longus nach proximal disloziert ist.

Ther.: Osteosynthese (z.B. Kirschnerdrähte).

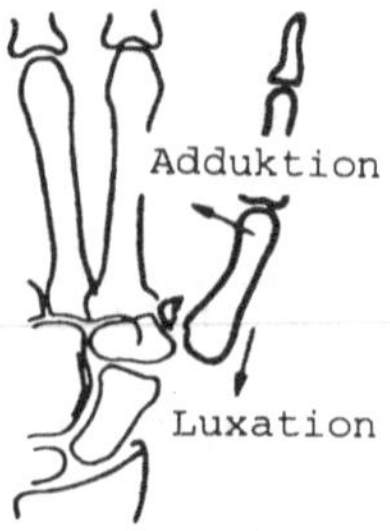

1136 Es dürfte sich hierbei um ein Karzinom handeln.

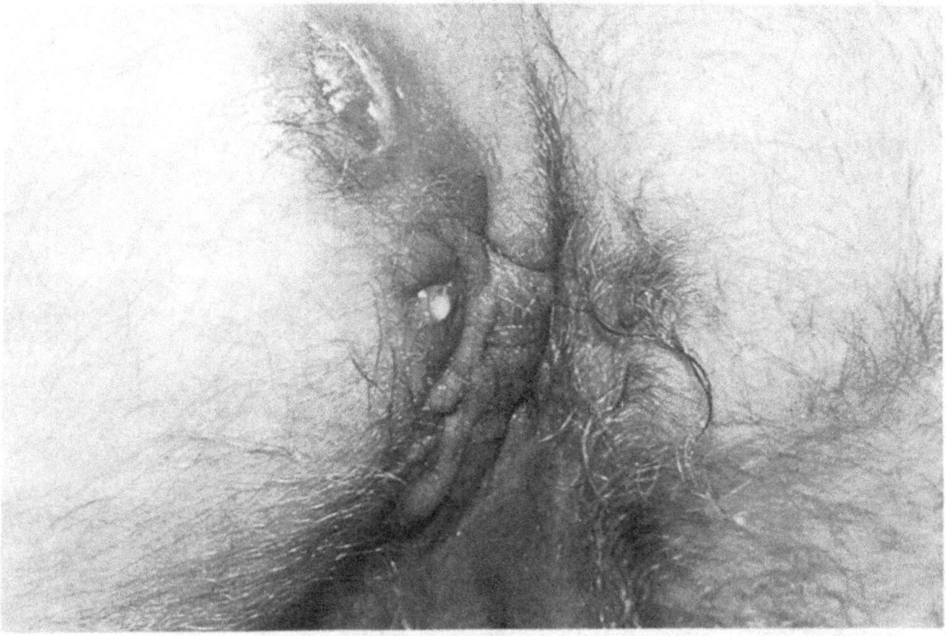

1
(Original in Farbe)

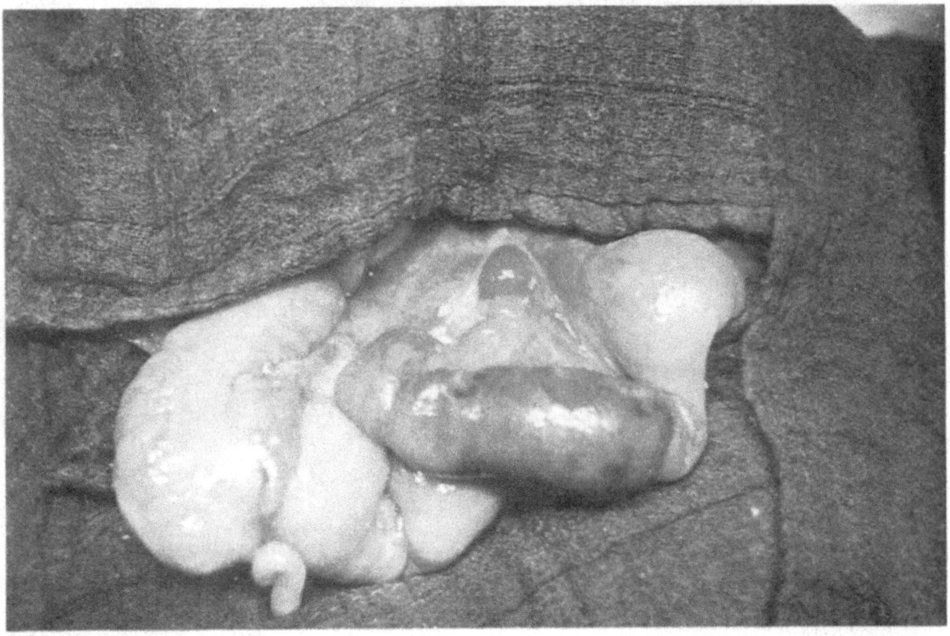

2
(Original in Farbe)

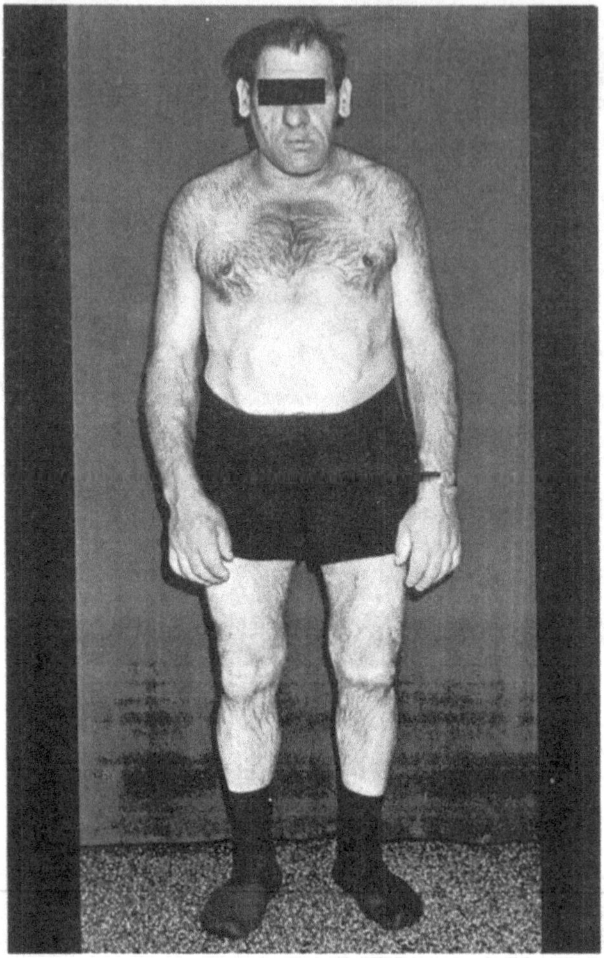

3

(beide Originale in Farbe)

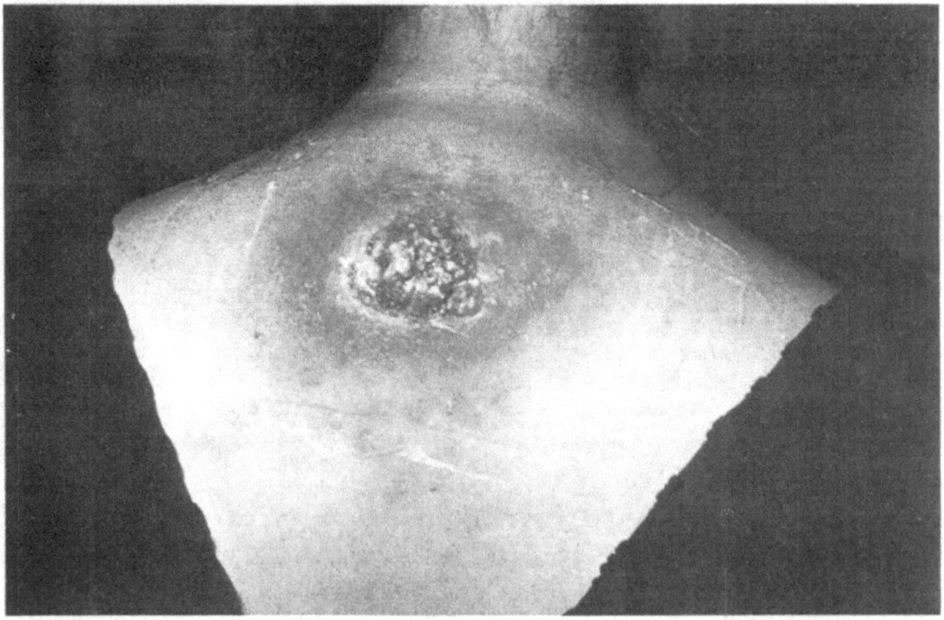

4

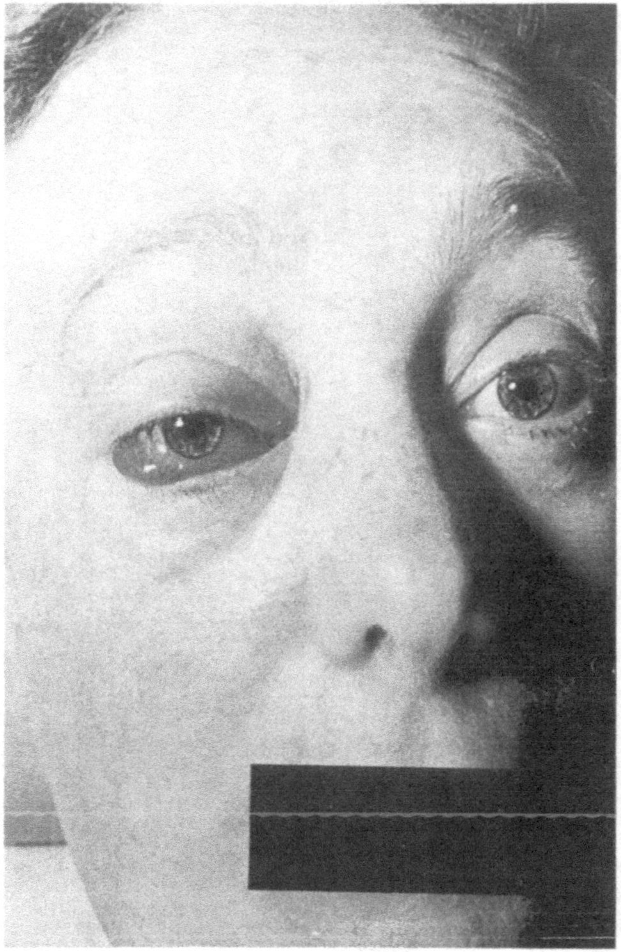

5

(Original in Farbe)

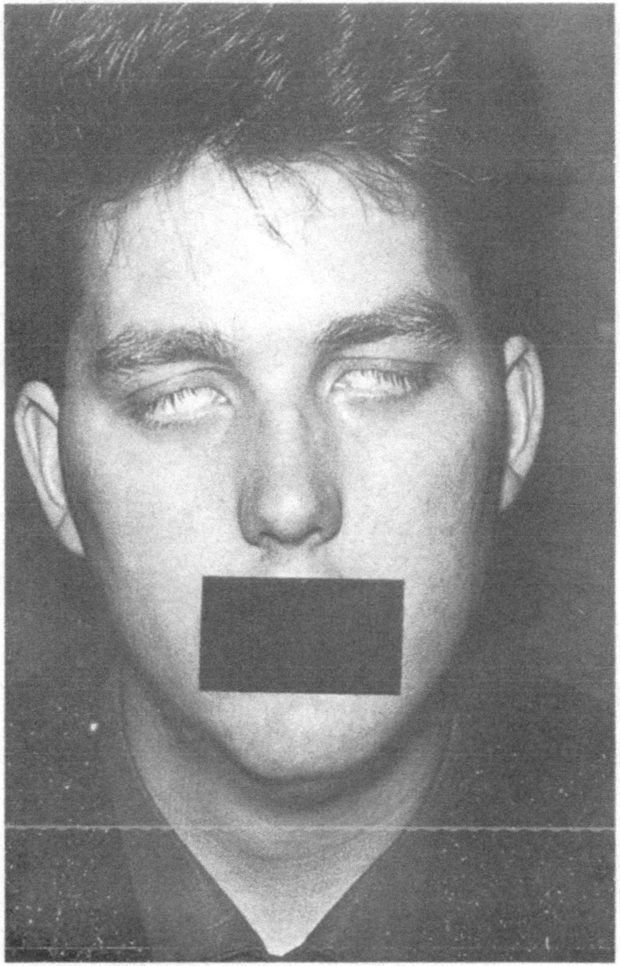

(Original in Farbe)

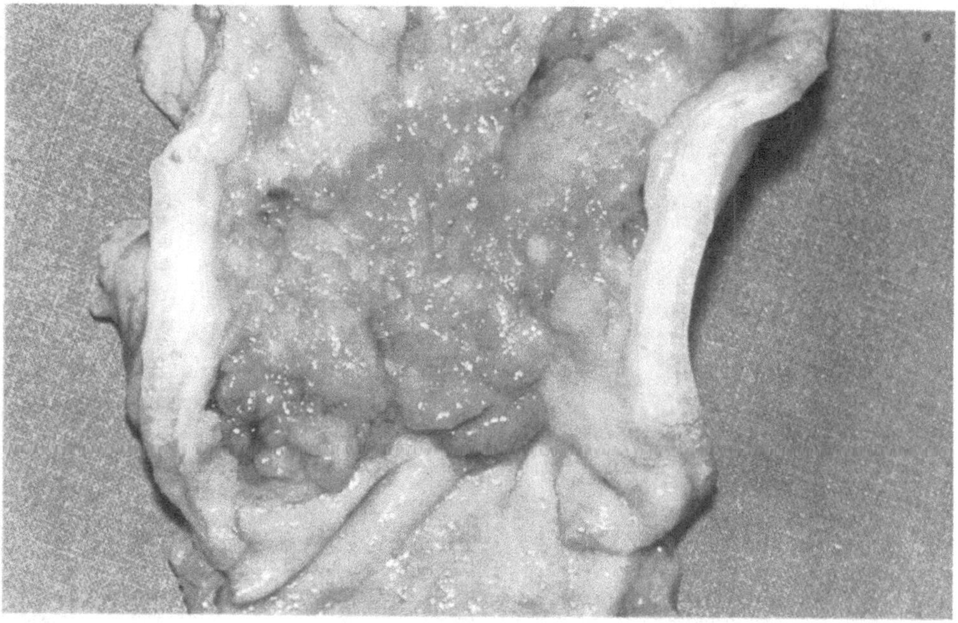

7
(Original in Farbe)

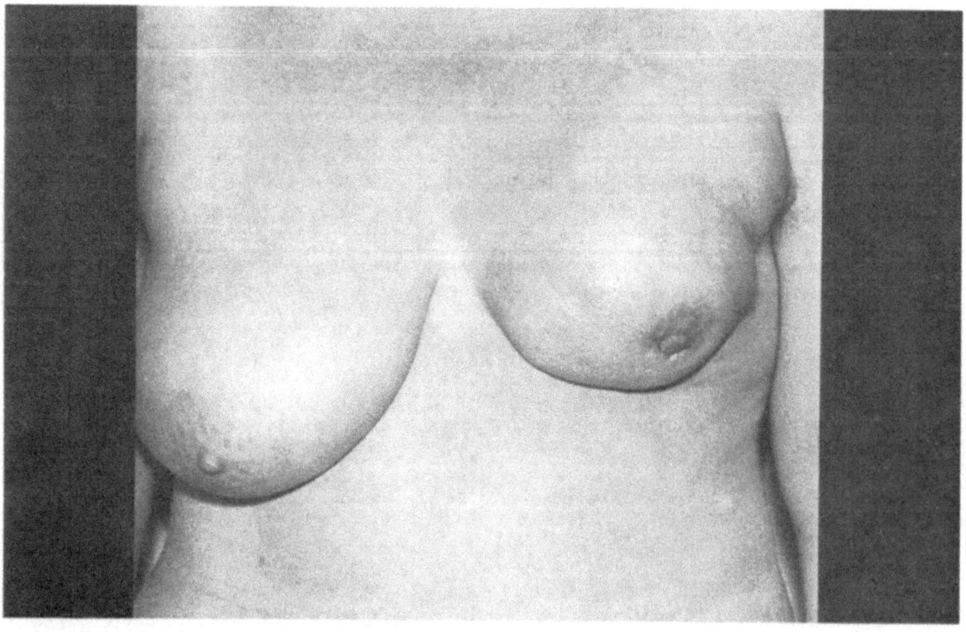

8
(Original in Farbe)

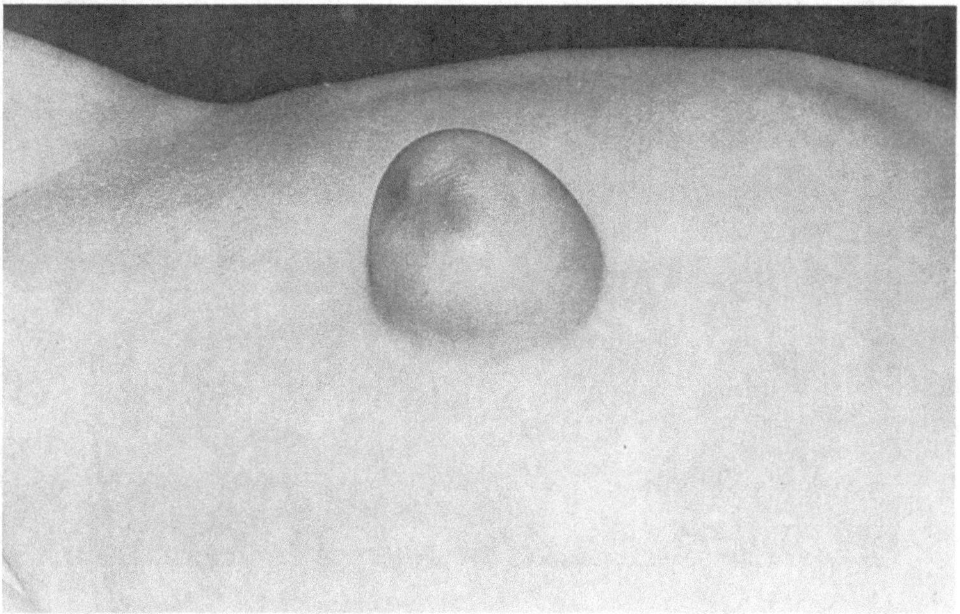

9
(Original in Farbe)

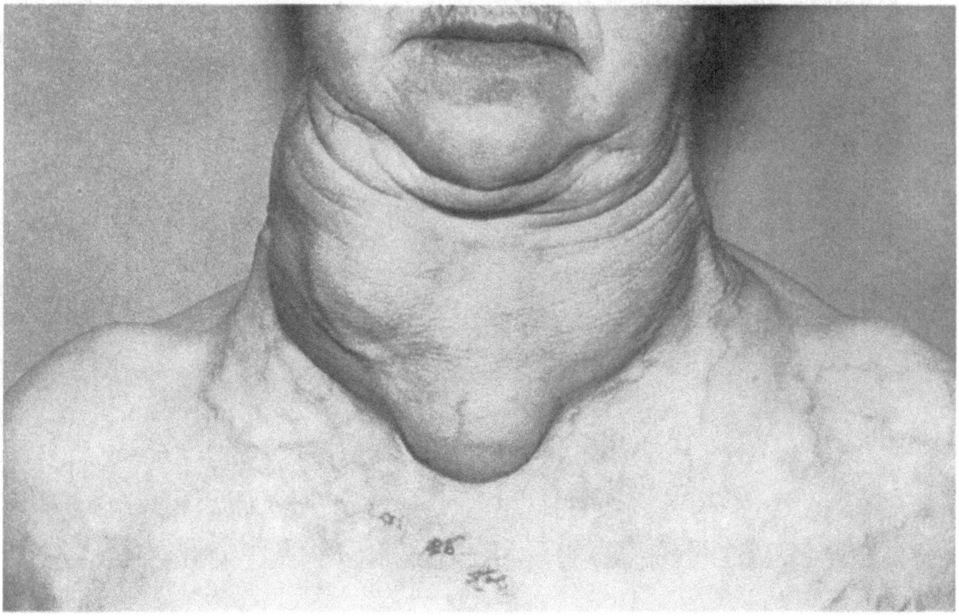

10
(Original in Farbe)
blau hervorhebende Venen

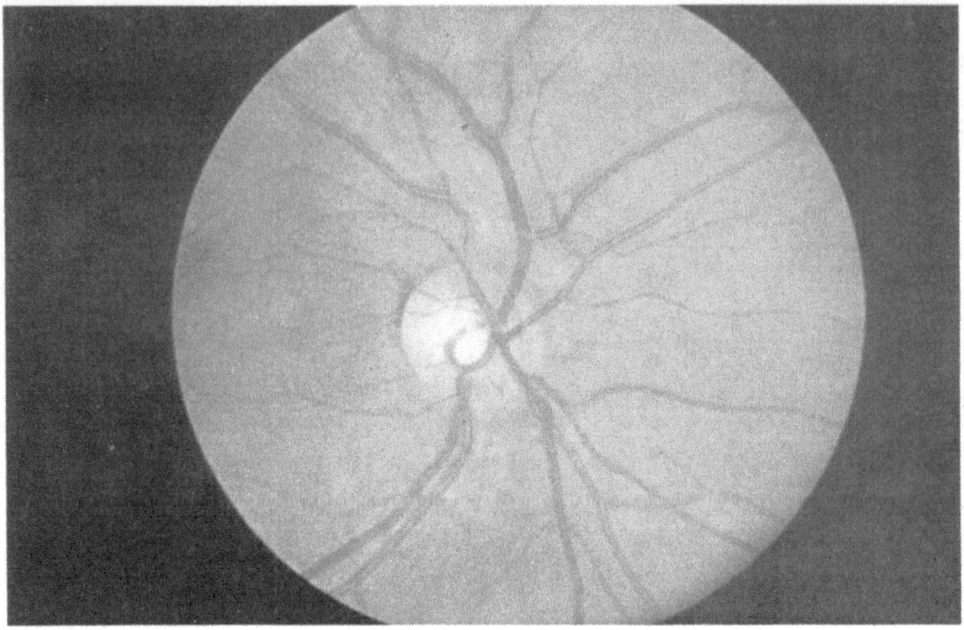

11
(Original in Farbe)

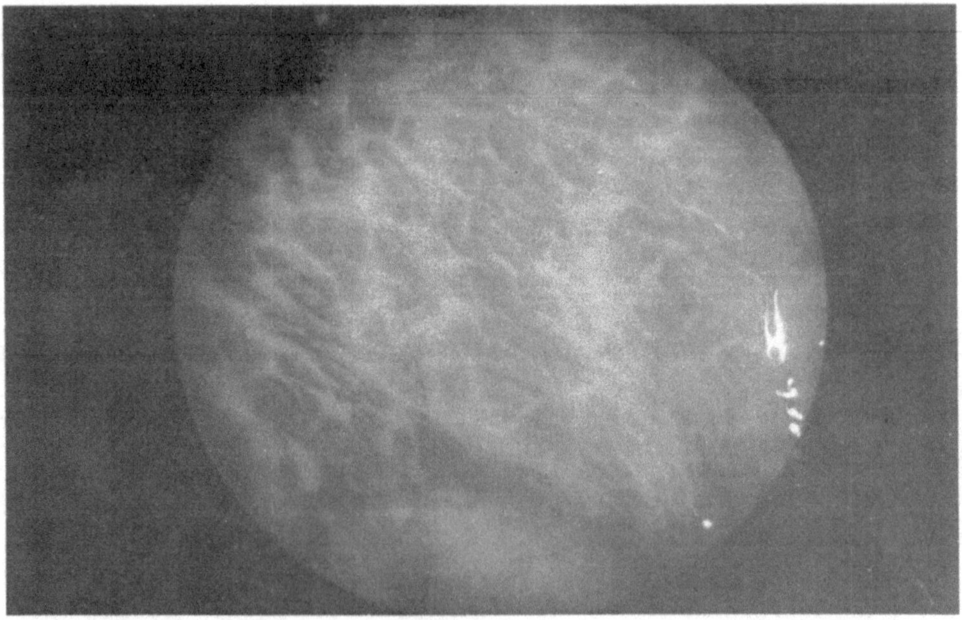

12
(Original in Farbe)
bräunlich-schwärzliche Verfärbung der Flecken

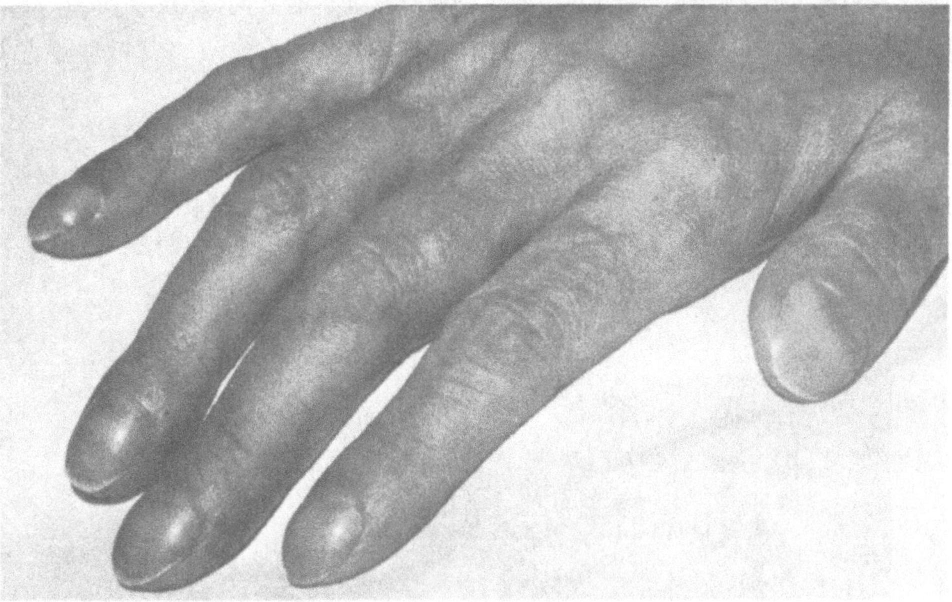

13

(Original in Farbe)
bläulich-zyanotische Verfärbung von Nägeln und Fingern

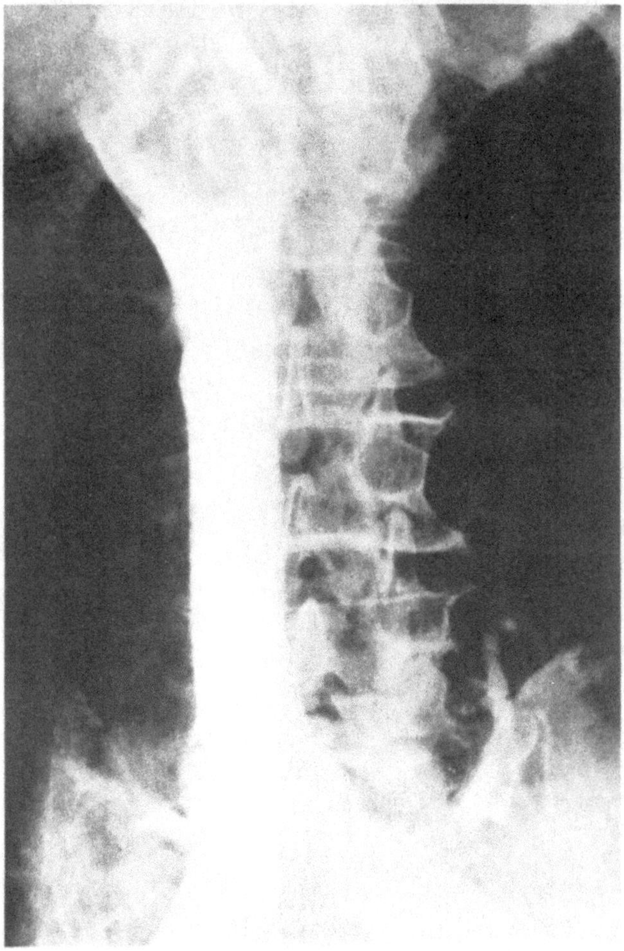

14

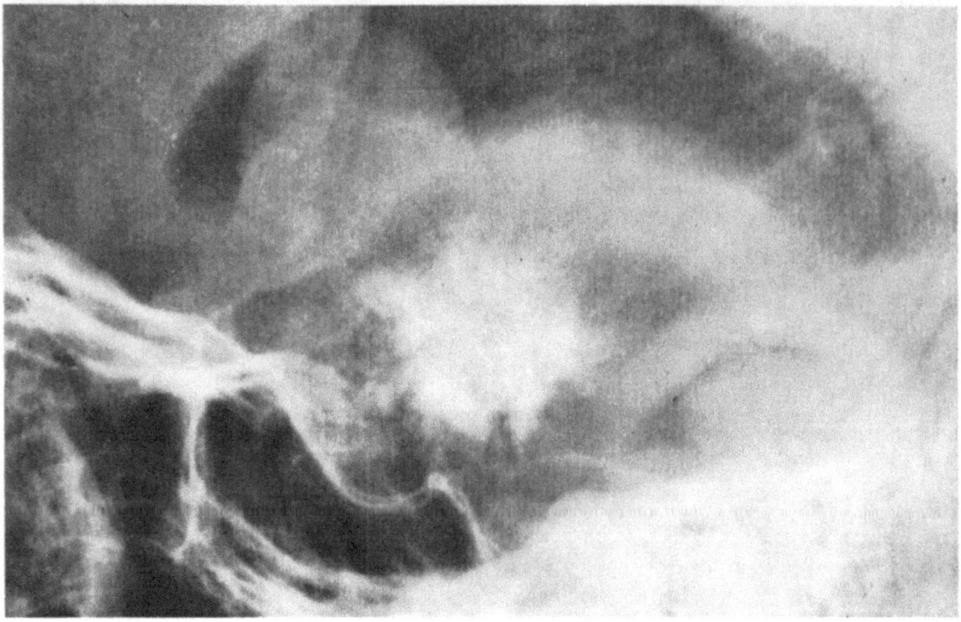

15

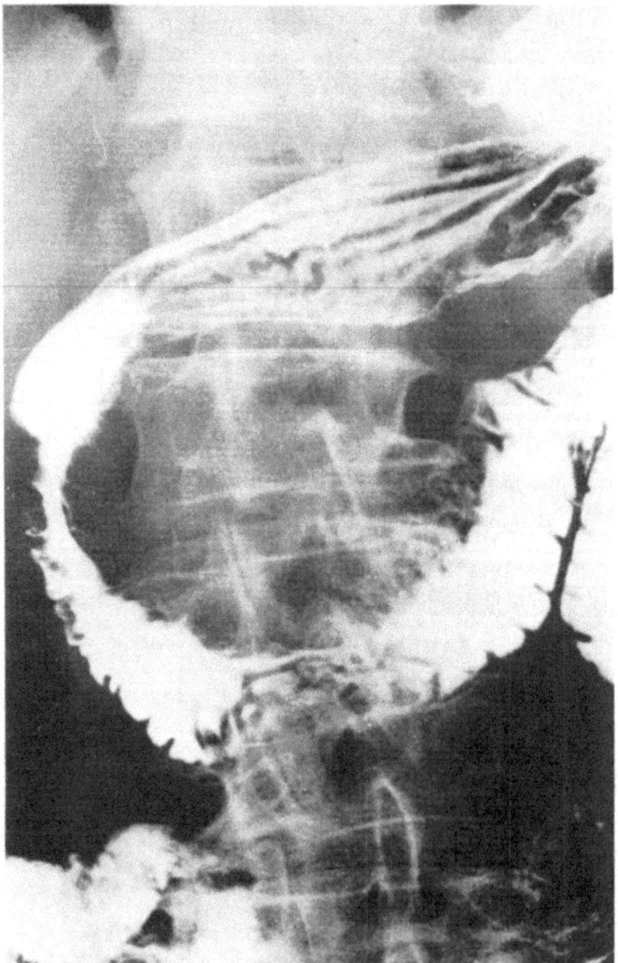

16

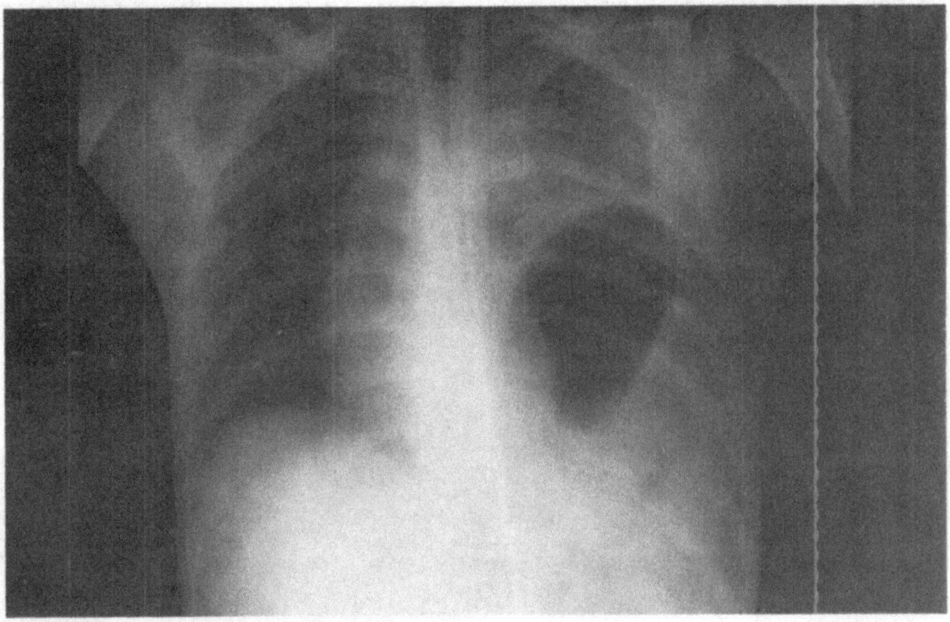

17

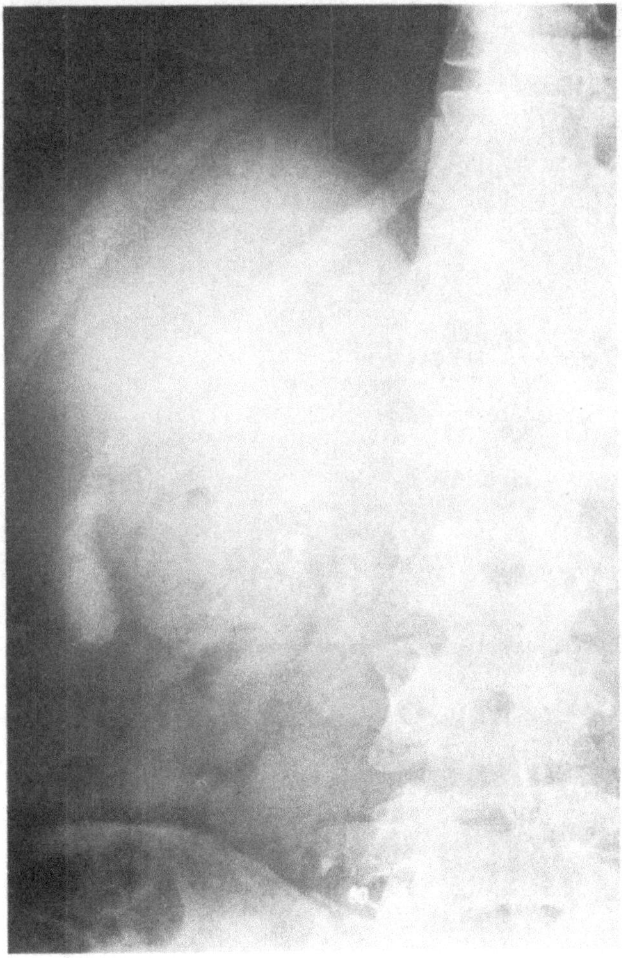

18

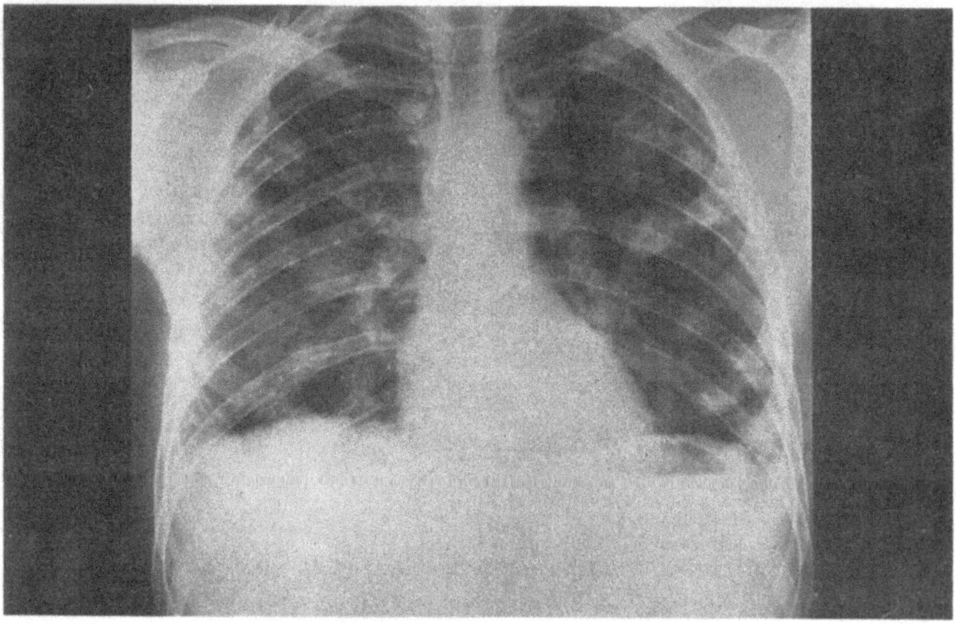

19

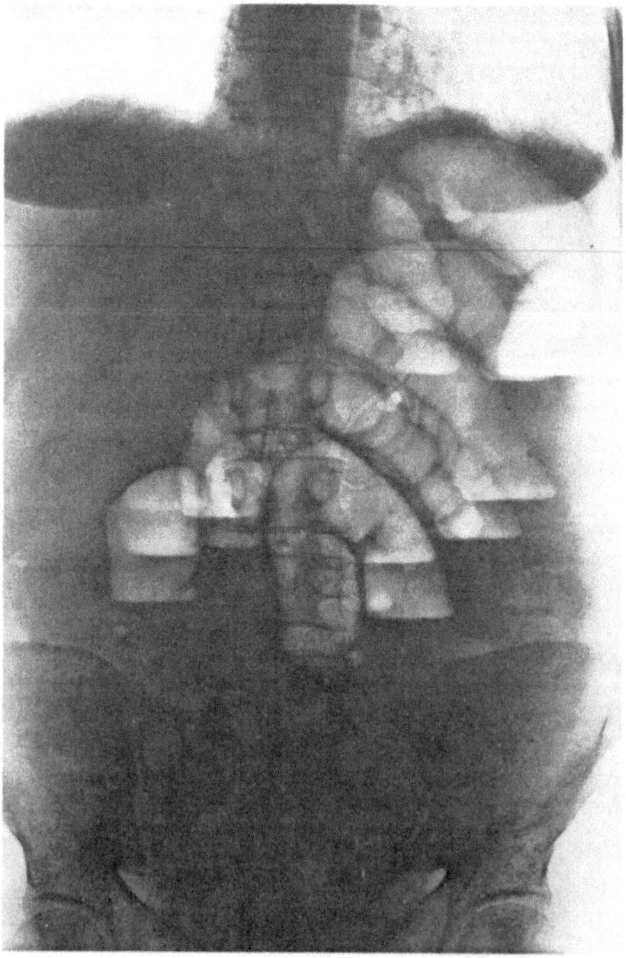

20

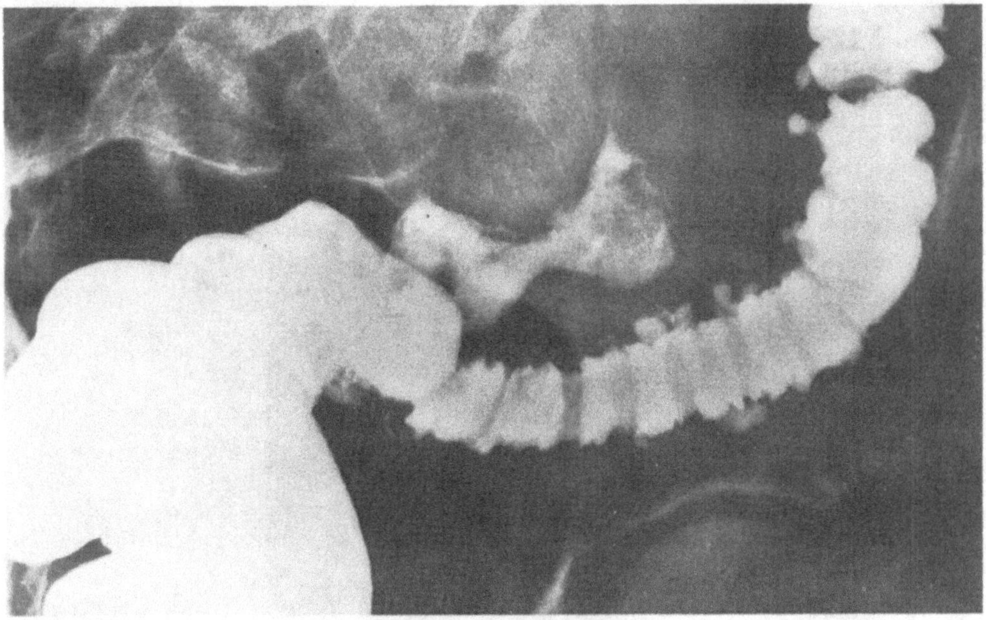

21

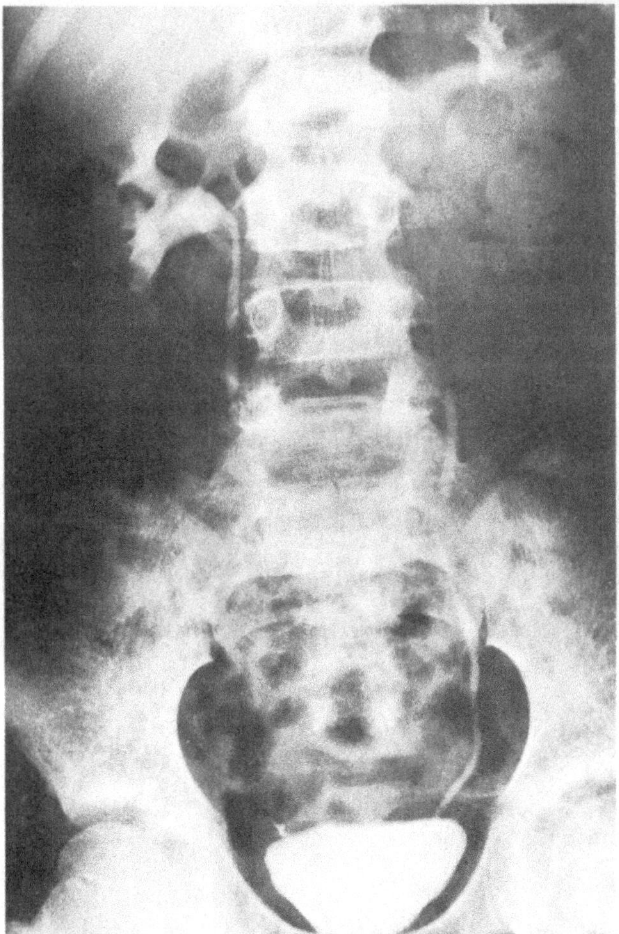

22

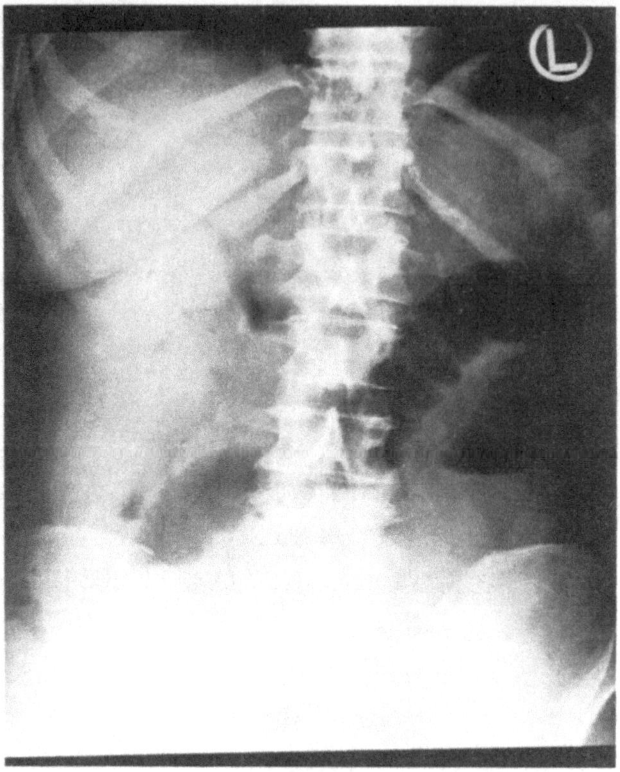

23

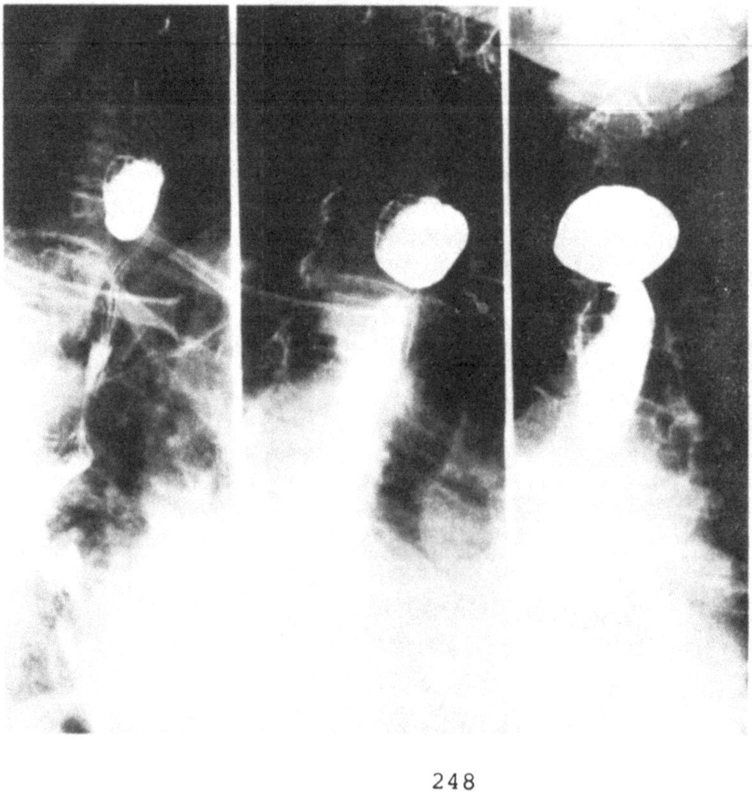

24

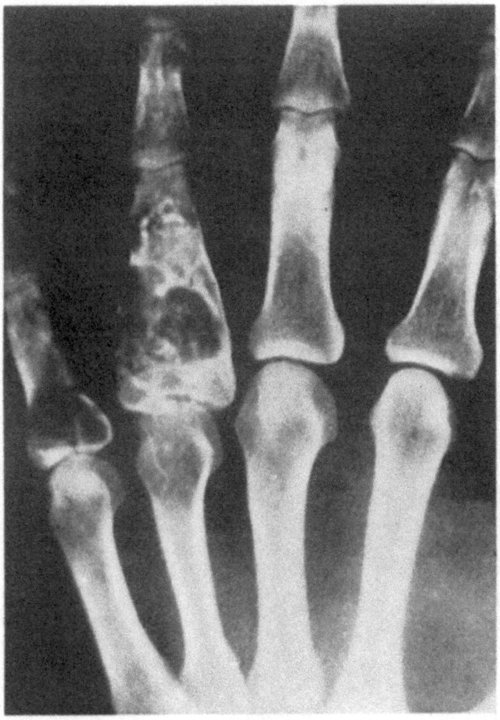

25

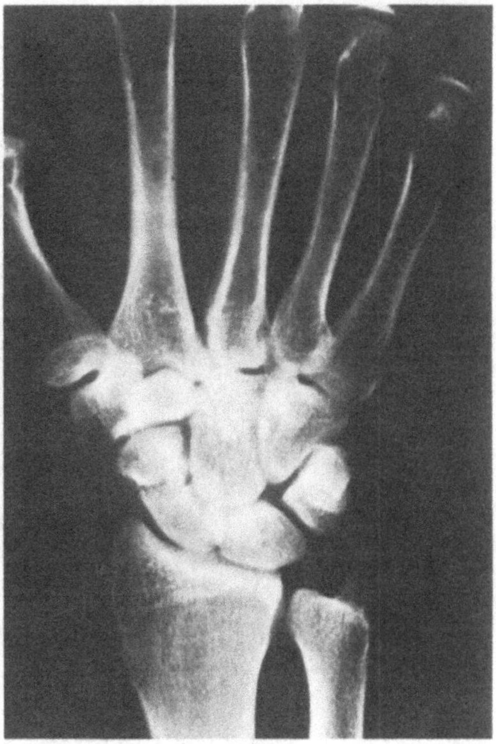

26

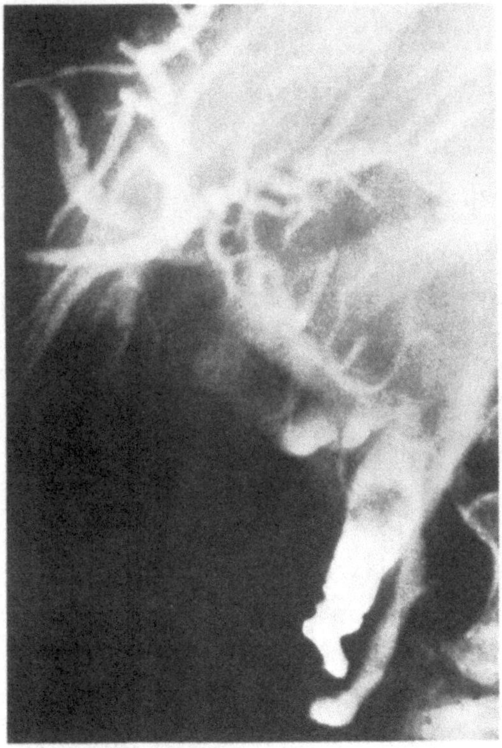

27

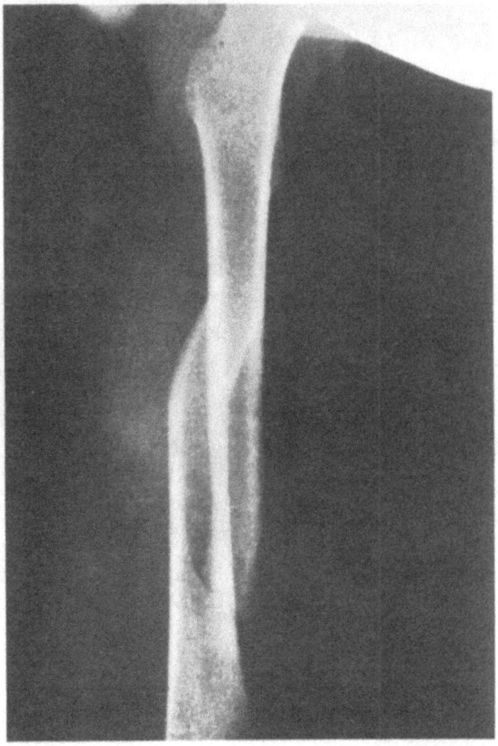

28

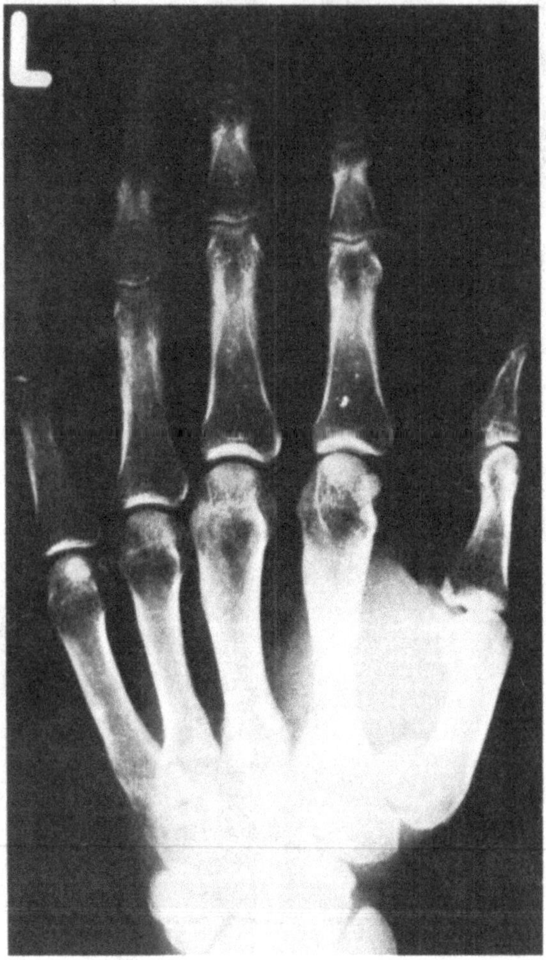

29

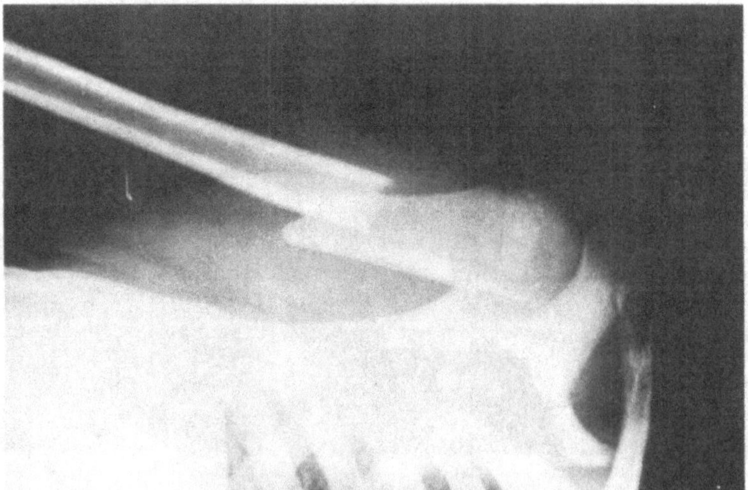

30

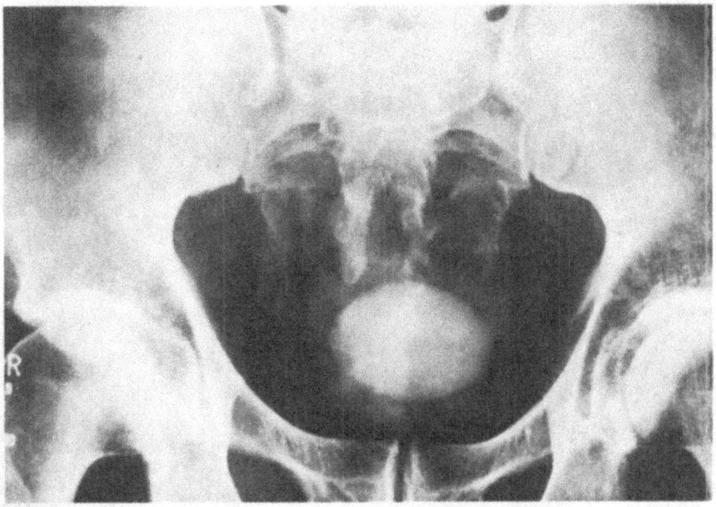

31

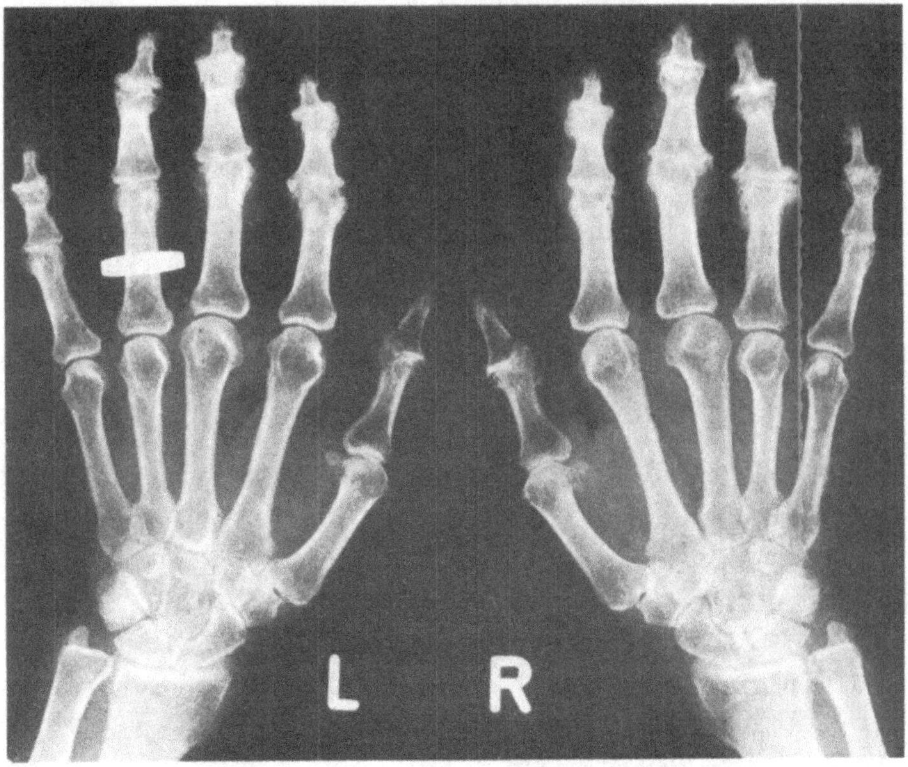

32

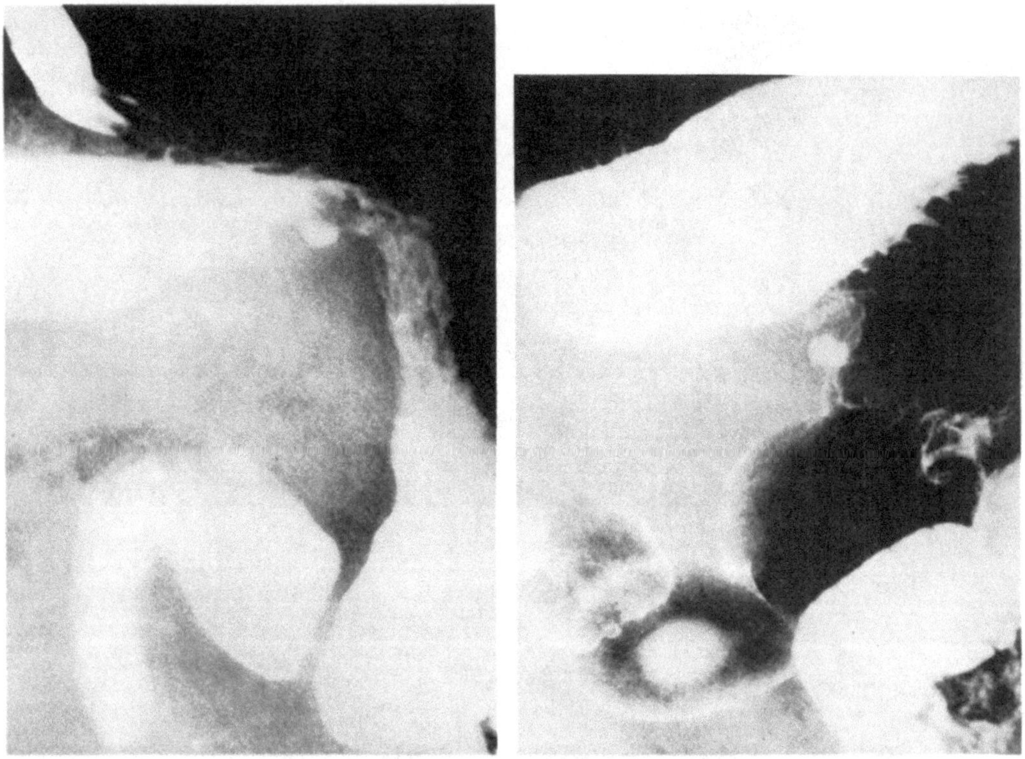

33

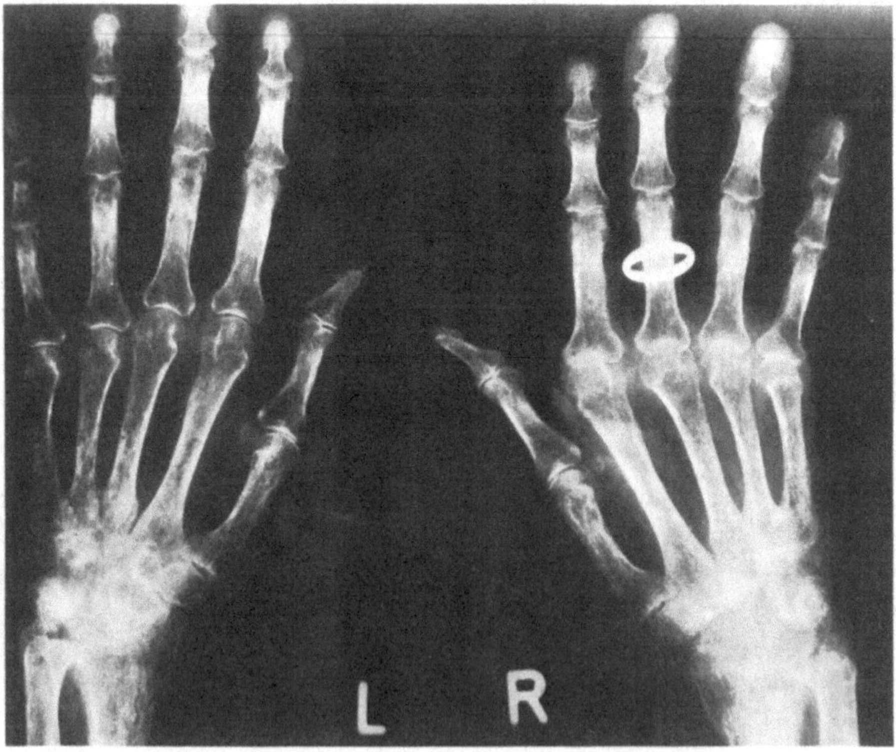

34

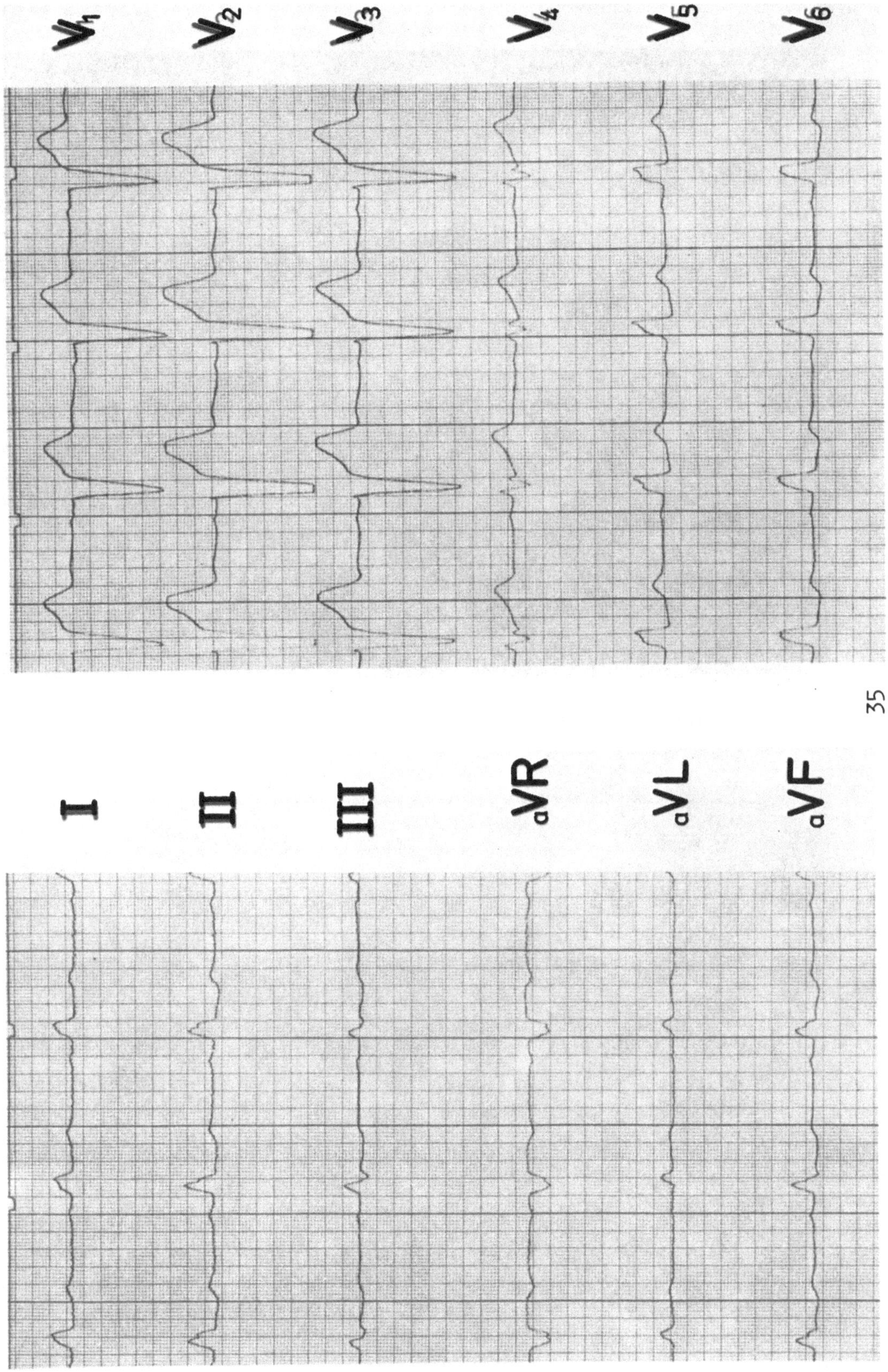

35

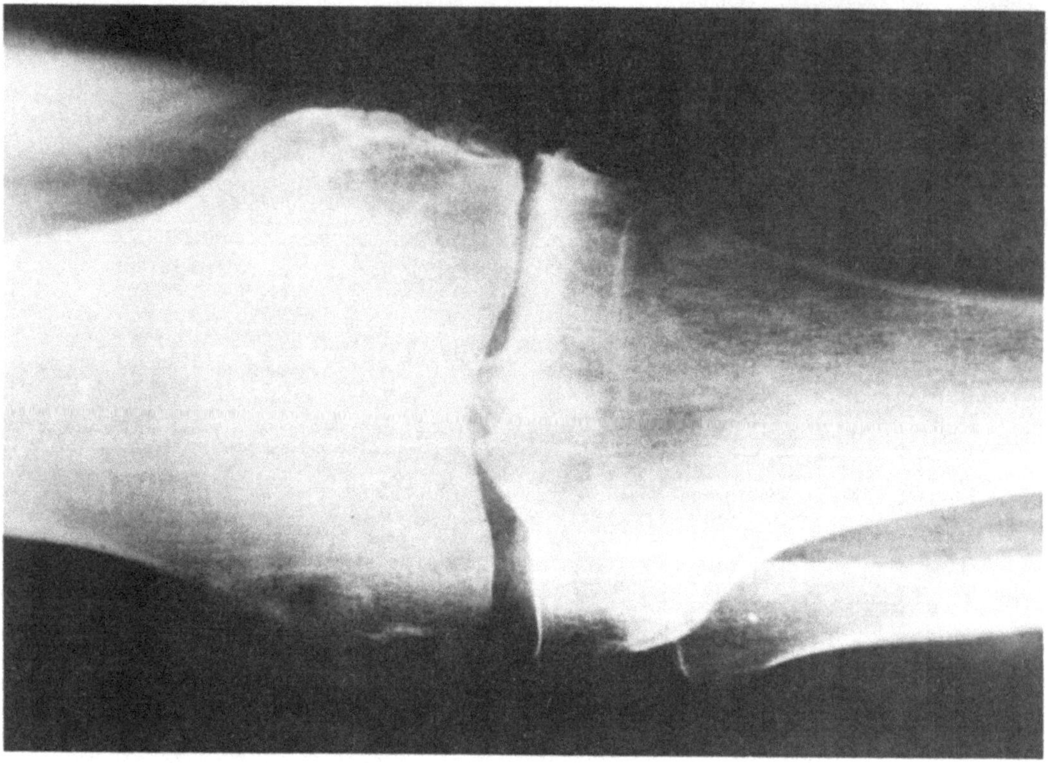

36

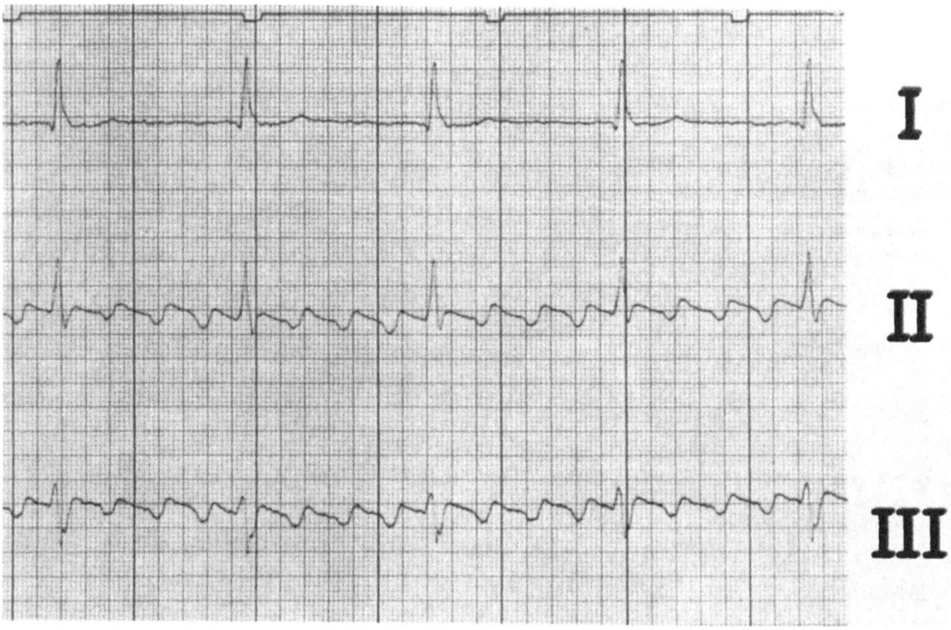

37

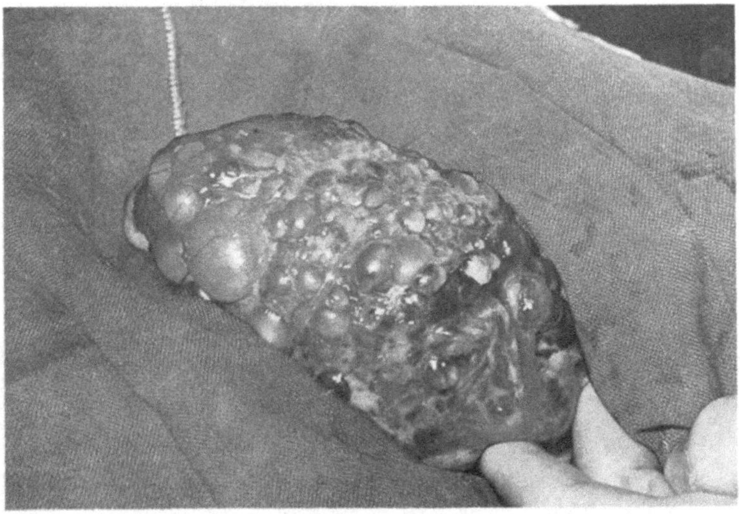

38

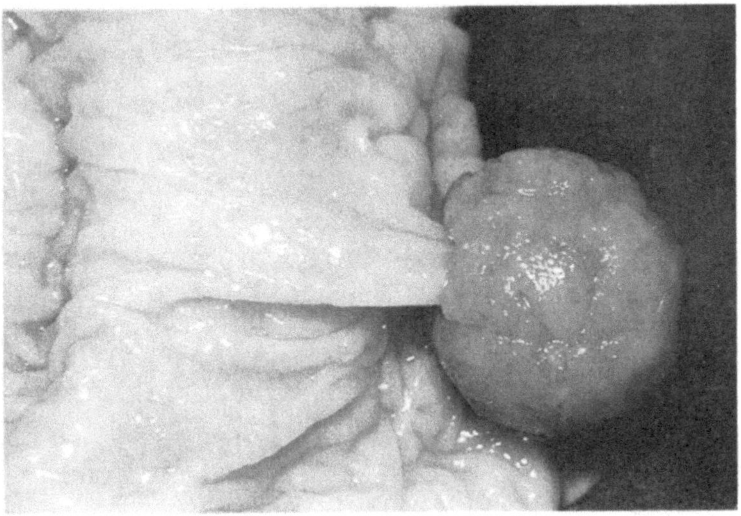

39

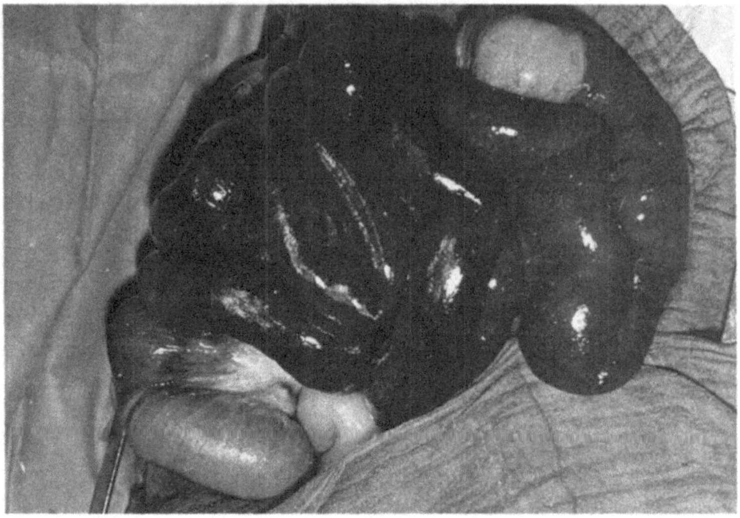

40

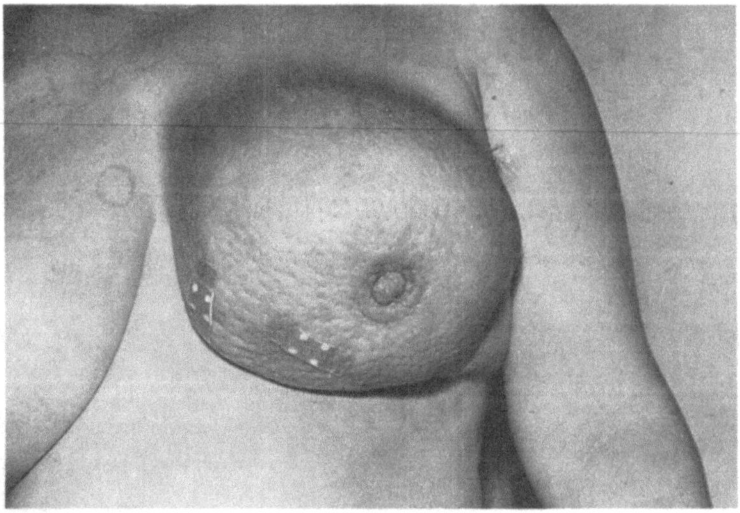

41

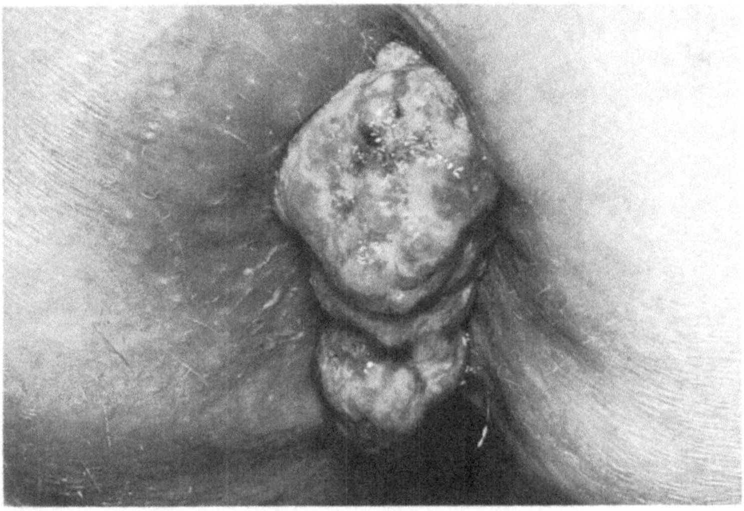

42

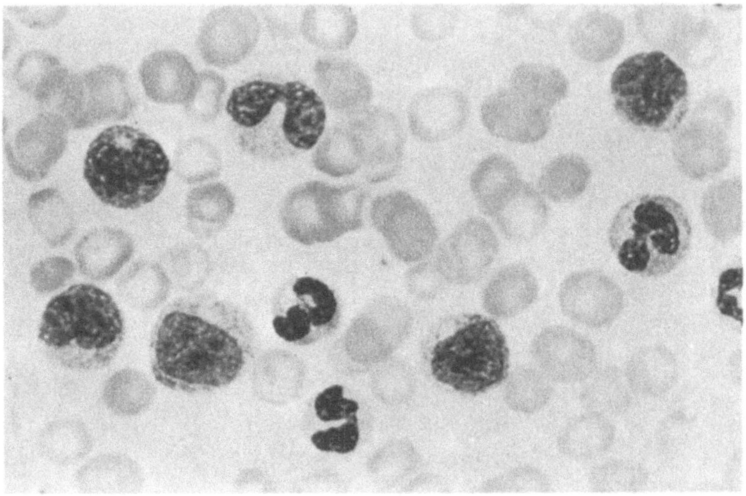

43

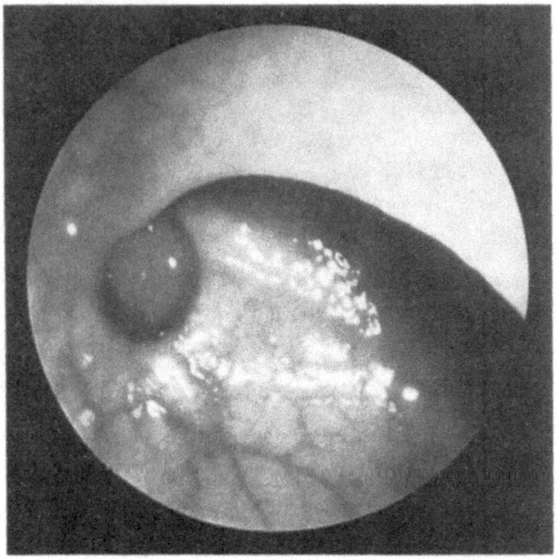

44

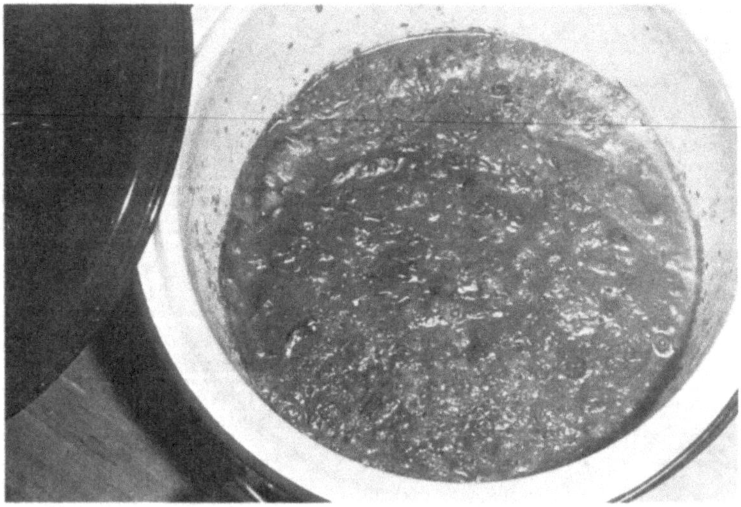

45

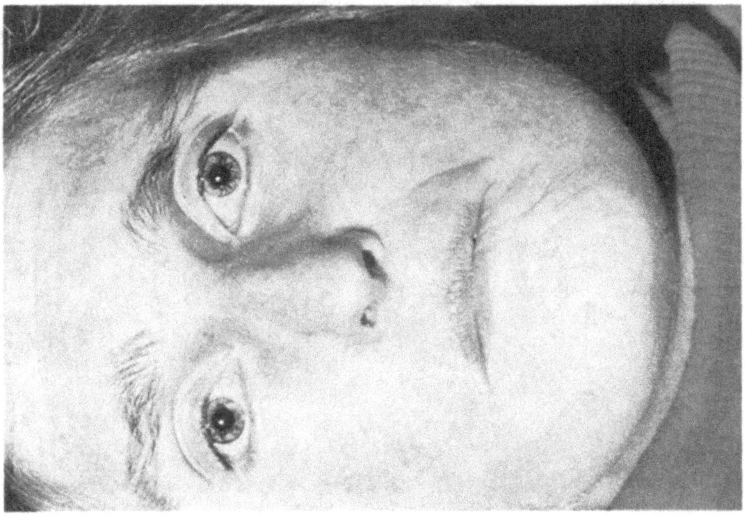

46

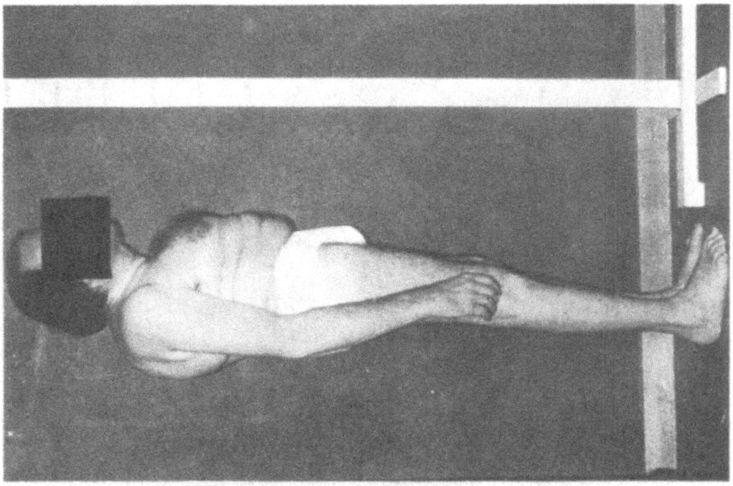

47

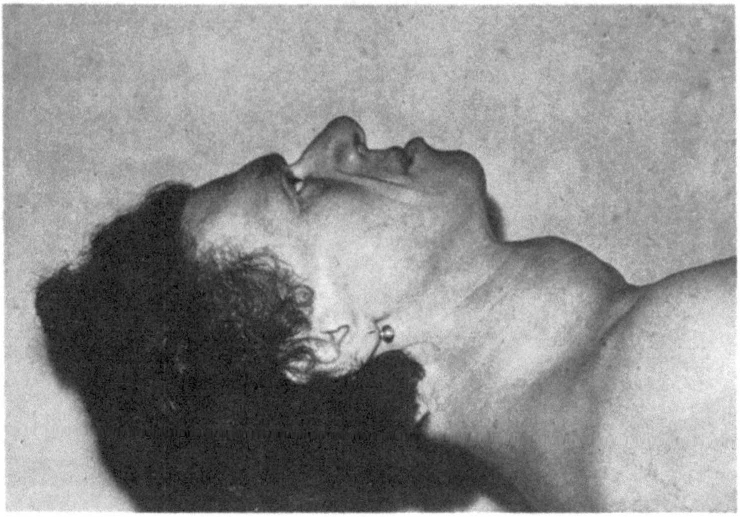

48

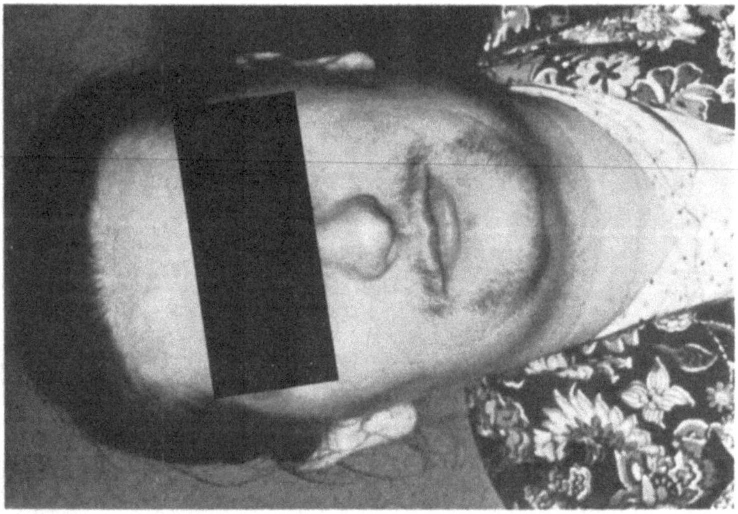

49

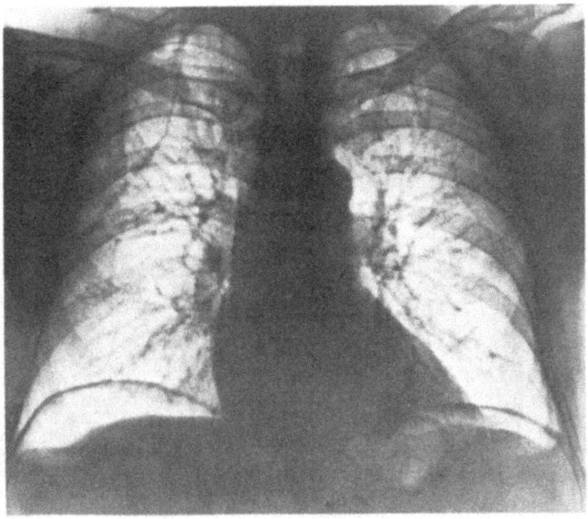

50

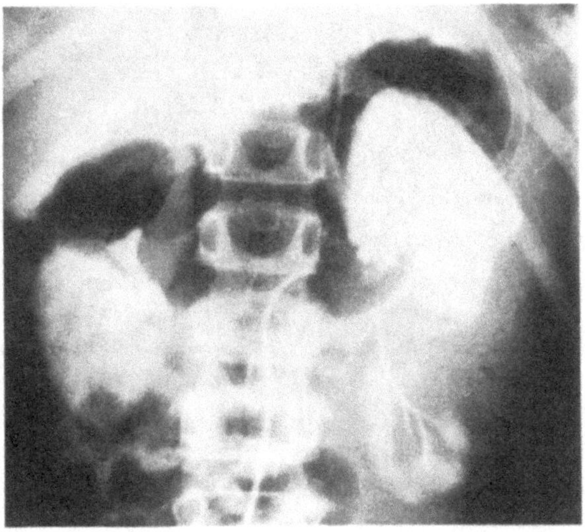

51

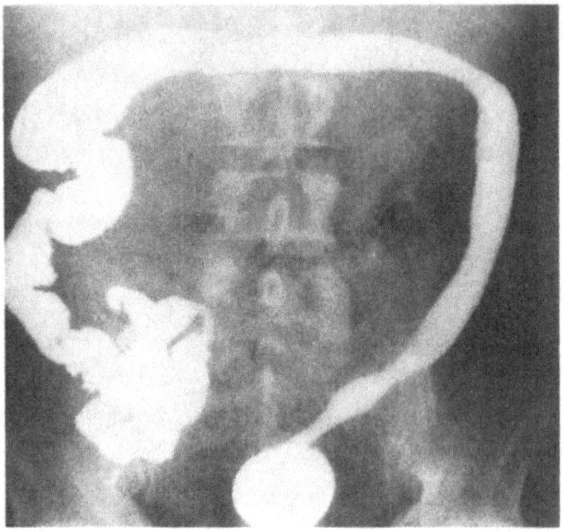

52

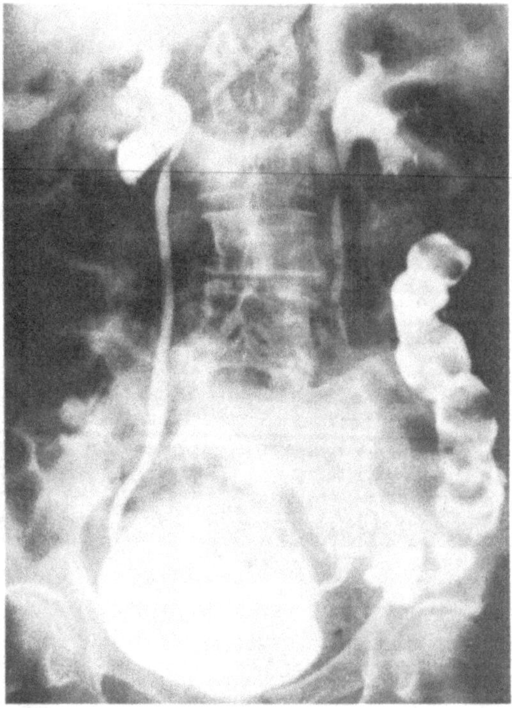

53

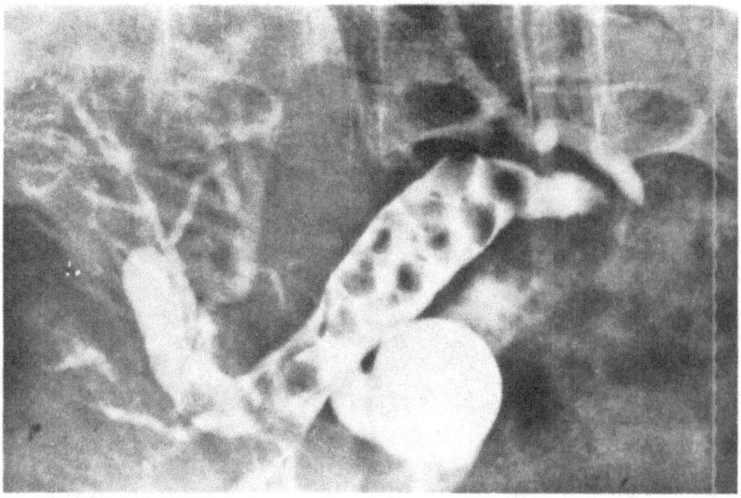

54

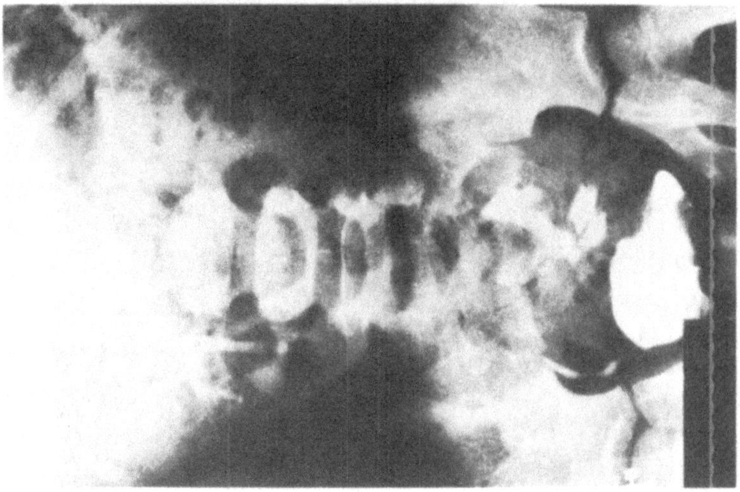

55

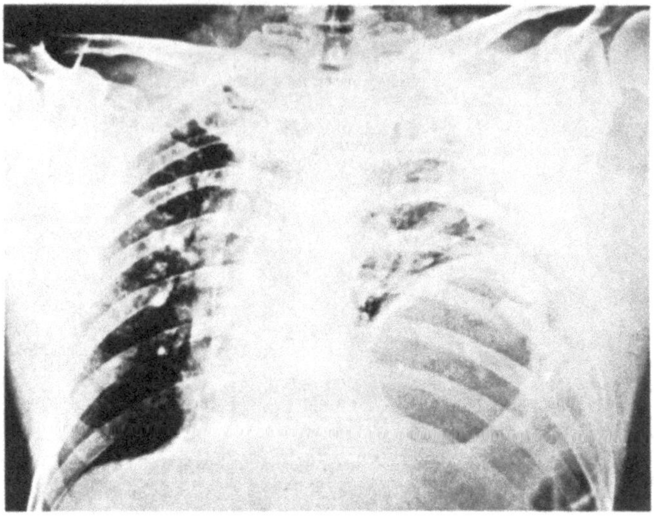

56

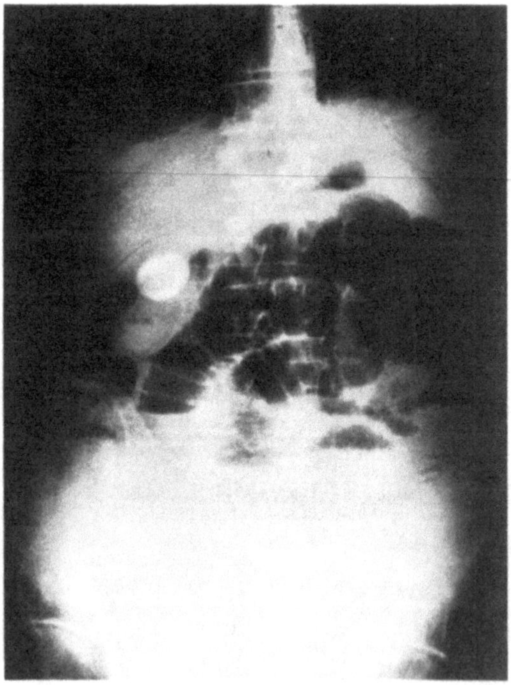

57

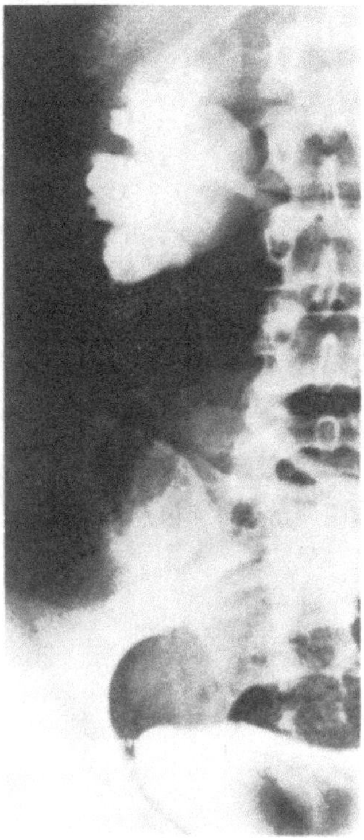

58

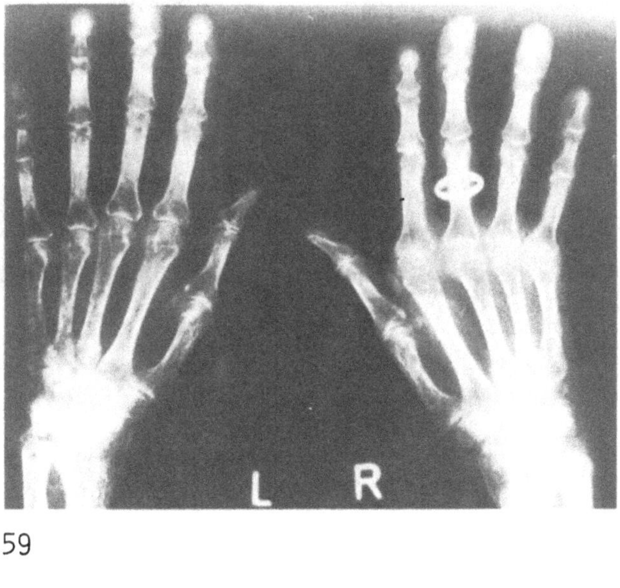

59

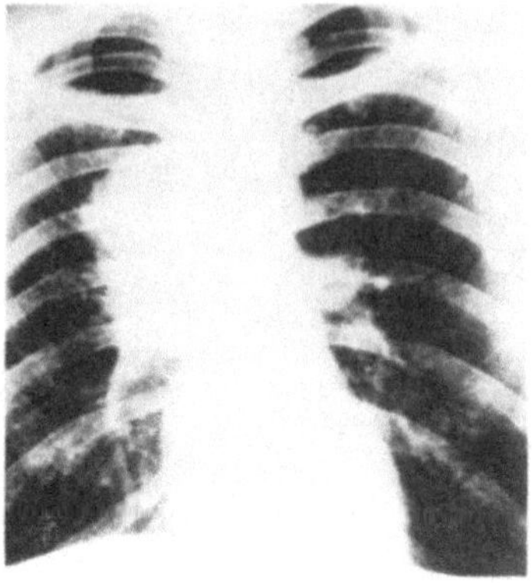
60

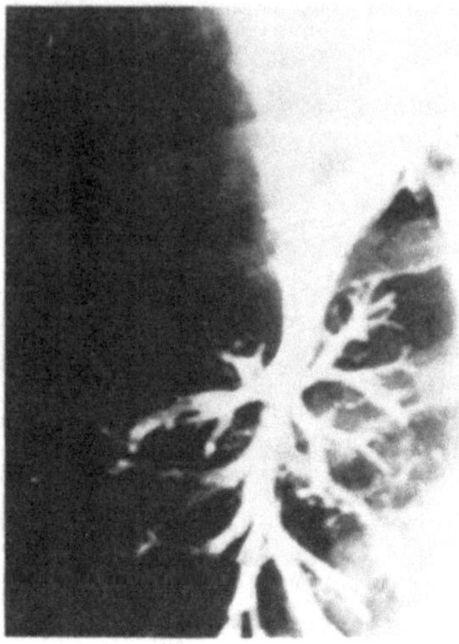
61

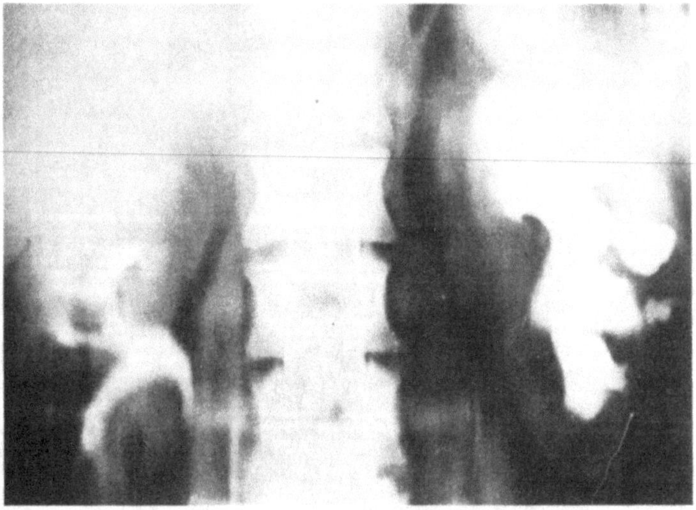
62

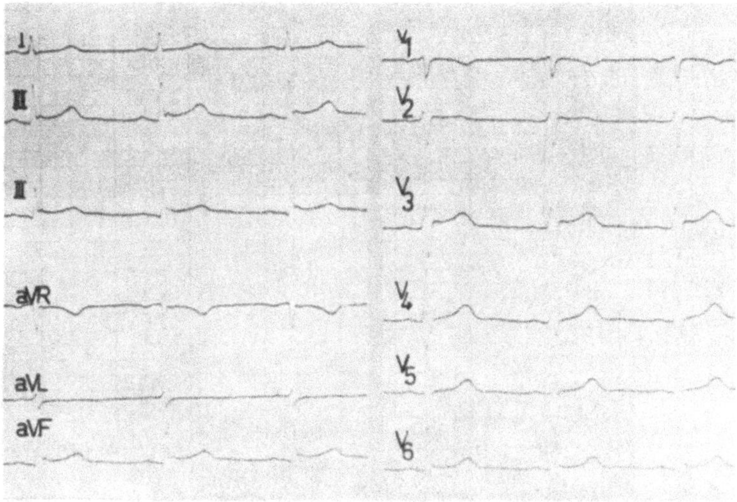
I
II
III
aVR
aVL
aVF
V1
V2
V3
V4
V5
V6
63

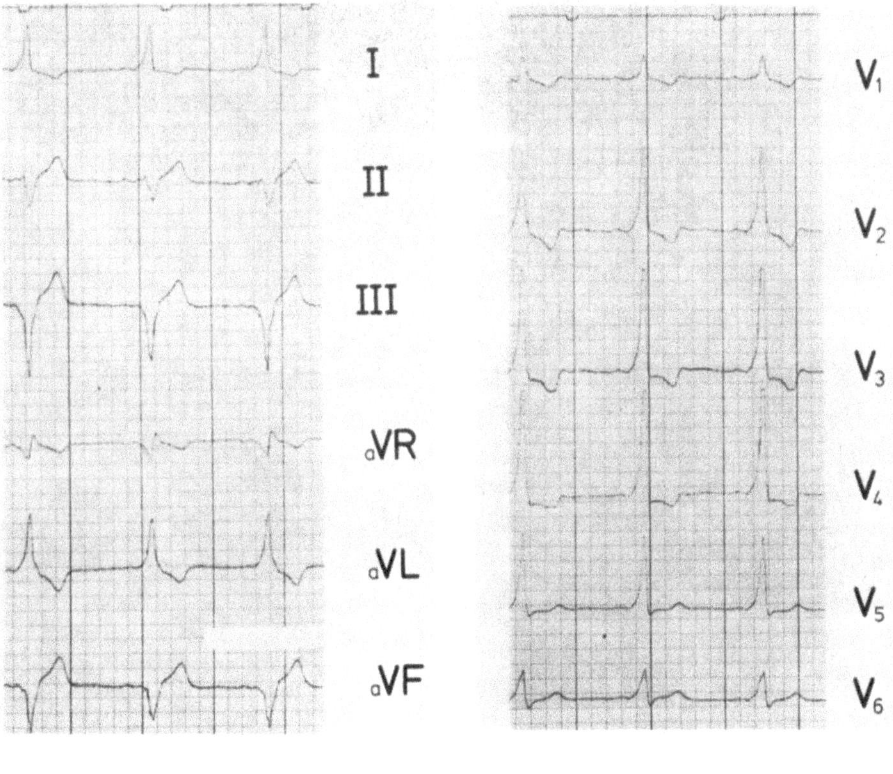
I
II
III
aVR
aVL
aVF
V1
V2
V3
V4
V5
V6
64

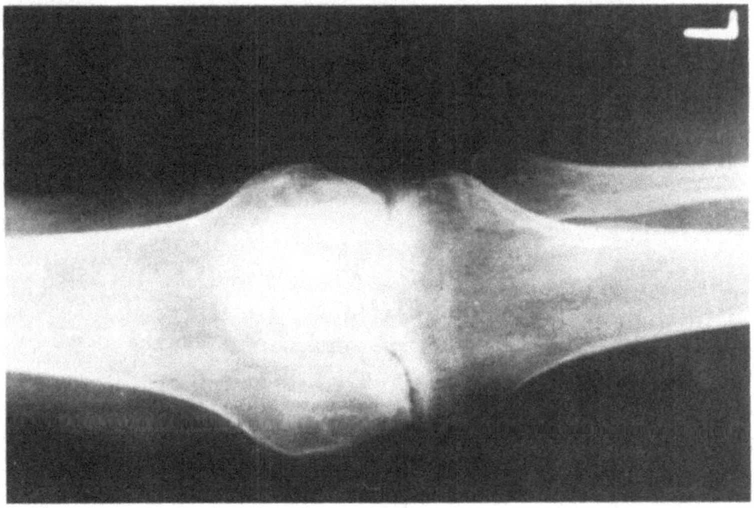

65

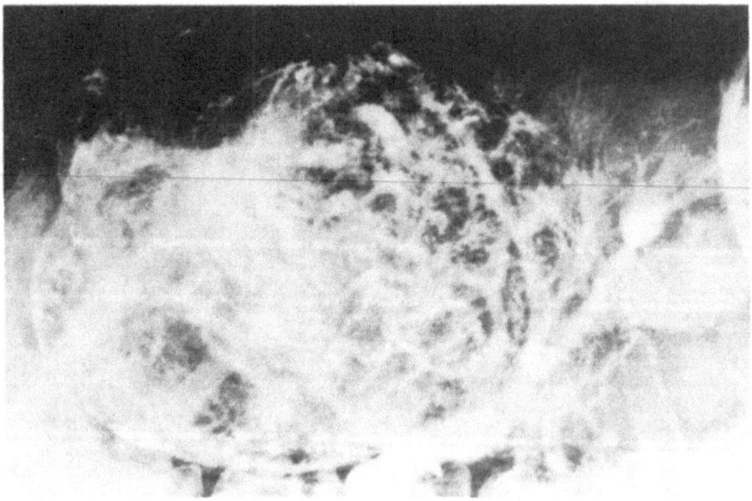

66

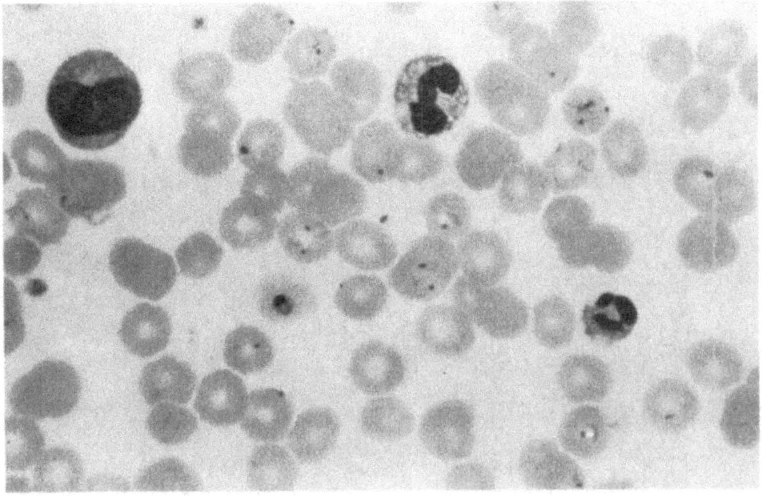

67

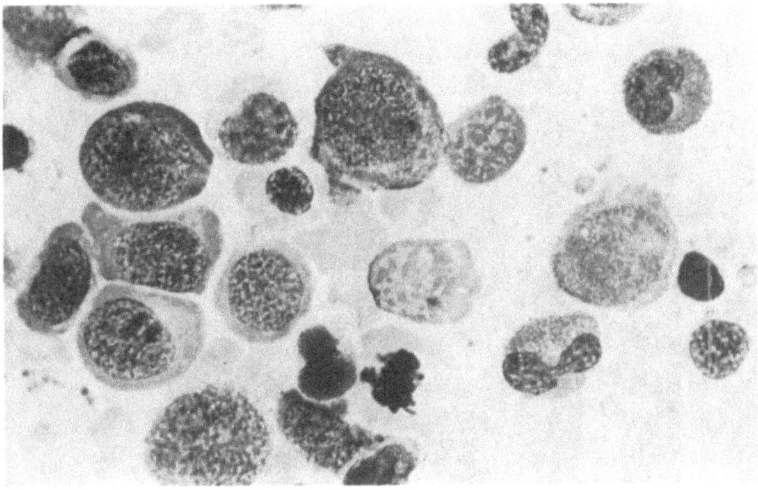

68

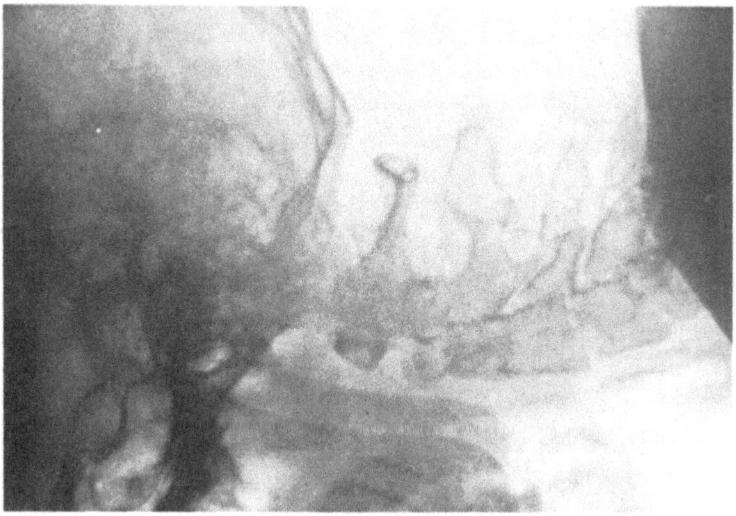

69

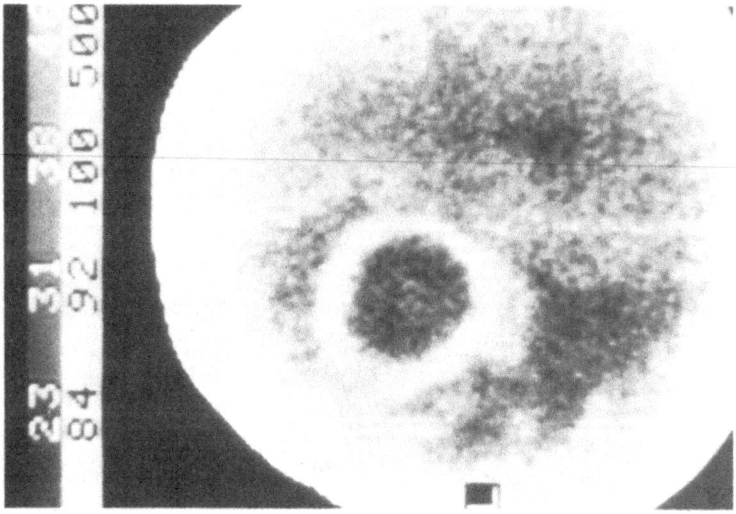

70

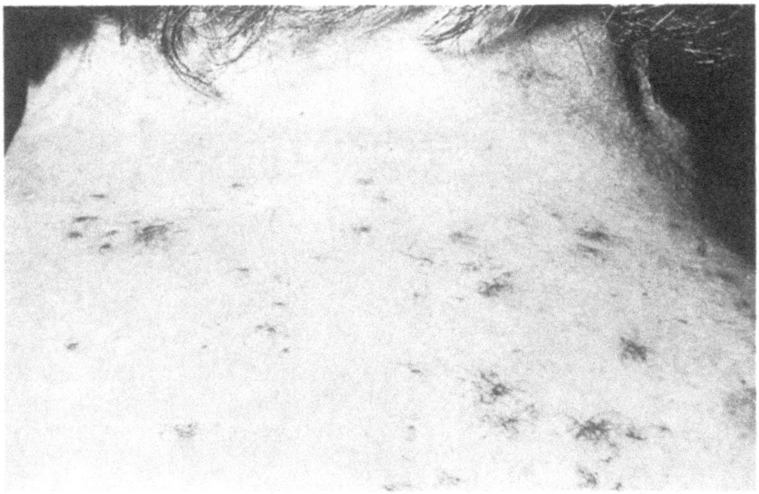

71

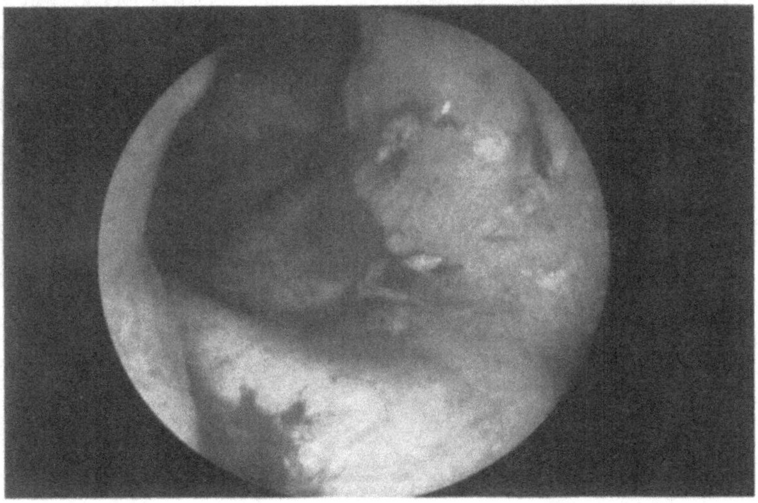

72

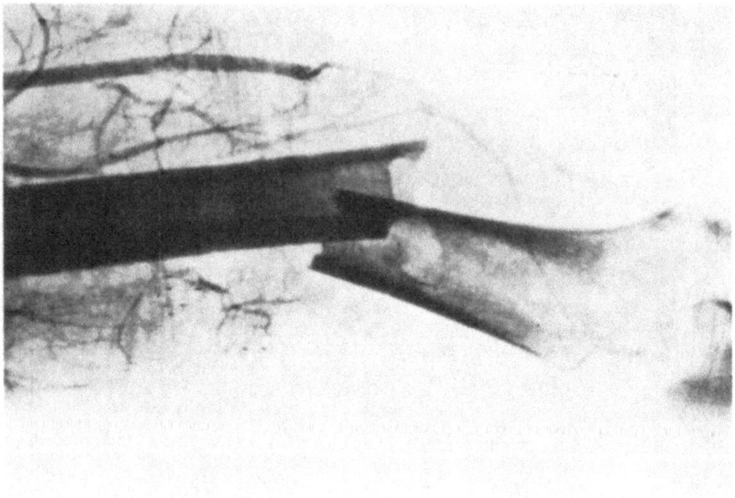

73

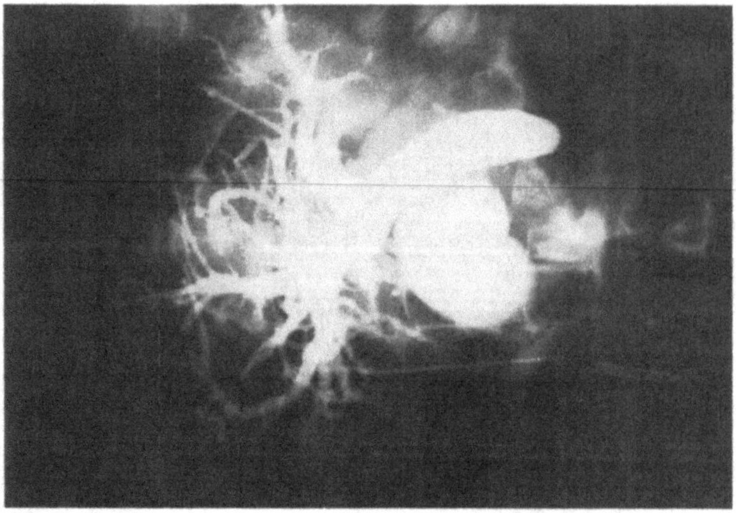

74

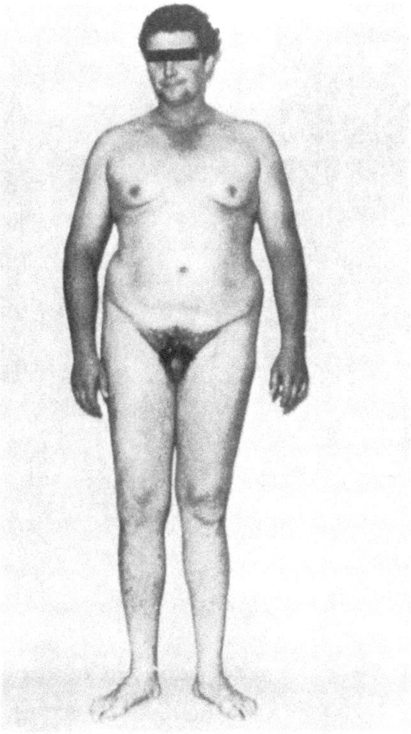

75

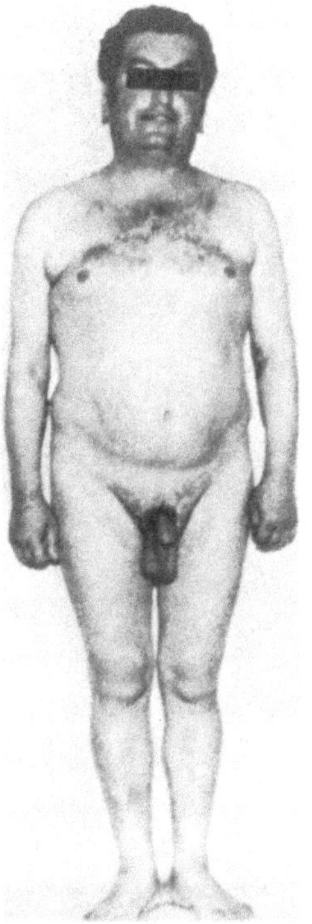

76

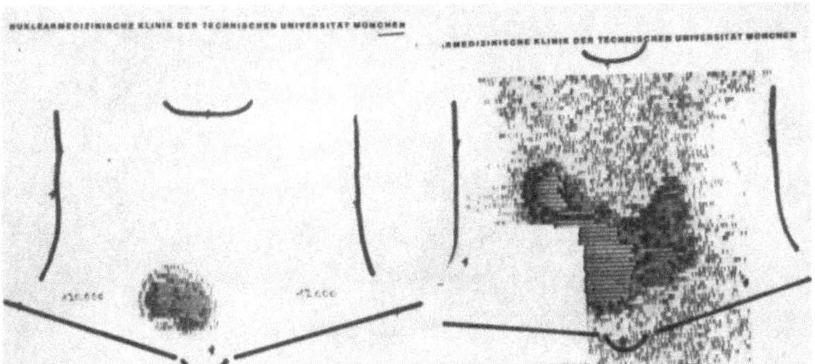
NUKLEARMEDIZINISCHE KLINIK DER TECHNISCHEN UNIVERSITAT MUNCHEN
.MEDIZINISCHE KLINIK DER TECHNISCHEN UNIVERSITAT MUNCHEN

77

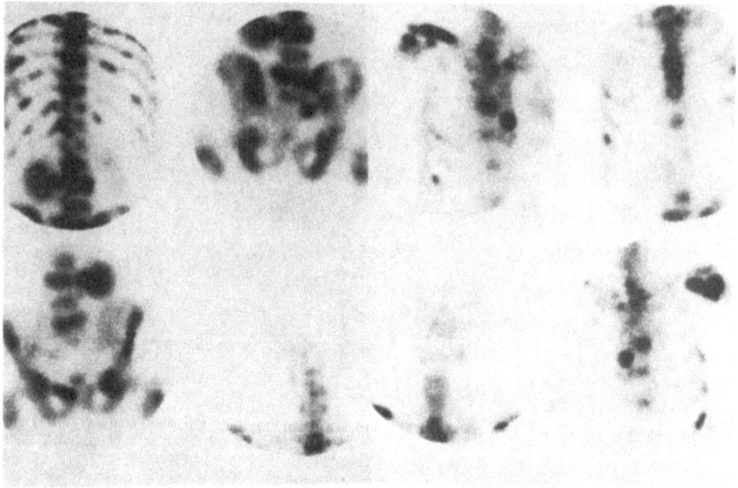

78

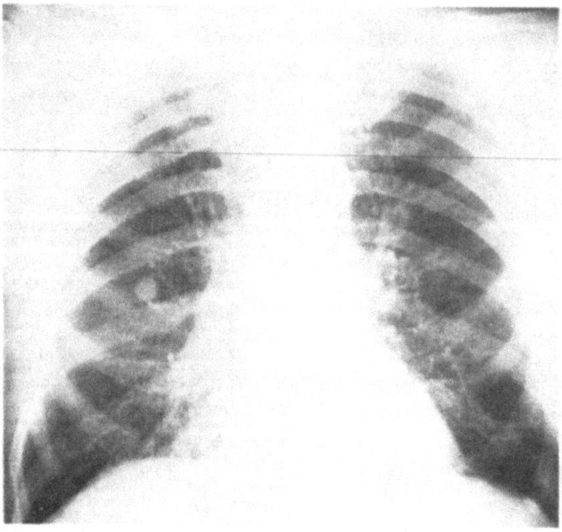

79

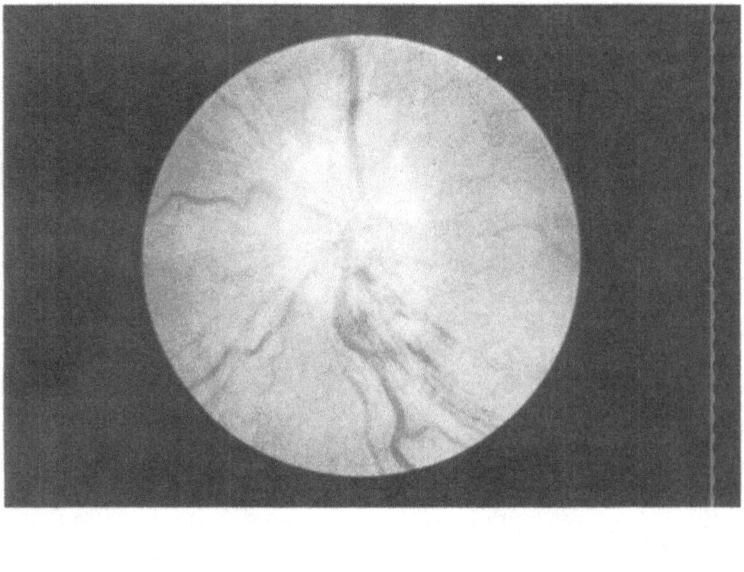

80

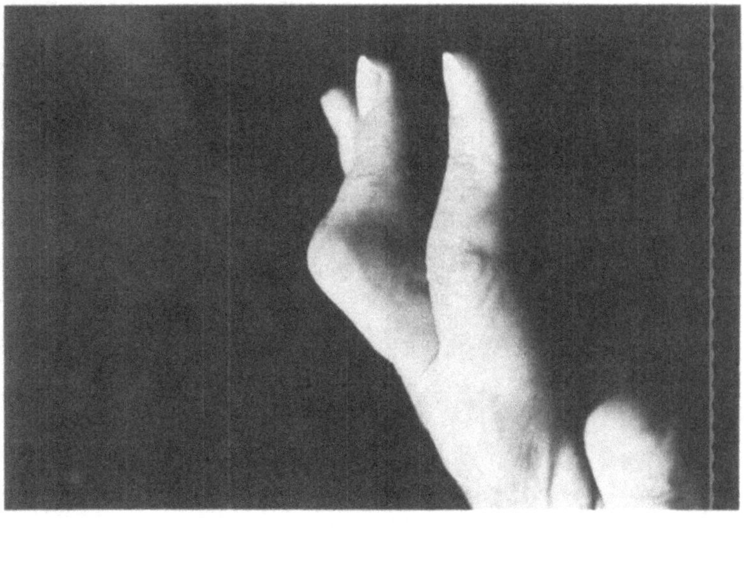

81

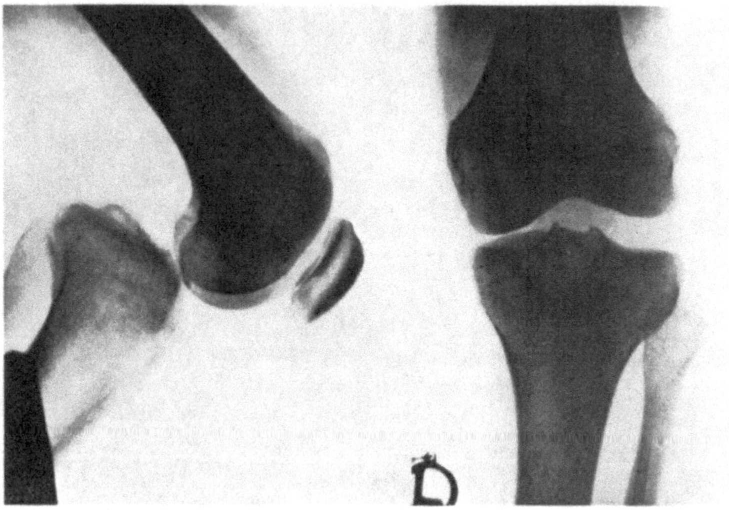

82

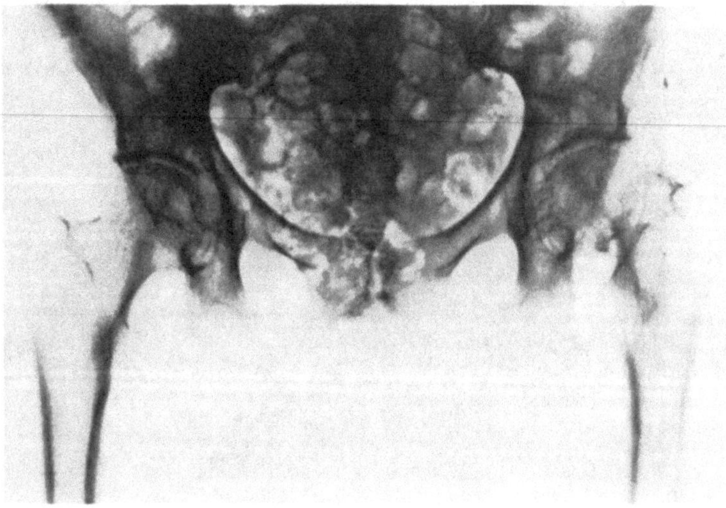

83

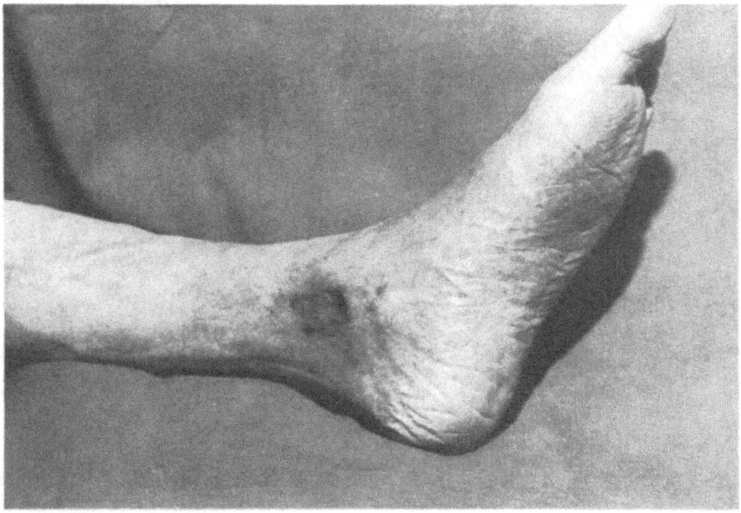

84

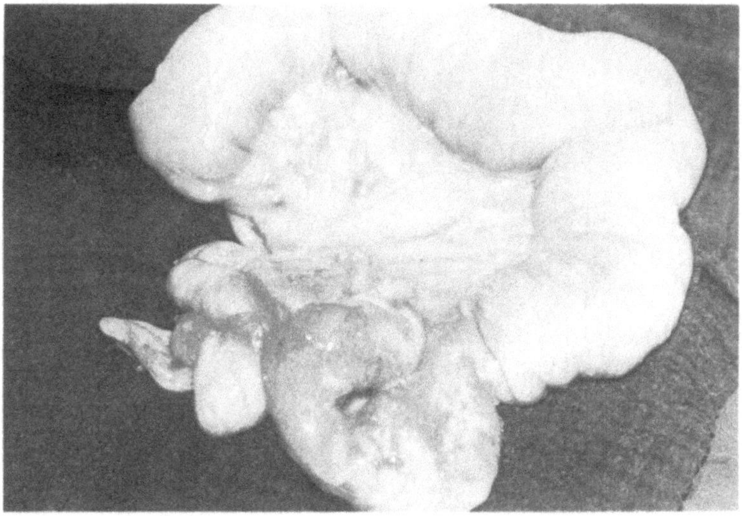

85

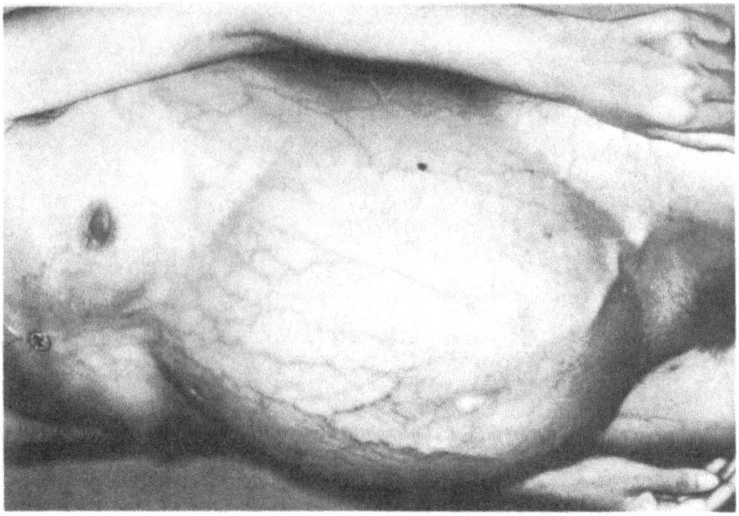

86

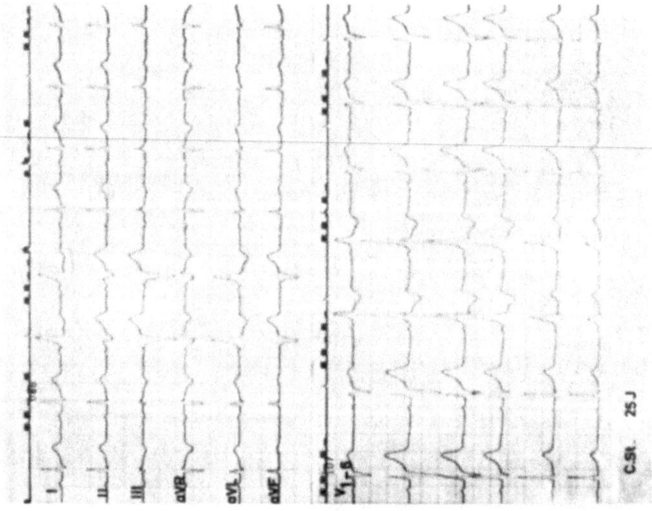

87

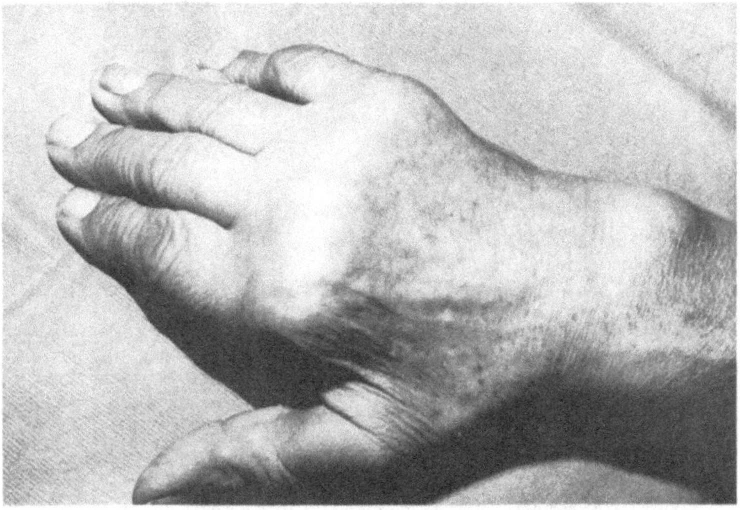

88

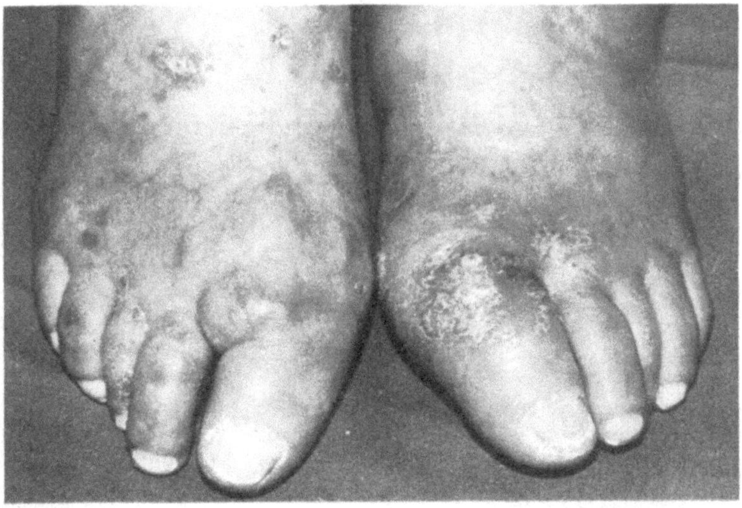

89

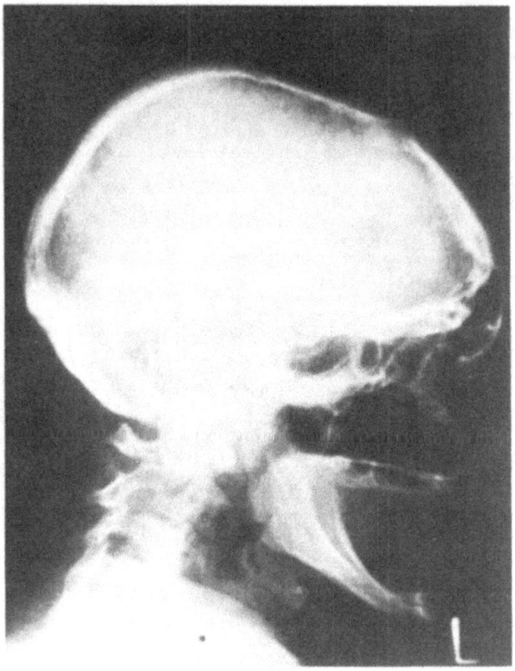

90

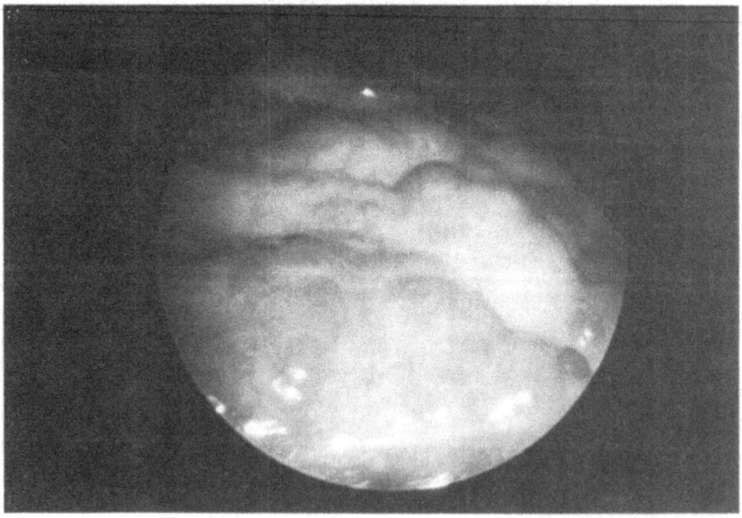

91

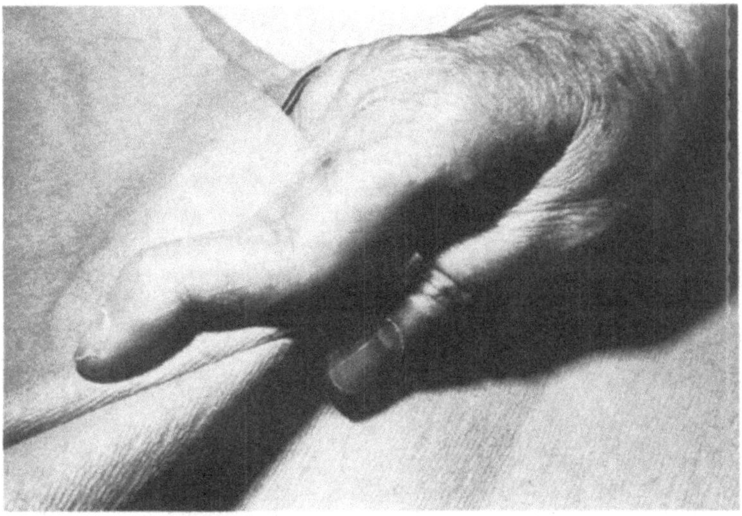

92

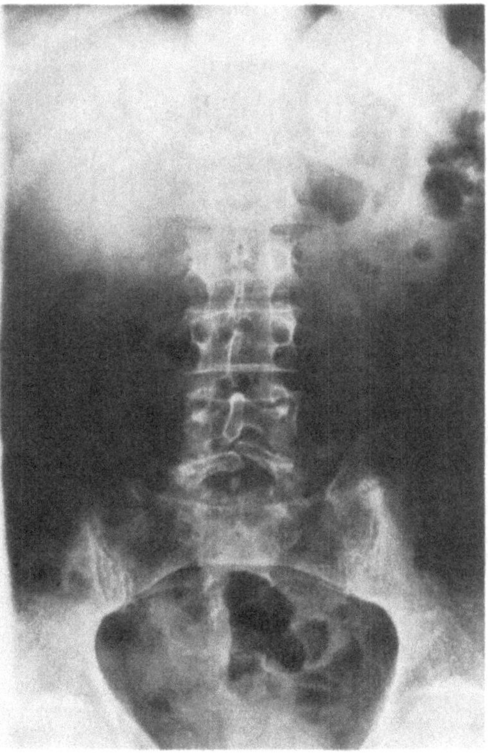

93

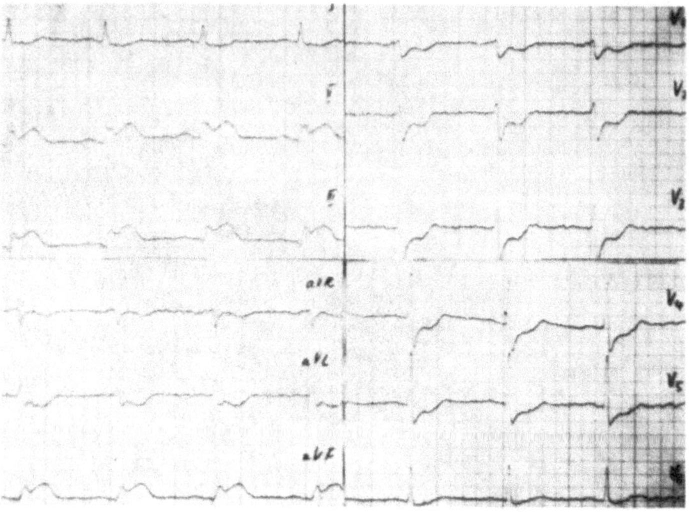

94

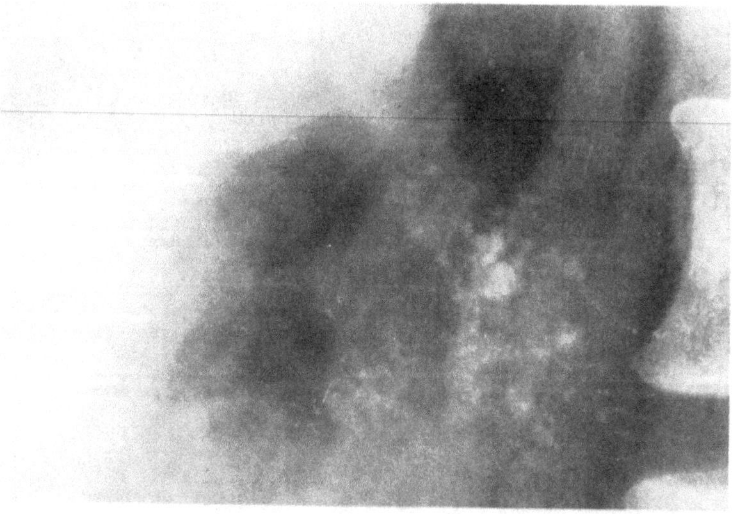

95

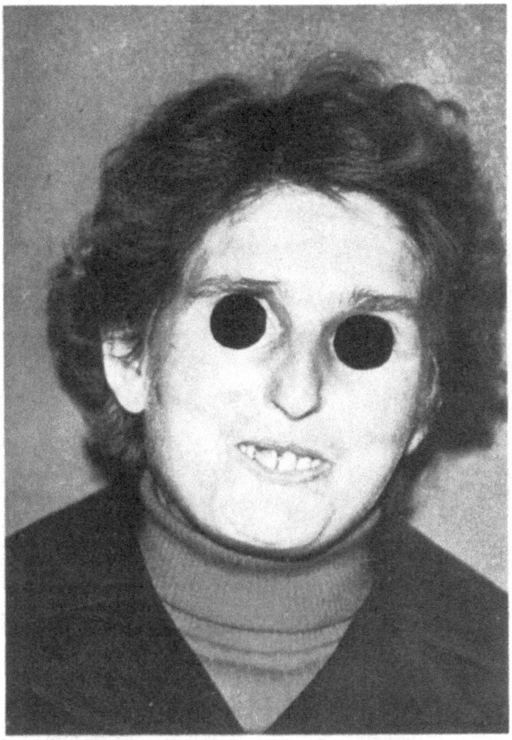

96

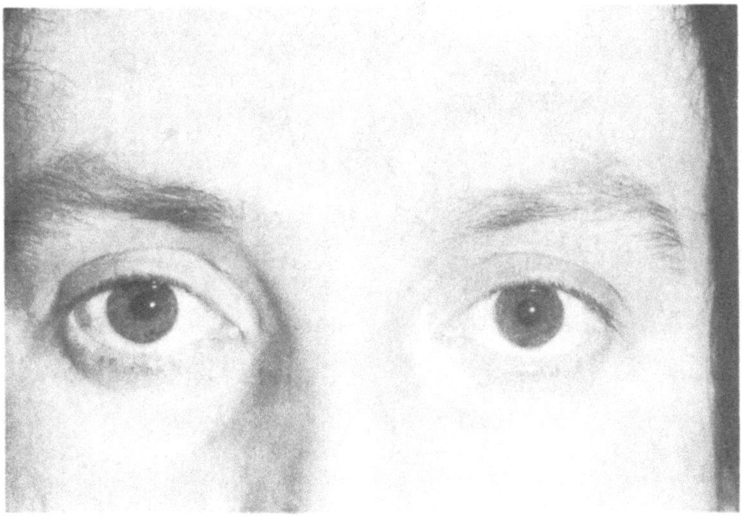

97

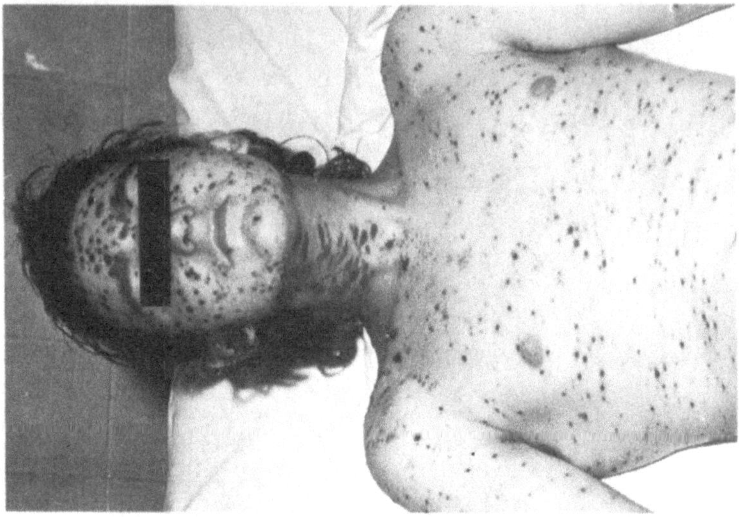

98

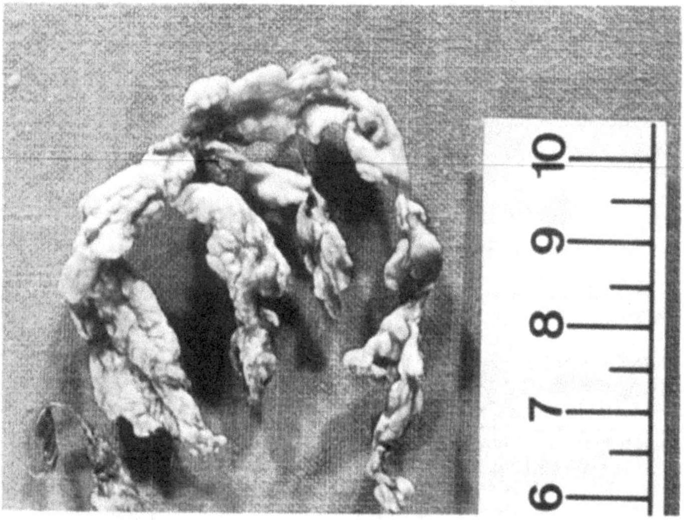

99

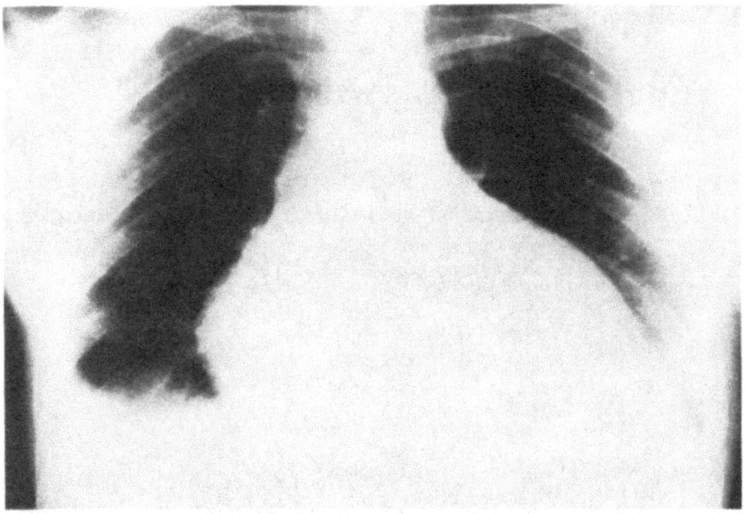

100

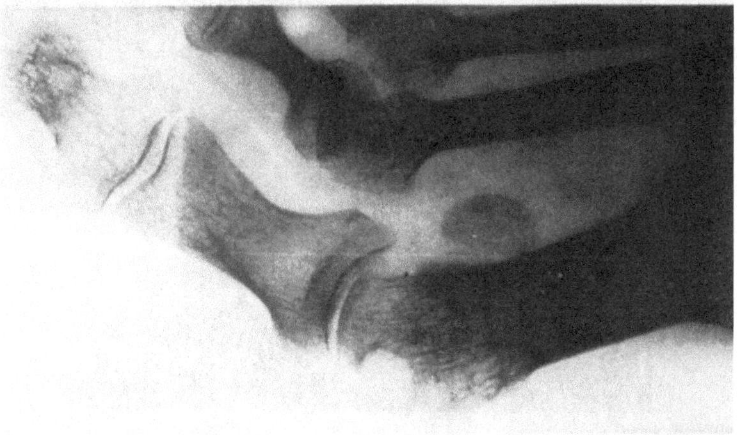

101

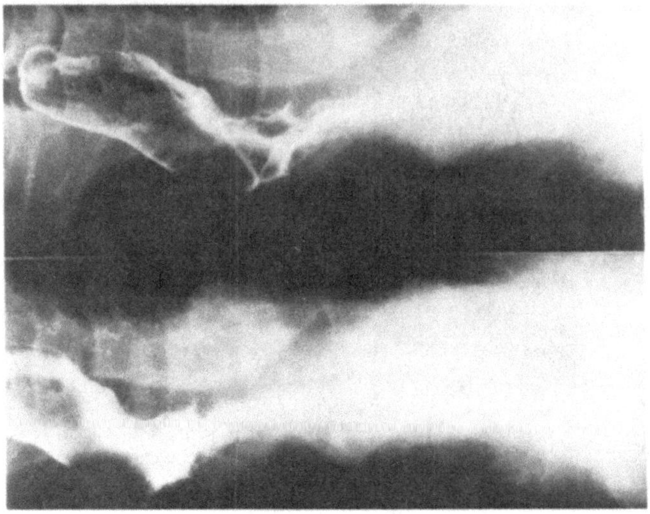

102

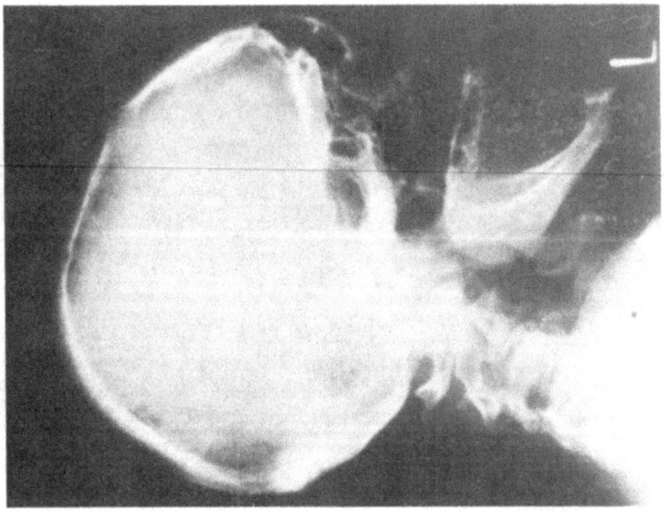

103

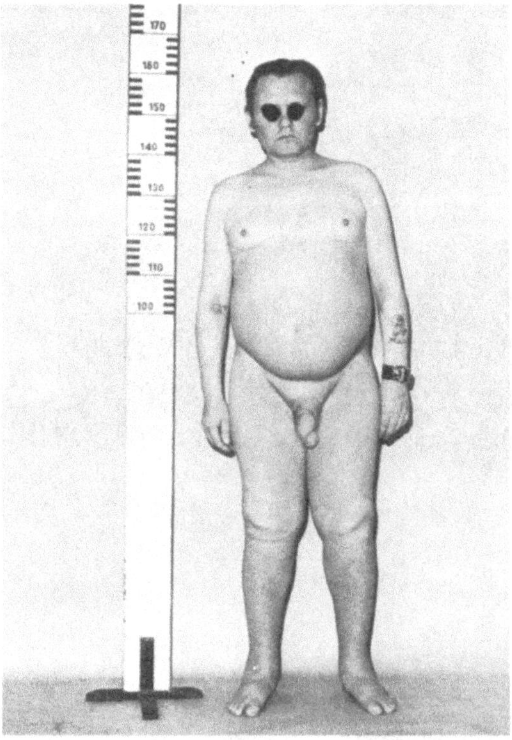

104

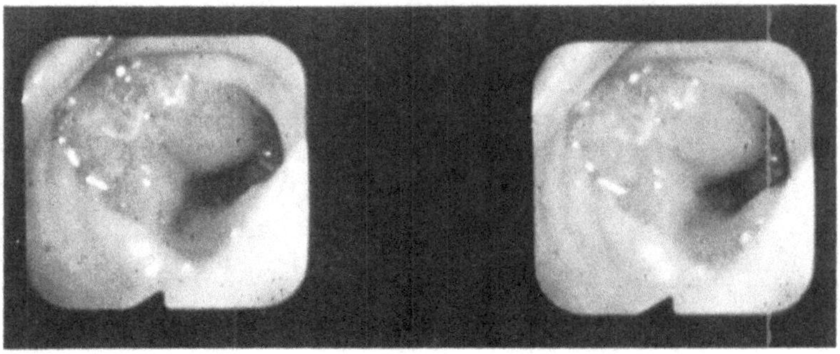

105

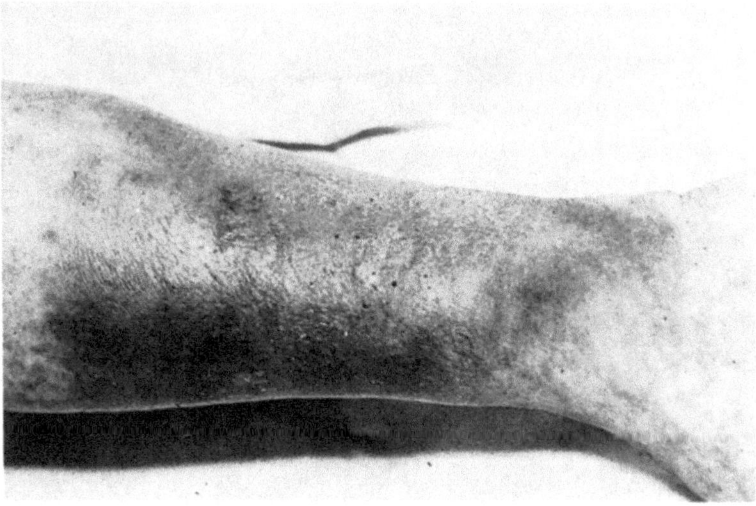

106

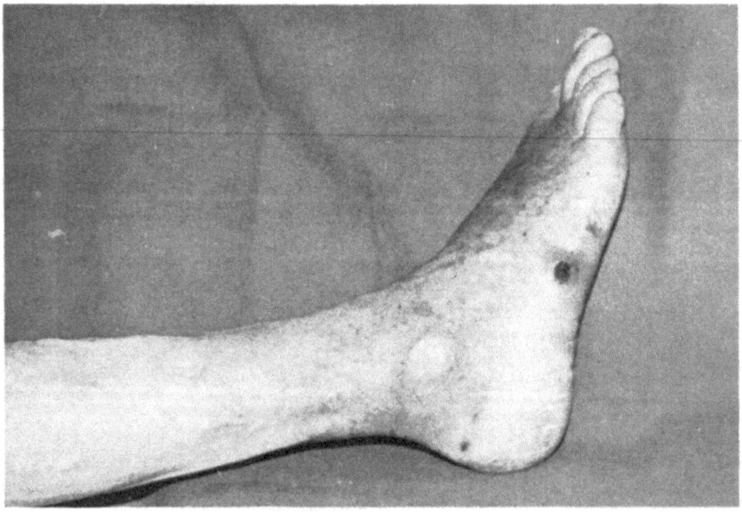

107

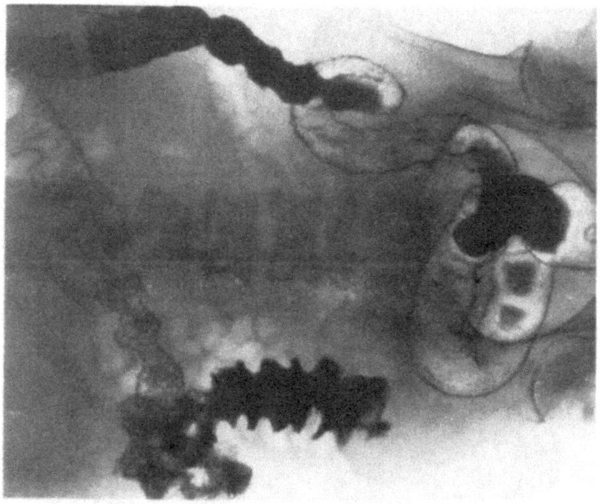

108

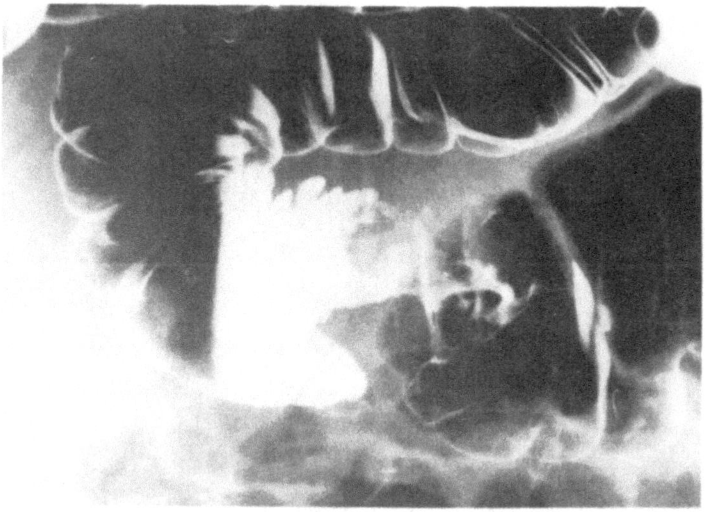

109

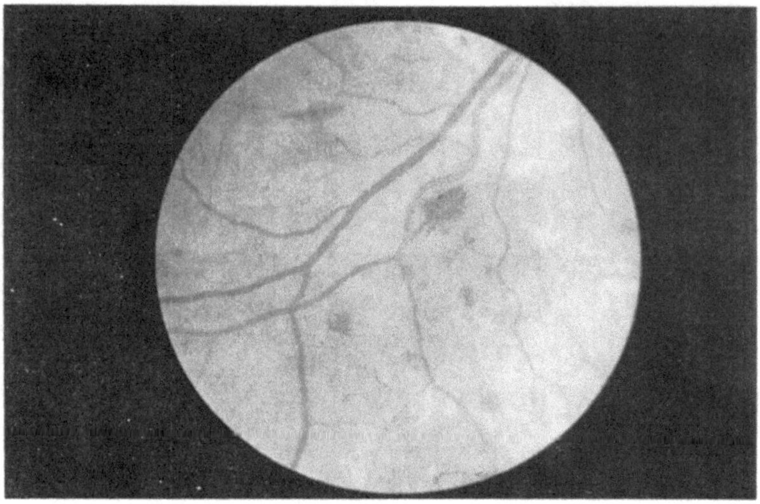

110

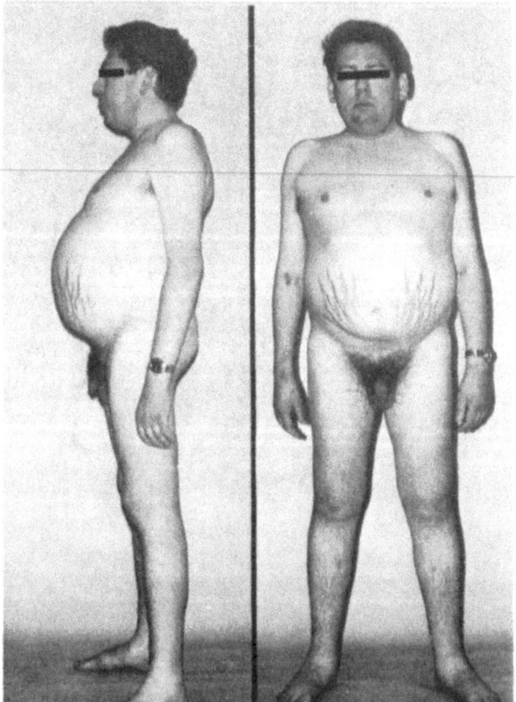

111

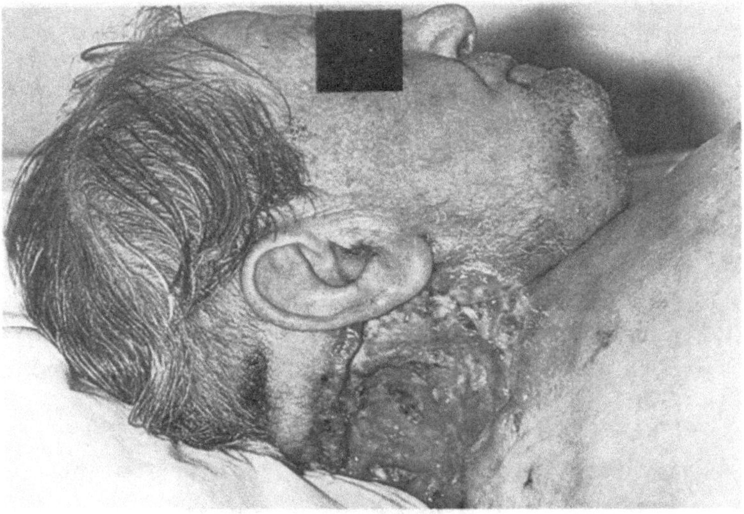

112

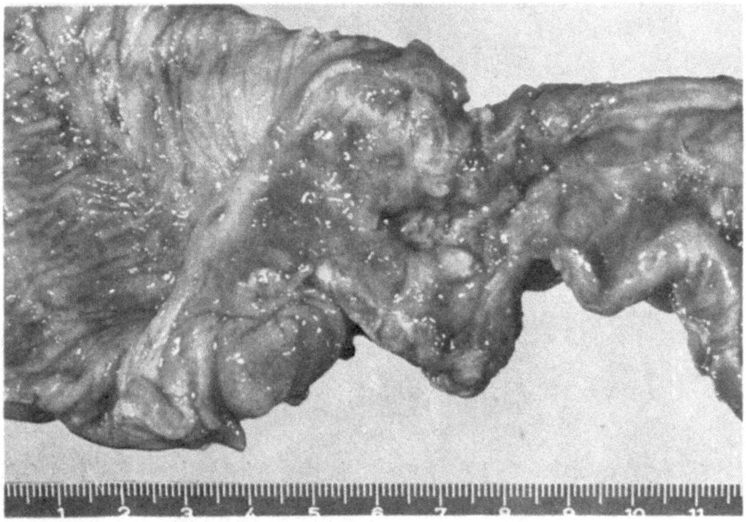

113

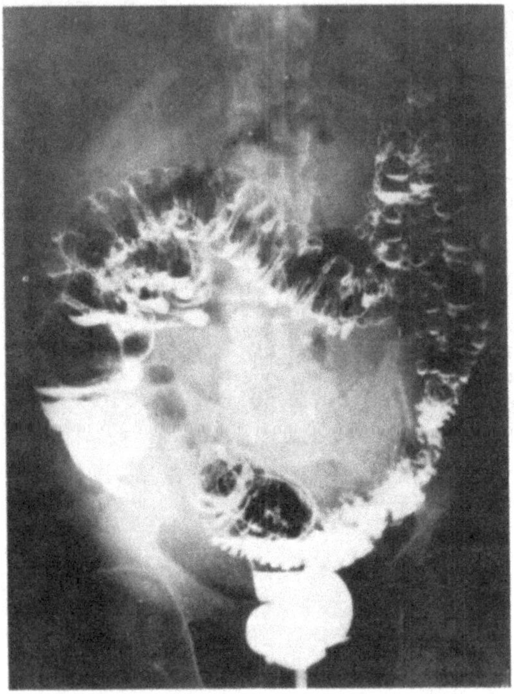

114

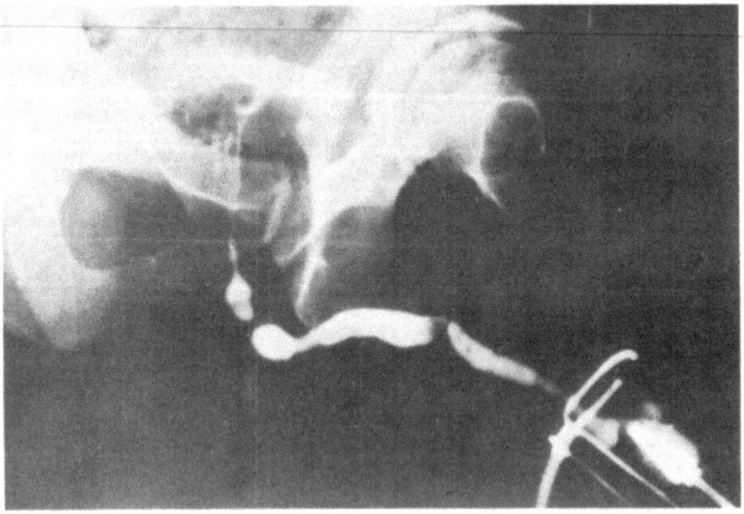

115

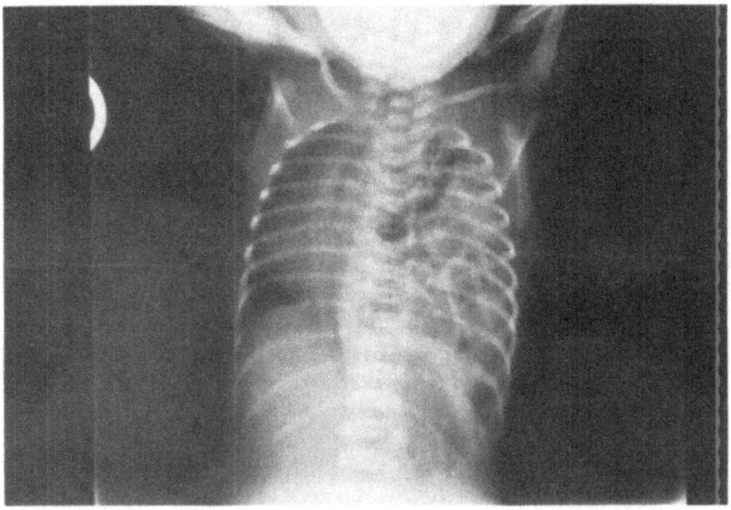

116

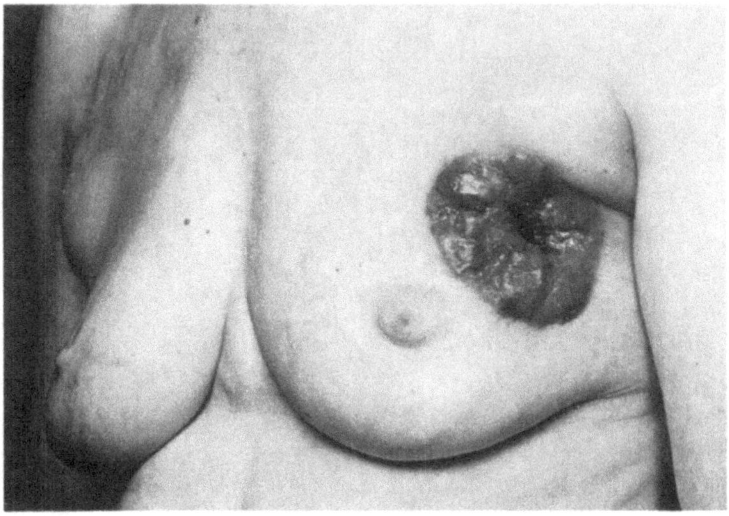

117

SACHWORTVERZEICHNIS

ABDOMINALBEFUND (BILD) 1486
ABLAT. MAMMAE REZIDIV (BILD) 1123
ABSZESS 1265
- PERIPROKTITISCHER 1116
- RETROZAEKALER 1547
- SCHLAEFENLAPPEN 1174

ABWEHRSPANNUNG 1205
ACHALASIE 1197
ADDISON-PATIENT U.OPERATION 1247
ADENOM
- AUTONOMES DER SCHILDDRUESE 1019
- AUTONOMES DER SCHILDDRUESE 1052
- AUTONOMES DER SCHILDDRUESE 1611
- AUTONOMES,KOMPENSIERTES 1031
- PROSTATA- 1044

ADENOM,AUTON.,SCHILDDRUESE
- JODMANGELGEBIETE 1052

ADENOME
- MULTIPLE VILLOESE 1593

ADIPOSITAS
- STAMMBETONTE 1650

ADJUVANTE CHEMOTHERAPIE 1344
ADRENALIN 999, 1269
ADRENOGENITALES SYNDROM 1432
ADYNAMIE 1227
AEROPHAGIE 1039
AETHERNARKOSE 1253
AFP(A1-FETOPROTEIN)I.S. 1395
AGRANULOZYTOSE
- AKUTE 1661
- AKUTE 1662

AKROMEGALIE 1215, 1521
AKROZYANOSE 1663
AKUTES ABDOMEN 1258
ALBUMINURIE 1666
- BEI L.E. 1281

ALKALISCHE PHOSPHATASE 990, 1299, 1395
ALKALOSE
- BEI MAGENAUSGANGSSTENOSE 1261
- METABOL.,MAGENSAFTVERLUST 1442
- METABOLISCHE 1055
- RESPIRATORISCHE 1043
- RESPIRATORISCHE 1384

ALKOHOLIKER 934
- SCHLUCKSTOERUNG 1673

ALLERGIE 995
ALLERGIEN DER HAUT 1392
ALLGEMEINANAESTHESIE 1609
ALLO-ARTHROPLASTIK 1494
ALLOPLASTISCHE PROTHESEN 1455
ALLOPURINOL 987
AMENORRHOE 1076, 1228, 1326, 1390, 1432, 1540
AMPICILLIN 1269
AMPUTATIONSSTUMPF
- ERSTBEHANDLUNG 1642

AMYLASE 984
- I.S. 1507

AMYLOIDOSE 983
ANAEMIE 970
- EISENMANGEL 1195
- EISENMANGEL 1239
- EISENMANGEL,MANN 976
- HAEMOLYTISCHE 1226
- HAEMOLYTISCHE 1321
- HYPERCHROME 1438
- MEGALOBLASTISCH HYPERCHROM 968
- NACH HERZKLAPPENERSATZ 1455
- NACH NEPHREKTOMIE 1249
- SCHWERE 1488
- SIDEROACHRESTISCHE 1041
- SIDEROBLASTISCHE 1041
- WAHRSCHEINLICHSTE URSACHE 1527

ANAESTHESIE
- ALLGEMEIN- 1608
- INFILTRATIONS- 1577
- INFILTRATIONS-LOKAL- 1057
- LOKAL- 1577
- REGIONAL- 1610

ANALFISTEL 1175
ANALKARZINOM (BILD) 1285
ANDROGENE 1041
ANEURYSMA
- AORTEN- 1165
- ARTERIELLES 1450
- BAUCHAORTA 1601
- DES LINKEN VENTRIKELS 1546
- THORAKALE AORTA 1549

ANEURYSMA AORTAE
- RUPTURIERT 1156

ANEURYSMA DISSECANS D.AORTA 985, 1474
ANFAELLE
- FOKALE 1167
- MOTORISCHE 1167
- PSYCHOMOTORISCHE 1370
- ZEREBRALE 1143

ANGINA PECTORIS 962
ANGINA PECTORIS VERA 1193
ANGINA PLAUT-VINCENTI 1661
ANGIOGRAMM (BILD) 1287
ANLAUFSCHMERZ 980, 1184
ANOREXIA NERVOSA 1053, 1335, 1524, 1540, 1623
ANORGANISCHES PHOSPHAT I.S. 1395
ANOSMIE 1143
ANTIBIOTIKUM
- BREITBAND- 1438

ANTIBIOTIKA
UND NIERENINSUFFIZIENZ 1040
ANTIBIOTIKUM
BEI PSEUDOMONAS 1508
ANTIDEPRESSIVA
TRIZYKLISCHE 1064
ANTIDIURETISCHES HORMON 1033
ANTIHYPERTENSIVA 1191
ANTIHYPERTONIKUM
RESERPIN 1075
ANTIKOAGULIERTE PATIENTEN 1578
ANTIRHEUMATIKA
NICHTSTEROIDALE 1613
ANTISTREPTOLYSINTITER 1533
ANTNUKLEAERE FAKTOREN 995
ANURIE 1272
1317
ANUS PRAETER TRANSVERSALIS
DOPPELLAEUFIGER 1592
AORTENANEURYSMA 1165
AORTENISTHMUSSTENOSE 1177
AORTENKLAPPENINSUFFIZIENZ 1083
AORTENKLAPPENSTENOSE
SYMPTOM-TRIAS 962
AORTENPULS
HOERBARER 1389
AORTOGRAPHIE
THORAKALE BEI ANEURYSMA 1475
APATHIE 1434
APPENDEKTOMIE 1338
APPENDIZITIS 1209
1655
AKUTE 1639
APPETITMINDERUNG 1311
AQUAEDUKTSTENOSE 1385
ARRHYTHMIE
RESPIRATORISCHE 1617
ARTERIELLE DURCHBLUTUNGSST. 1216
ARTERIELLE EMBOLIE 1546
ARTERIENTHROMBOSE 1450
ARTERIENVERLETZUNGEN
FOLGEZUSTAENDE 1450
ARTERIOGRAMM 1495
ARTERIOSKLEROSE 1083
ARTERIOVENOESE FISTEL 1083
ARTHRITIS
MIT ERYTHEMA NODOSUM 1065
POLYARTIKULAER 1321
RHEUMATOIDE 979
ARTHRITIS PSORIATICA 1394
1437
ARTHRITIS URICA 1417
1440
1670
ARTHROSE 980
ANLAUFSCHMERZ 1154
INTERPHALANGEAL-(ROE-BILD) 1106
KNIEGELENK 1409
KNIEGELENK-(ROE-BILD) 1108
ASPIRIN 1503
ASTHMA BRONCHIALE 1238
1628
ASZITES 1032
1606
BLUTIGER 975
ASZITESPUNKTION 1312
ATELEKTASEN
BASALE 1265
ATEMABHAENGIGE SCHMERZEN 1329
ATEMDEPRESSION 1237
BEI THIOPENTAL 1444
ATEMDEPRESSION B.SAUERSTOFF 1056
ATEMGERAEUSCH
ABSCHWAECHUNG 1435
ATEMINSUFFIZIENZ 1609
ATEMNOT 1179
1262
1306
1329
1435
1504
1621
1649
1651
AKUTE URSACHEN 1434
BEI NEUGEBORENEM 1640
ATEMNOTANFAELLE
NAECHTLICHE 1270
ATEMWEGSERKRANKUNGEN
OBSTRUKTIVE 1070
ATEMWEGSOBSTRUKTION 1071
1271
ATEMNOT 1434
ATMNOT 1361
ATRIALER DRUCK 1035
ATROPIN-PARASYMPATHOLYSE 1212
AUFGETRIEBENER LEIB 1371
AUGENHINTERGRUND (BILD) 1103
1479
1647
AUGENMOTILITAETSSTOERUNG 1181
AUGENMUSKELLAEHMUNG 1341
AUSKULTATION D. HERZENS
MITTSYSTOLISCHER CLICK 963
SPAETSYSTOLISCHES GERAEUSCH 963
AUSWURF 1192
BLUTIGER 1615
AUTOGENES TRAINING 1628
AV-BLOCK
BEIM VORDERWANDINFARKT 1413
TOTÄLER 1557
3.GRADES 1651
AV-BLOCK 3.GRADES 1097
INTERMITTIERENDER 1328
AZIDOSE 1067
1090
METABOLISCHE 1240
RESPIRATORISCHE 1043
RESPIRATORISCHE 1384
AZOTAEMIE 982

BAKTERIURIE	1346
BANDRISSE	
– SPRUNGGELENK,OBERES	1575
BARBITURATE	
– NARKOSEEINLEITUNG	1446
BARBITURATINTOXIKATION	1248
BASALIOM (BILD)	1641
BASE EXCESS	1090
BASENUEBERSCHUSS	1570
BAUARBEITER	
– KINDERLOSE EHE	1476
BAUCHSCHMERZEN	1367
	1654
– KRAMPFARTIGE	1371
– KRAMPFARTIGE,POSTPRANDIALE	1511
– REZIDIVIERENDE	1679
BAUCHTRAUMA	
– STUMPFES	1117
– STUMPFES	1233
– STUMPFES	1353
BAUCHTRAUMA (BILD)	
– STUMPFES	1287
BCG-IMPFUNG	1530
BEATMUNG	1445
– BEI TETANUS	1382
– KONTROLLE	1383
– UEBERDRUCK	1236
BECKENFRAKTUR	1021
BECKENNIERE (BILD)	1295
BECKENVENENTHROMBOSE	1157
	1453
– POSTOPERATIVE	1458
BEI DIABETIKER	1647
BEINOEDEME	977
	989
	1186
BEINVENENTHROMBOSE	
– TIEFE	1453
– TIEFE	1614
– TIEFE,SYMPTOME,BEFUNDE	1387
BENNETT-FRAKTUR	
– (BILD)	1135
BETRIEBSUNFALL	1571
– RECHTER DAUMEN	1642
BETRIEBSUNTERSUCHUNG	1628
BEUGEKONTRAKTUR DER FINGER	1663
BEWEGUNGSTHERAPIE	979
BEWUSSTLOSIGKEIT	1269
BEWUSSTSEINSSTOERUNG	1378
	1391
	1484
BILIRUBINAEMIE	1226
	1349
BILIRUBINURIE	1225
BINDEHAUTENTZUENDUNG	1132
BKS,-BESCHLEUNIGUNG	1109
BLASENATONIE	1044
BLASENKARZINOM	1636
BLASENLAEHMUNG	1173
BLASENSIGMAFISTEL	1289
BLASENSTEIN	1115
BLASENWANDHYPERTROPHIE	1044
BLEISTIFTSTUEHLE	1632
BLEIVERGIFTUNG	1041
BLUMBERG	1356
BLUT IM STUHL	1632
– BEI M.CROHN	1447
BLUTAUSSTRICH	1484
BLUTAUSSTRICH (BILD)	1299
BLUTBILD	1645
– DIFFERENTIAL-	1662
BLUTDRUCKABFALL	1018
	1021
	1524
– BEI THIOPENTAL	1444
BLUTDRUCKAMPLITUDE	1083
	1306
BLUTDRUCKANSTIEG	1085
BLUTGASANALYSE	1020
BLUTGASE	1435
BLUTSTILLUNG	1022
– GALEA-NAHT	1155
BLUTTRANSFUSION	1490
BLUTUNG	
– AUS DEM INTESTINALTRAKT	1603
– GASTROINTESTINALE	1005
– IN DIE FREIE BAUCHHOEHLE	1353
– INTESTINALE	1436
– PETECHIALE	1323
BLUTVERLUST	
– AUS MAGEN-DARM	976
– GASTROINTESTINAL	1195
BLUTZUCKER	1537
	1619
BOTULISMUS	1181
BRACHYOESOPHAGUS	1011
BRADYKARDIE	1086
	1096
– UND HERZRHYTHMUSSTOERUNGEN	1380
BROMIDVERGIFTUNG	1420
BRONCHIALINFEKTE	
– REZIDIVIERENDE	1616
BRONCHIALKARZINOM	1196
	1218
	1319
	1674
– HAEMOPTYSE	1422
– KLEINZELLIGES	1172
– METASTASIERENDE	1325
BRONCHIEKTASEN	1664
BRONCHIEKTASENERKRANKUNG	1259
BRONCHITIS	
– AKUTE EITRIGE	1619
– CHRONISCHE	1056
– CHRONISCHE	1192
– CHRONISCHE	1435
– CHRONISCHE	1559
– CHRONISCHE	1664
– OBSTRUKTIVE,SAUERSTOFFGABE	1586
BRONCHOGRAPHIE	1665

BRONCHOSKOPIE 1473, 1583, 1616, 1629
BRONCHOSPASMUS 1086
BRONCHUSKARZINOM 1583, 1616
HISTOL.DIFFERENZIERUNG 1584
BRONCHUSVERLETZUNG 1361
BSG
BEI POLYARTHRITIS 1282
BUDD-CHIARI-SYNDROM 1486
C-REAKTIVES PROTEIN 988
CAERULEA DOLENS 1463
CALCIUM 1033
CARBENOXOLON (BIOGASTRONE) 1217
CAVOGRAPHIE (BILD) 1125
CEA(KARZINOMEMBRYONALES ANT) 1399
CEPHALOTIN 1040
CHEMOTHERAPIE 1584
ADJUVANTE 1344
CHIASMA-SYNDROM 1621
CHIBA-PUNKTION 1349
CHINIDIN-THERAPIE 1093
CHLOROQUIN (RESOCHIN) 1485
CHOLANGIOGRAPHIE 1349
ENDOSKOPISCHE RETROGRADE 1441
CHOLANGIOGRAPHIE (BILD)
PERKUTANE,TRANSHEPATISCHE 1500
CHOLECYSTCHOLANGIOGRAPHIE
(BILD) 1134
CHOLEDOCHOLITHIASIS 1119
CHOLEDOCHUSREVISION 1294, 1454
CHOLEDOCHUSSTENOSE 1606
CHOLESTASE
INTRAHEPATISCHE HORMONBED. 990
CHOLESTERIN 1421, 1537
CHOLEZYSTCHOLANGIOGRAPHIE 1516
CHOLEZYSTEKTOMIE
UND THROMBOSE 1387
CHOLEZYSTOGRAPHIE 1031, 1048
CHORIONGONADOTROPIN (HCG) 1153
CHVOSTEKSCHES ZEICHEN 977
CIMINO-SHUNT
BEI DIALYSE 1415
CLAUDICATIO INTERMITTENS 1156, 1492, 1509, 1560
CLONIDIN (CATAPRESAN) 1377
COLITIS ULCEROSA 1065, 1222, 1447, 1593, 1614
(REKTOSKOPIE-BILD) 1464
KOMPLIKATIONEN 1207
COLITIS ULCEROSA (BILD) 1676
COLITIS ULCEROSA (ROE-BILD) 1286
COLON ASCENDENS 1268
COLON-ASCENDENS-KARZINOM 1565, 1573
COMA DIABETICUM 1224, 1245, 1275
COMA HEPATICUM 1620
COMMOTIO CEREBRI 1504
COMPUTERTOMOGRAMM (BILD) 1495
COMPUTERTOMOGRAPHIE 1601
COR PULMONALE 1071
EKG-KRITERIUM 1558
CORTICOSTEROIDE
INTRAKRANIELLE BLUTUNG 1443
CORTISOL (HYDROCORTISON) 1247
CORTISON 1217
COURVOISIER-ZEICHEN 1223
COURVOISIERSCHES ZEICHEN 1015, 1505
CUMARIN 1017
CUMARINDERIVATE 1614
CUSHING-SYNDROM (BILD) 1477, 1680
CYANOCOBALAMIN 1430
CYCLOPHOSPHAMID (ENDOXAN) 1230, 1675
CYSTITIS 1230
D-PENICILLAMIN 1189
D-TUBOCURARIN (CURARIN) 1087
DARMATONIE 1625
DARMGANGRAEN 1283
DARMMOTILITAET 1086
DARMPERFORATION 1207
DARMWAND-PERFORATION 1373
DEHYTRATATION
HYPERTONE 1622
DEKUBITALULZERA 1603
DEPRESSION 1075
DEPRESSIVE VERSTIMMUNGSZUST. 1077
DERMATOMYOSITIS 1626
DIABETES INSIPIDUS 1033, 1224, 1341, 1622
DIABETES MELLITUS 982, 1042, 1061, 1130, 1221, 1229, 1276, 1279, 1492, 1619, 1623
ALTERS- 961
KOMA 1378
NEPHROGENER 1410

DIABETIKER
  URINUNTERSUCHUNGEN 1647
DIABETIKERIN ULCUS (BILD) 1122
DIABETISCHE KETOAZIDOSE
  THERAPIE 993
DIABETISCHE MIKROANGIOPATHIE 1647
  1660
DIAETHYLAETHER 1001
  1348
DIALLYL-NOR-TOXIFERIN 1087
DIALYSE 991
  1249
  DAUERPROGRAMM 1415
DIAPHANIE 1263
DIAPHRAGMAVERLETZUNG 1460
DIARRHOE 1055
  1072
  1134
  1275
  1668
  CHRONISCHE 977
  IM WECHSEL MIT OBSTIPATION 1634
  WAESSRIGE 1304
DIATHERMIE-SCHLINGE 1302
DIAZEPAM (VALIUM) 1213
  1271
DIAZOXID (HYPERTONALUM) 1377
DICKDARMKARZINOM 1222
DICKDARMRESEKTION 1372
DIGITALE UNTERSUCHUNG 1362
DIGITALIS 1036
  UND RHYTHMUSSTOERUNGEN 1381
DIGITALISIERUNG 1093
  1270
DIGOXIN 1081
DIGOXINTHERAPIE
  NEBENWIRKUNG 1074
DIHYDRALAZIN (NEPRESOL) 1191
DITHYDRALAZIN (NEPRESOL) 1377
DIURESE
  FORCIERTE 1445
DIURETIKUM 1381
DIVERTIKEL 1034
  TRAKTIONS-,OESOPHAGUS 1170
DIVERTIKELPERFORATION,FIST. 1139
DIVERTIKULITIS 994
DIVERTIKULOSE
  ASYMPTOMATISCHE 1060
  KOMPLIKATIONEN 1060
  POSTOPERATIVE MORBIDITAET 1060
DOPPELBILDER 1181
DOXORUBICIN (ADRIBLASTIN) 1232
DOXYCYCLIN 1040
DRUCK HINTER DEM STERNUM 1197
DRUCKSCHMERZ
  IM UNTERBAUCH 1654
DRUCKVERBAND 1642
DUENNDARMGANGRAEN N.DESINVAG 1138
DUENNDARMILEUS (BILD)
  MECHANISCHER 1493
DUENNDARMSPIEGEL 1371
DUMPING-SYNDROM 1365
DURCHBLUTUNGSSTOERUNG
  ARTERIELLE 1459
  VENOESE 1448
DURCHBLUTUNGSSTOERUNGEN
  ARTERIELLE STADIEN 1560
  FONTAINE-STADIEN 1403
DURCHFAELLE
  BLUTSCHLEIMIGE 1464
DURST 1033
  1114
  1181
  1341
  1531
  1623
  ZWANGHAFT,QUAELEND,S.6J. 1624
DYSDIADOCHOKINESE 1158
DYSPHAGIE 1220
DYSPNOE 962
  1018
  1021
  1325
  1372
  1435
  BELASTUNGS- 1095
  BELASTUNGS- 1663
  BELASTUNGS- 1664
EINFLUSSSTAUUNG
  OBERE 1325
  OBERE 1618
  OBERE 1649
  VENOESE 1254
EINSCHWEMMKATHETER 1035
EINSTELLUNGSUNTERSUCHUNG 1533
EISEN I.S. 1109
EISENMANGELANAEMIE
  BEI EINEM ERWACHSENEM MANN 976
EIWEISS I.U. 1273
EIWEISSMANGELERNAEHRUNG 1062
EKCHYMOSEN 977
EKG
  AV-BLOCK I.GRADES 1097
  AV-BLOCK,RSB 1328
  BELASTUNGS- 1556
  COR PULMONALE 1558
  GLYKOSIDWIRKUNG 1439
  HYPOKALIAEMIE 1381
  VORHOFSEPTUMDEFEKT 1076
  ZELTFOERMIGE T-WELLEN 1345
EKG (BILD)
  LINKSSCHENKELBLOCK 1094
  VORHOFFLATTERN 1092
  WPW-SYNDROM 1315
  WPW-SYNDROM 1483
EKG HERZINFARKT (BILD) 1656
ELEKTROPHORESE 989
EMBOLIE
  A.ILIACA COMMUNIS 1518
  ARTERIELLE 1594

EMBOLIE
  NACH HERZKLAPPENERSATZ 1455
EMBOLISATION
  SYSTEMARTERIELLE 1414
EMPHYSEM 1056
  1107
ENCHONDROME (BILD) 1120
ENDOCARDITIS LENTA 1047
ENDOKRINE ERKRANKUNGEN 1073
ENDOKRINE KRANKHEITEN 1069
ENDOPROTHESE 1494
ENDOSKOPISCHE ABTRAGUNG 1330
ENDPHASENSCHMERZ 980
ENTERITIS REGIONALIS CROHN 1447
ENTEROPATHIE
  EXSUDATIVE 989
ENZEPHALOPATHIE
  CHRONISCHE HEPATISCHE 1438
  CHRONISCHE HEPATISCHE 1538
ENZYME I.S. 1101
EPHEDRIN 1064
EPIDIDYMITIS 1045
EPIPHYSEOLYSIS CAPITIS FEMOR 1366
EPIPHYSIOLYSIS CAPITIS FEMOR 1112
ERBLINDUNG 1103
ERBRECHEN 1091
  1140
  1158
  1159
  1203
  1205
  1275
  1290
  1356
  1433
  1469
  1654
  1657
  BEI PANKREATITIS 1277
  KAFFEESATZARTIG 1438
  KAFFEESATZARTIGES 1278
  NACH BILLROTH-II-RESEKTION 1154
  SCHWALLARTIGES VON GALLE 1514
  VON BLUT,URSACHE 1528
ERCP (BILD) 1119
ERMUEDUNGSSCHMERZ 980
  1184
ERREGUNGSAUSBREITUNGSSTOER.
  AV-BLOCK 3.GRADES 1096
ERYTHEMA ANULARE
  LEINER 1393
ERYTHEMA NODOSUM
  MIT ARTHRITIS 1065
ERYTHROZYTEN 1488
  KERNHALTIGE NORMOBLASTEN 1527
ERYTHROZYTURIE 971
  997
  1666
EXANTHEM 995
EXOPHTHALMUS
  PULSIERENDER 1510
EXSIKKOSE 1090
  1243
  1272
  1467
  1661
  BEI MAGENAUSGANGSSTENOSE 1261
  URSACHE 1224
EXTENSIONSFRAKTUR
  DISTALE 1375
EXTRASYSTOLEN
  VENTRIKULAERE 1057
  VENTRIKULAERE 1577
EXTRASYSTOLIE 1617
EXTREMITAETENSCHWELLUNG 1211
  1607
FAHRRADERGOMETERBELASTUNG 1556
FARBSTOFFVERDUENNUNGSKURVE 1076
FAZIALISLAEHMUNG
  (BILD) 1132
FAZIALISPARESE 1388
FEINNADEL-BIOSPIE
  SCHILDDRUESE 1031
FEMORALISANGIOGRAMM (BILD) 1498
FENTANYL 1237
FETTEMBOLIE-SYNDROM 1018
FIBRINOLYSE 1264
FIEBER 971
  975
  982
  994
  1072
  1101
  1339
  1347
  1392
  1467
  1484
  1500
  1524
  1525
  1654
  1661
  POSTMYOKARDINFARKTSYNDROM 1331
  SUBFEBRILE TEMPERATUREN 1079
FINGERENDGELENKSBEFALL 1394
FISTEL
  ANAL- 1175
  ARTERIO-VENOESE,FEMORALGEF. 1147
  ARTERIOVENOESE 1450
  BLASEN-SIGMA- 1289
  ENTERO-VESIKALE 1506
  ILEUM-SIGMOID 1547
  REKTUM 1547
  SIGMA-HARNBLASE 1547
FISTELN
  PERIANALE 1207
FLANKENSCHMERZ
  LINKSSEITIGER 1339

FLUESSIGKEITSERSATZ 1005
FOLSAEUREMANGEL 1488
FONTAINE
  STADIEN 1403
FONTAINE-RATSCHOW-STADIEN 1560
FOTOCLUB-SAFARI IN AFRIKA 1304
FRAKTUR 1386
  BECKEN- 1021
  HUMERUS-,SUPRAKONDYLAERE 1574
  OBERARM-,IM KINDESALTER 1025
  OBERSCHENKELSCHAFT- 1425
  OBERSCHENKELTRUEMMER- 1018
  RADIUS-,DISTALE 1006
  RADIUS-,DISTALE EXTENSION 1375
  RADIUS-,UNTERSCHENKEL 1407
  RIPPENSERIEN- 1020
  UNTERSCHENKELTRUEMMER 1006
  WIRBELKOERPER- 1014
FRAKTUR BEI KIND
  KORREKTURPOTENTIAL 1121
FRAKTUR BEIDER OBERSCHENKEL 1504
FRAKTURKONSOLIDIERUNG
  ZEIT 1407
GALLE-KONTRASTMITTEL 1048
GALLENABFLUSSSTOERUNG 1500
GALLENBLASENPERFORATION 1133
GALLENKOLIK 1625
GALLENSTEINE 1441
GALLENWEGVERSCHLUSS 1225
GAMMA-GT 990
GASTRITIS 1658
  ATROPHISCHE 1430
  EROSIVE 1278
GASTROENTERITIS
  SALMONELLEN- 1072
GASTROSKOPIE 1659
GEFAESSGERAEUSCHE 1511
GEFAESSREKONSTRUKTION 1498
GEHUNFAEHIGKEIT 1494
GELBSUCHT 1484
GELENKBESCHWERDEN 1626
GELENKERKRANKUNG
  ENTZUENDLICHE 1436
GELENKKOERPER
  FREIER IM KNIEGELENK 1169
GELENKSCHMERZEN 1298
  1320
  1347
  1437
  1503
  FINGERGELENK 1282
GELENKSCHMERZEN (BILD)
  WIRBELSAEULE 1300
GENTAMYCIN 1040
GERINNUNGSSTOERUNGEN 1610
GESCHAEFTSMANN AUS O-AFRIKA 1484
GESCHWUERSBILDUNG (BILD) 1641
GESPRAECHSTHERAPIE
  KONFLIKTORIENTIERTE 1039
GEWEBSPROLIFERATION 1037
GEWICHTSABNAHME 1203
  1223
  1229
  1311
  1511
  1531
  1540
  1623
  1634
  1657
GEWICHTSREDUKTION 1200
GEWICHTSVERLUST 977
  1134
GICHT 987
GICHTTOPHI U.PSORIASIS (B) 1471
GIPSVERBAND 1426
GLEICHGEWICHTSSTOERUNG 1388
GLIEDERSCHMERZEN 1467
  1484
  1661
GLOBUS HYSTERICUS 1630
GLOBUSGEFUEHL 1630
  PSYCHOGENES 1201
GLOMERULONEPHRITIS 983
  1273
  AKUTE 997
GLUCOCORTICOID
  KOMPLIKATIONEN 1278
  LANGZEITBEHANDLUNG 1579
GLUCOCORTICOID-THERAPIE 1037
GLUCOCORTICOIDE 1613
  SCHRITTWEISE REDUZIERUNG 1082
GLUCOCORTICOIDE ALS AEROSOLE 1070
GLUCOSEBELASTUNG 1621
GLUCOSETOLERANZ-TEST 1320
GLUCOSURIE 1033
  1176
  1619
  1647
GLYKOSIDWIRKUNG
  AUF EKG 1439
GOLD 1613
GONORRHOE 1626
GPT 1484
GRAVIDITAET 990
GROSSHIRNTUMOR 1385
GRUPPENPSYCHOTHERAPIE 1628
GUEDEL-SCHEMA 1253
  1553
GYNAEKOMASTIE 1036
  1602
  BEI OESTROGENBEHANDLUNG 1077
HAARAUSFALL 995
  1392
HAEMATEMESIS 1528
HAEMATOKRIT 1090
  1488
HAEMATURIE 1316
  1587
HAEMOCHROMATOSE 1620

HAEMOKKULTTEST 1301
HAEMOLYTISCHE ANAEMIE 1321
HAEMOPTYSEN 1422
HAEMORRHOIDEN 1567
HALOTHAN 1238
KAMMERFLIMMERN,ADRENALIN 999
HALOTHAN (FLUOTHANE) 1213
HALOTHANNARKOSE 1219
HALSSCHMERZEN 1467
HALSVENENSTAUUNG 1262
HALSWIRBELSAEULE (BILD) 1499
HANDSCHMERZEN
NAECHTLICHE 973
HARNANALYSE 1095
HARNSAEURE 1537
HARNSEDIMENT 997
EPITHELIEN 971
ERYTHROZYTEN 971
ERYTHROZYTEN 1188
ERYTHROZYTEN,EIWEISS 1533
LEUKOZYTEN 971
HARNSTAUUNGSNIERE 1296
HARNSTOFF 1062
HARNVERHALTUNG 1173
HARNWEGSINFEKT
CHRONISCHER 1636
HARNWEGSINFEKTIONEN 1603
HAUTDURCHBLUTUNG
STEIGERUNG 1085
HAUTVERAENDERUNG B.LEBERZIR. 1487
HAUTVERAENDERUNGEN 1675
HAUTVERAENDERUNGEN (BILD)
PERIORBITALE 1669
HB 1484
1488
1662
ABFALL 1321
HCG (CHORIONGONADOTROPIN) 1310
HCG-BESTIMMUNG IM URIN 1078
HEMIANOPSIE
BITEMPORALE 1390
HOMONYME 1370
HEMIKOLEKTOMIE RECHTS 1565
HEMIPARESE
LINKSSEITIGE 1495
HEPATITIS
GRANULOMATOESE 1396
HBSAG -POSITIVE 1614
VIRUS 1484
HEPATOMEGALIE 1537
HEPATOSPLENOMEGALIE 1199
HERNIE
HIATUS-,AXIALE 1590
LEISTEN- 1234
LEISTEN-,DIREKTE 1591
SCHENKEL- 1263
SKROTAL- 1263
ZWERCHFELL- 1429
ZWERCHFELL-,B. NEUGEBORENEN 1640
HERZBEUTELTAMPONADE
AKUTE SYMPTOME 1548
HERZFEHLER
KONGENITALE 1047
HERZGERAEUSCH
FRUEHSYSTOLIKUM 1096
FRUEHSYSTOLISCHES 1076
FRUEHSYSTOLISCHES BEGLEITG. 1419
INTERMITTIER.3.HERZTON 1651
MESOSYSTOLISCHER KLICK 1529
SOFORTDIASTOLIKUM 1419
SPAETSYSTOLISCH CRESCENDO 1529
3.HERZTON 1588
HERZINFARKT 1179
1246
1329
1331
1544
1656
ANEURYSMA U.A.FOLGEN 1546
EINSCHWEMMKATHETER 1035
ENZYME 986
HINTERWAND BEI RAUCHER 1522
VENTRIKUL.FUELLUNGSDRUCK 1588
VORDERWAND 1413
HERZINSUFFIZIENZ 1032
1035
1068
1095
1147
1232
1246
1324
1381
1546
1588
LINKS 967
LINKS,ATEMNOT 1434
HERZKLAPPENERSATZ
KOMPLIKATIONEN 1455
HERZMINUTENVOLUMEN 1035
HERZNEUROSE 1534
HERZPHOBIE (HERZNEUROSE) 1379
HERZRHYTHMUSSTOERUNG 1043
1092
1252
1309
1340
1529
1539
1544
1546
1617
IN NARKOSE 1384
MITTSYSTOLISCHER CLICK 963
SPAETSYSTOLISCHES GERAEUSCH 963
HERZRHYTHMUSSTOERUNGEN
AV-BLOCK 1380
AV-KNOTENRHYTHMUS 1380
BEI BRADYKARDIE 1380

HERZRHYTHMUSSTOERUNGEN
  SINUSRHYTHMUS B.VAGOTONIE 1380
  VORHOFFLIMMERN 1380
HERZRHYTMUSSTOERUNG
  VORHOFFLATTERN 1414
HERZSCHMERZEN 1621
HERZSCHRITTMACHER 1099
1317
1354
1652
  ELEKTRODEN-DISLOKATION 1029
HEXOBARBITAL (EVIPAN) 1446
HIATUSHERNIE
  AXIALE 1590
HIRN-ABSZESS
  TRAUMATISCHE URSACHEN 1452
HIRNABSZESS 1385
HIRNDRUCKSYMPTOMATIK 1443
HIRNEMBOLIE B.MITRALSTENOSE 1202
HIRNTUMOR 978
1370
HIRNVERLETZUNG
  PENETRIERENDE 1495
HISTAMINFREISETZUNG 998
HODEN IM LEISTENKANAL 1153
HODENTORSION 1003
1045
HODENTUMOR 1036
HOERSTOERUNG
  PULSSYNCHRONES GERAEUSCH 1131
HORNER-SYNDROM 1549
HPERTONIE 1177
HUEFTGELENKSLUXATION 1552
HUEFTLUXATION
  FRUEHKINDLICHE 1009
  FRUEHKINDLICHE 1152
HUEFTPFANNENBRUECHE 1552
HUMERUSFRAKTUR
  BEIM JUGENDLICHEN (BILD) 1127
  SUBKAPITALE BEIM AELTEREN 1012
  SUPRAKONDYLAERE 1025
  SUPRAKONDYLAERE 1574
HUMERUSSCHAFTFRAKTUR 1355
HUNGERZUSTAND
  CHRONISCHER 1062
HUSTEN 1179
1306
1308
1329
1338
1549
1583
  AUSWURF 1435
HYDATIDEN
  STIELGEDREHTE 1045
HYDROXYCOBALAMIN 1430
HYDROZEPHALUS 1210
HYPAKUSIS 1388
HYPERALDOSTERONISMUS 1381
HYPERCALCAEMIE 1224
HYPERCALCAEMIE 1276
1395
  KOMA 1378
HYPERCHOLESTERINAEMIE (BILD) 1669
HYPERINSULINISMUS 1069
HYPERKALIAEMIE 1245
1345
1612
  BEI NIERENINSUFFIZIENZ 1066
  VORKOMMEN BEI 1067
HYPERKAPNIE
  CHRONISCHE 1056
HYPERLIPIDAEMIE 1221
HYPERLIPOPROTEINAEMIE 1421
HYPERNATRIAEMIE
  BEI HYPERTONER DEHYDRATAT. 1622
HYPERNEPHROM 1560
HYPERPARATHYREOIDISMUS 1073
1280
1395
1411
1440
1623
  PRIMAERER 1397
  PRIMAERER 1462
HYPERPROLAKTINAEMIE 1078
HYPERSALIVATION 1086
HYPERTENSIVE KRISE 1377
HYPERTENSIVE PATIENTIN 1631
HYPERTHYREOSE 1073
1079
1080
1083
1376
1611
1623
  DIAGNOSE 1054
  ENDOKRINE OPHTHALMOPATHIE 1052
  ERHOEHTE EMPFINDLICHKEIT 1063
  KOMA 1378
HYPERTONIE 1077
1187
1198
1221
1270
1308
1328
1379
1537
1587
1651
1666
  ESSENTIELLE 1423
  ESSENTIELLE U.HERZINSUFF. 1095
  NIERENINSUFFIZIENZ 964
HYPERTONIKER 1165
HYPERURIKAEMIE 1221
HYPERVENTILATION 1267
  KONTROLLIERTE 1443
HYPERVENTILATIONSSYNDROM 1038

HYPERVENTILATIONSTETANIE 1322
1569
HYPOGLYKAEMIE
  KOMA 1378
HYPOGLYKAEMISCHE REAKTIONEN 961
HYPOKALIAEMIE 1037
1217
1275
1371
1381
1539
1625
  BEI MAGENSAFTVERLUST 1442
HYPOKALZAEMIE 1206
HYPOPARATHYREOIDISMUS 1069
HYPOPHYSEKTOMIE 1215
HYPOPHYSENADENOM
  CHROMOPHOBES SYMPTOM 1390
  EOSINOPHILES 1130
HYPOPHYSENTUMOR
  TRANSPHENOIDALE OPERATION 1621
HYPOPHYSENVORDERLAP.-INSUF. 1215
HYPOPHYSENVORDERLAPPENADENOM 1432
HYPOTHYREOSE 1390
  THYREOPRIVE 1280
HYPOTONIE 1269
HYPOVENTILATION
  ALVEOLAERE 1071
  ALVEOLAERE 1085
HYPOVOLAEMIE 1365
1418
HYPOXIE 1043
  ARTERIELLE 1384
ICTERUS INTERMITTENS JUVENIL 1646
IKTERISCHE SKLEREN 1488
IKTERUS 1219
1223
1294
1349
1484
1500
1606
1645
  EXTRAHEPATISCHER VERSCHLUSS 1441
ILEOTRANSVERSOSTOMIE 1565
ILEOZAEKALRESEKTION (BILD) 1639
ILEUS 1208
  AKUTER BEI SIGMA-KARZINOM 1592
  BEI SAEUGLINGEN 1358
  DICKDARM FRUEHSYMPTOM 1360
  DUENNDARM-,INTERMITTIEREND 1145
  DUENNDARM-,MECHANISCHER 1290
  DUENNDARM-,MECHANISCHER 1493
  MECHANISCHER 1090
  MECHANISCHER 1358
  MECHANISCHER,DUENNDARM- 1168
  MEKONIUM- 1160
  PARALYTISCHER 1233
  PARALYTISCHER 1599
  PARALYTISCHER,SYMPTOME 1389
ILEUS
  STANGULATIONS- 1235
IMIPRAMIN 1081
IMMUNELEKTROPHORESE 1674
IMMUNINSUFFIZIENZ
  ANGEBORENE 1047
IMMUNZYTOPENIE
  THROMBOZYTOPENISCHE 1322
IMPOTENTIA COEUNDI 1509
IMPRESSIONSFRAKTUR
  DES SCHAEDELS 1357
  OFFENE 1357
INAPPETENZ 1645
1657
INFILTRATIONSANAESTHESIE 1057
1577
INFRATENTORIELLE TUMOREN 1520
INSULIN 1619
  DEPOT- 1647
INTERPHALANGEALARTHROSE 1106
INTRAKRANIELLE BLUTUNG 1443
INTRAKRANIELLE DRUCKSTEIGER. 1385
INTUBATION 1248
1445
INTUBATION UND BEATMUNG 1020
INVAGINATION 1358
  ILEO-COECALE 1356
  ILEOZOEKALE 1159
ISCHIALGIE 1173
JODMANGELGEBIETE 1052
JUNGE MIT BAUCHSCHMERZEN 1654
KAELTEAGGLUTININE I.S. 1663
KALIUM I.S. 1469
KALIUMMANGEL 1074
1276
KALKANEUSFRAKTUR 1162
KALTSCHWEISSIG 1156
KAMMERFLIMMERN 999
KARDIAINSUFFIZIENZ 1590
KAROTIS-SINUS CAVERN.-FISTEL 1131
KAROTISSINUS
  HYPERSENSIBLER 1342
KARPALTUNNELSYNDROM 973
KARTOFFELSALAT 1367
KARZINOM
  ANAL-,(BILD) 1285
  BLASEN- 1636
  BRONCHIAL- 1319
  BRONCHIAL-,HAEMOPTYSE 1422
  BRONCHIAL-,KLEINZELLIG 1172
  BRONCHIAL-,METASTASEN 1674
  BRONCHIAL-,METASTASIEREND 1325
  BRONCHIAL-,PLEURABETEIL. 1196
  BRONCHUS- 1583
  BRONCHUS- 1616
  BRONCHUS-,THERAPIE HOSTAL. 1584
  COLON-ASCENDENS 1564
  COLON-ASCENDENS 1573
  LEBER-,PRIMAERES 975
  MAGEN- 1045

KARZINOM
MAGEN- 1206
MAGEN-,SZIRRHOES (BILD) 1124
MAGENFRUEH- 1023
MAMMA- 965
MAMMA- 1334
MAMMA- 1595
MAMMA- 1637
MAMMA-,KLASSIFIKATION 1364
MAMMA-,LK-METASTASEN 1123
MAMMA-,LYMPHOGENE METASTASEN 1144
MAMMA-,THERAPIE 1292
NIEREN-,LUNGENMETASTASEN 1580
OESOPHAGUS- 1266
OESOPHAGUS- 1673
PANKREAS- 1049
PAPILLEN- 1015
PLATTENEPITHEL IM MEDIAST 972
PROSTATA- 1002
PROSTATA- 1077
REKTUM- 1023
REKTUM-,DIGITALE UNTERS. 1362
REKTUM-,METASTASEN 1428
SCHILDDRUESE 1161
SIGMA- 1568
SIGMA- 1592
STRAHLENTHERAPIE 972
ZAEKUM- 1565
KARZINOMENTWICKLUNG 1207
KARZINOSE
PERITONEAL- 1311
KATARAKT 1279
KAUDAKOMPRESSION 1173
KEHLKOPFSPIEGELUNG 1600
KEILBEIN-MENINGEOM 1149
KETONURIE 1619
KLAVIERTASTEN-PHAENOMEN 1351
KLAVIKULAFRAKTUR
UNKOMPLIZIERTE THERAPIE 1513
KLEINHIRNBRUECKENWINKELTUMOR 1388
KLEINHIRNTUMOR 1385
KLEINHIRNTUMOREN 1457
KLINEFELTER-SYNDROM 1476
KLOSSGEFUEHL IM HALS 1630
KNIEGELENKERGUSS 1436
KNIEGELENKSARTHROSE 1108
KNIEGELENKSCHMERZ
MIT ERGUSS STRECKHEMMUNG 1008
KNIEGELENKSCHWELLUNG 1409
KNIESCHWELLUNG 1503
KNIEVERLETZUNG (BILD) 1496
KNOCHENBRUECHE I.KINDESALTER 1425
KNOCHENMARKSPUNKTION 1299
1482
KNOCHENMARKSPUNKTION (BILD) 1488
KNOCHENMARKSUNTERSUCHUNG 1468
KNOCHENMETASTASEN 1161
DIAGNOSE 974
KNOTENSTRUMA 1618
KOLIKEN 1500
KOLIKEN
BAUCH 1356
KOLON
IRRITABLES 1034
KOLON-KARZINOM 1222
KOLONDIVERTIKEL 1638
KOLONKARZINOM
RISIKO 1593
KOLONPOLYPEN 1222
KOMA 1378
DIABETES MELLITUS 1378
HYPERCALCAEMIE 1378
HYPERTHYREOSE 1378
HYPOGLYKAEMIE 1378
KOMATOESER ZUSTAND 1042
KOMATOESER ZUSTAND GRAD 4 1438
KOMPRESSIONSFRAKTUR BWK10 1151
KOMPRESSIONSFRAKTUR VON BWK 1014
KONGLOMERAT-TUMOR (BILD) 1639
KONTRASTEINLAUF 1023
KONTRASTMITTELAUSFLOCKUNG 1034
KONTRASTMITTELZWISCHENFAELLE 1031
KOPFSCHMERZ 1645
PLOETZLICH HEFTIGER 1391
KOPFSCHMERZEN 978
1033
1114
1158
1177
1198
1320
1333
1341
1467
1479
1484
1624
1661
1666
KOPFSCHWARTENWUNDE 1155
BLUTENDE 1022
KORNEALREFLEX 1163
KORONARE HERZKRANKHEIT 1556
1630
KOXARTHROSE 1552
KRAEMPFE
BEI TETANUS 1449
KRAMPFANFAELLE 1252
ZEREBRALE 1069
KRAMPFANFALL
GENERALISIERTER 1495
NARBENSPAETABSZESS 1495
KRAMPFZUSTAND 1328
KRANIOPHARYNGEOM
HYPOPHYSAERES 1114
VERKALKEND 1114
KRANKENGYMNASTIK 1151
KREATIN 1395
KREATININ 992
1062

KREATININ I.S.
  ERNIEDRIGT 1194
KREATINPHOSPHOKINASE (CK) 1578
KRYOCHIRURGIE 1215
L-DOPA 1064
LAEHMUNG
  HALBSEITEN- 1202
  HALBSEITEN- 1340
  N.TIBIALIS 1426
LANGZEITSPEICHER-EKG 1098
LAPAROSKOPIE (BILD) 1677
LAPAROTOMIE (BILD) 1283
  1493
LARAROTOMIE U.KOLOTOMIE (B) 1288
LAUENSTEIN-POSITION 1112
LAXANTIEN 1217
  1336
  1438
LAXANTIENABUSUS 1100
  1275
LEBERKARZINOM
  PRIMAERES 975
LEBERKOMA
  EXOGENES 1538
LEBERMETASTASEN 1424
LEBERVERGROESSERUNG 975
LEBERZELLKARZINOM 1398
LEBERZIRRHOSE 975
  1032
  1036
  1256
  1438
  ENDSTADIUM 1532
  HAUTVERAENDERUNGEN 1487
LEBERZIRRHOSE (BILD) 1486
  1677
LEIBSCHMERZEN 975
  984
  1091
  1159
LEISTENBRUCH
  DIREKTER 1591
LEISTENHERNIE 1234
LEISTUNGSKNICK 1651
LEISTUNGSMINDERUNG 1130
  1537
  1649
LEITUNGSANAESTHESIE 1084
LEPTOSPIROSE 1484
LEPTOSPIROSE (M.WEIL) 1219
LEUKAEMIE
  CHRONISCH-LYMPHATISCHE 1250
  CHRONISCH-LYMPHATISCHE 1337
  CHRONISCH-MYELOISCHE 1400
LEUKOPENIE 1079
LEUKOZYTEN 1488
  1654
  1662
LEUKOZYTENZAEHLUNG 1467
LEUKOZYTURIE 971
LEVALLORPHAN (LORFAN) 1237
LINKSHERZINSUFFIZIENZ 1236
  CHRONISCHE,THERAPIE 1585
LINKSSCHENKELBLOCK 1094
LIQUOR
  BLUTIGER 1391
  EIWEISSERHOEHUNG 1388
LIQUORBEFUND 1495
LIQUORWEGE
  VERSCHLUESSE 1457
LOKALANAESTHETIKA 1057
  1577
  UEBERDOSIERUNG 1252
  ZUSATZ VASOKONSTRIKTOR 1084
LUFTROEHRENVERLETZUNG 1361
LUMBALPUNKTION 1340
LUNGENEMBOLIE 1089
  1157
  1338
  1372
  1458
  ATEMNOT 1434
  FULMINANTE 1262
  FULMINANTE POSTOPERATIVE 1550
  MASSIVE,RISIKO 1453
LUNGENEMPHYSEM 1071
  1559
  DESTRUKTIVES 1435
LUNGENFIBROSE 1107
LUNGENFUNKTIONSPRUEFUNG 1665
LUNGENINFARKT 1068
  1329
LUNGENMETASTASEN 1580
LUNGENOEDEM 967
  1179
  1236
LUPUS ERYTHEMATODES 981
  983
  1191
  1281
  1321
  1392
  1626
  1627
LUXATIONEN
  HABITUELLE 1030
  HABITUELLE 1171
LYMPHGEFAESSSTAU 1211
LYMPHKNOTEN 1325
LYMPHKNOTENSCHWELLUNG 971
  1199
LYMPHKNOTENVERGROESSERUNGEN 1337
LYMPHOEDEM 1334
LYMPHOGRANULOMATOSE
  MALIGNE 1542
M. ADDISON 1042
  1067
  1073
  1078
  1227

M. BASEDOW 1031
1042
M. CROHN 970
1065
1175
KRANKHEITSERSCHEINUNGEN 1547
M. CROHN (BILD) 1493
M. CUSHING 1037
SCHWELLENDOSIS 1062
M. GILBERT-MEULENGRACHT 1646
M. HODGKIN
STADIUM III 1675
M. WHIPPLE 1034
M. WILSON 1620
MAEDCHEN
AN DER HAND DER MUTTER 1515
MAGEN
EKTATISCHER 1658
OPERATIONSPRAEPARAT (B) 1124
MAGEN-,DUODENALULKUS-PERFOR. 1291
MAGENAUSGANGSSTENOSE 1058
1203
1261
MAGENFRUEHKARZINOM 1024
MAGENKARZINOM 1046
1206
1278
SZIRRHOES WACHSEND (BILD) 1124
MAGENRESEKTION 1088
1500
B II 1514
BILLROTH II 968
MAGENSAEURE 1658
MAGENSAFTVERLUST 1442
MAGENSONDE 1469
MAGENSPUELUNG 1445
MAGENULKUS 1278
MAGENVERWEILSONDE 1442
MALARIA TERTIANA 1526
MALARIA TROPICA (BILD) 1484
MAMMA
BLUTENDE 1016
MAMMAE-ASYMMETRIE (BILD) 1136
MAMMAKARZINOM 1144
ENDOKRINE THERAPIE 965
METASTASIERUNGEN 965
PROGNOSE 1595
STRAHLENTHERAPIE 1334
TNM-SYSTEM 1364
MAMMAKARZINOM (BILD) 1123
1292
1637
MAMMATUMOR
MALGNITAETSZEICHEN 1461
MARMELADENGLAS (BILD) 1668
MCBURNEYSCHER PUNKT 1356
MEDIANUSKOMPRESSIONSSYNDROM 973
MEDIASTINALTUMOR
MALIGNE 1254
MEDULLOBLASTOM D. KLEINHIRNS 1158
MEGAKOLON
IDIOPATHISCHES 1593
TOXISCHES 1207
TOXISCHES,COLITIS 1447
MEGALOBLASTEN (BILD) 1489
MELANOSIS COLI 1100
1672
MENARCHE 1114
MENINGEOM
KONVEXITAETS- 1164
PARASAGITTALES 1167
MENINGITIS
BASALE 1457
MENINGITIS PURULENTA 1519
METASTASIERUNG 1428
METEORISMUS 1360
1389
METHAEMOGLOBINAEMIE 996
METHIMAZOL (FAVISTAN) 1080
1376
METHOHEXITAL (BREVIMYTAL) 1446
MIKTIONSSTOERUNGEN 1115
MILLER-ABBOT-SONDE 1599
MILZRUPTUR 1013
1363
1373
MILZVENENTHROMBOSE 1256
1606
MINDERWUCHS 1180
MITRALINSUFFIZIENZ 1546
1594
MITRALKLAPPENPROLAPSSYNDROM 963
MITRALSTENOSE 1594
MOBIN-UDDIN
VENA CAVA-SCHIRMFILTER 1458
MONONUCLEOSIS INFECTIOSA 1199
1219
MORPHIN-ANALGESIE 1212
MORPHIUM 1572
MOTORRADFAHRER 1361
1504
MUEDIGKEIT 1537
MUKOVISZIDOSE 1160
MUSKELATROPHIE
EXTREMITAETEN 1650
MUSKELEIGENREFLEXE 1333
MUSKELRELAXANTIEN 1141
MUSKELSCHWAECHE 1073
1671
MYOKARDHYPOXIE 1074
MYOKARDIALE IRRITABILITAET 1057
MYXOEDEM 1042
N.RADIALIS
LAESION 1355
N.TIBIALIS
LAEHMUNG 1426
NABELBRUCH (BILD) 1129
NACKENSTEIFE 1391
NALORPHIN (LETHIDRONE) 1237
NALOXON (NARCANTI) 1237

NARBENSPAETABSZESS 1495
NARKOSE 1042
1238
  AETHER,GUEDELSCHEMA 1553
  EIN-UND AUSLEITUNG 1348
  FLACHE 1384
  PRAEMEDIKATION 1212
NARKOSEEINLEITUNG
  BARBITURATE 1446
NARKOSEEINLEITUNGSZEIT 1251
NARKOSESTADIEN NACH GUEDEL 1401
NARKOTIKA
  DIAETHYLAETHER 1000
  HALOTHAN 1000
  PROPANIDID 1000
  STICKOXYDUL 1000
NASENBLUTEN 1666
NASENLOCH
  VORWOELBUNG 1519
NATRIUM 1090
NATRIUM I.S. 1243
1469
NEBENNIERENMARKATROPHIE 1390
NEBENNIERENRINDENINSUFF. 1215
1224
1432
  VERKALKUNG 1579
NEBENNIERENVERKALKUNG 1579
NEBENSCHILDDRUESENINSUFF.
  TETANIE 1570
NEKROSEKTOMIE 1122
NEOSTIGMIN (PROSTIGMIN)
  MUSKELRELAXIERENDE WIRKUNG 1087
  NEBENWIRKUNGEN 1086
NEPHREKTOMIE 1194
NEPHRITIS
  HERD-,PARAINFEKTIOES 971
NEPHROANGIOPATHIE 1410
NEPHROLITHIASIS 1239
NEPHROPATHIE 1190
NEPHROTISCHES SYNDROM 981
983
1032
1186
1332
  MIT HYPERTONIE,HAEMATURIE 1587
NERVENSCHAEDEN
  PERIPHERE,ANAESTHESIE 1142
NEUGEBORENES
  ATEMNOT MIT ZYANOSE 1640
NEURINOM 1388
NEUROPATHIE
  PERIPHERE 1231
NEUTROPHILENPHOSPHATASE 1299
NIERE (OP-BILD) 1284
NIEREN
  POLYZYSTISCHE DEGENERATION 1190
NIERENAMYLOIDOSE 1273
NIERENARTERIENSTENOSE 1480
NIERENBECKEN-STEIN 1188
NIERENERKRANKUNG
  POLYZYSTISCHE 983
NIERENFUNKTION
  EINSCHRAENKUNG 1044
NIERENINSUFFIZIENZ 1074
1411
1532
1598
  CHRONISCHE 1062
  CHRONISCHE 1240
  CHRONISCHE 1241
  CHRONISCHE URINVOLUMEN 992
  HYPERKALIAEMIE,BEDROHLICHE 1066
  HYPERTONIE 964
  PRAERENALE 1418
NIERENKARZINUM
  HYPERNEPHROIDES 1580
NIERENKOLIKEN 1440
NIERENRUPTUR (BILD) 1117
1287
NIERENTUBERKULOSE 1589
NIERENTUBERKULOSE (BILD) 1314
NIERENTUMOR
  MALIGNER 1316
NIERENTUMOR (BILD) 1125
NIERENVENENSTAUUNG 1273
NIERENVENENTHROMBOSE 983
NIERENVERSAGEN
  AKUTES 1067
  AKUTES ,BEFUNDE,KOMPLIKAT. 1612
  AKUTES BEI SCHWANGEREN 1582
NITROGLYZERIN
  THERAPEUTISCHE WIRKUNG 967
NITROPRUSSIDNATRIUM,NIPRUSS 1377
NOTFALLABOR-RESULTATE 1662
NYKTURIE 1095
1115
1270
1531
1651
1654
NYSTAGMUS 1341
OBERARMFRAKTUR 1482
  KINDESALTER 1025
  KINDESALTER 1521
OBERARMGIPSVERBAND
  ZIRKULAERER 1110
OBERBAUCHBESCHWERDEN 1134
1516
  INTERMITTIEREND 1118
  REZIDIV 1118
OBERBAUCHBESCHWERDEN,KOLIK 1119
OBERBAUCHSCHMERZEN
  HEFTIGSTE 1507
  NACH BILLROTH-II-RESEKTION 1154
OBERSCHENKELFRAKTUR (BILD) 1498
OBERSCHENKELSCHAFTBRUCH
  BLUTVERLUST 1368
OBERSCHENKELSCHAFTFRAKTUR 1425
OBERSCHENKELTRUEMMERFRAKTUR 1018

OBERSTSCHE ANAESTHESIE 1084
OBSTIPATION 1100
1140
1668
BEI DAUERDIALYSE 991
ENDOKRINE KRANKHEITEN 1280
HABITUELLE 1336
IM WECHSEL MIT DIARRHOEN 1634
OEDEM
BEI THROMBOSE 1387
OEDEMAUSSCHWEMMUNG 1275
OEDEME 1077
1270
1308
1621
OESOPHAGITIS
PEPTISCHE 1011
OESOPHAGUS
DIVERTIKEL 1170
MEGA- 1197
PSEUDODIVERTIKEL 1545
TERTIAERE KONTRAKTIONEN 1545
OESOPHAGUS (BILD)
KONTRASTMITTELDARSTELLUNG 1673
OESOPHAGUS-KARZINOM 1266
OESOPHAGUSACHALASIE 1220
OESOPHAGUSDIVERTIKEL 1630
ZERVIKALES,THERAPIE 1010
OESOPHAGUSDIVERTIKEL (BILD) 1128
OESOPHAGUSKARZINOM 1220
1673
OESOPHAGUSPERISTALTIK 1663
OESOPHAGUSSTENOSE 1220
OESOPHAGUSVARIZEN 1256
1278
1618
OESTROGEN-BEHANDLUNG 1077
OHNMACHT
IN RUHE UND BLAESSE 1096
OHNMAECHTIG 1328
BEIM KOPFWENDEN 1342
OHRBLUTUNG 1132
OHRENSAUSEN 1666
OLIGOARTHRITIS
SYMPTOME 1391
OLIGOMENORRHOE 1310
OLIGURIE 1272
1606
OPHTHALMOLOGISCHE UNTERSUCH. 1320
OPISTHOTONUS 1333
OPTICUSATROPHIE 1341
1624
ORCHIEKTOMIE
PLASTISCHE 1077
ORCHITIS 1045
ORCIPRENALIN (ALUPENT) 1063
1246
OSMOLALITAET
SERUM ERNIEDRIGTE 1469
OSMOTHERAPIE 1443
OSTEOCHONDROSIS DISSECANS 1169
OSTEOLYTISCHE METASTASEN 1674
OSTEOMYELITIS
HAEMOTOGENE 1242
OSTEOPOROSE 1279
IDIOPATHISCHE 1300
PRIMAERE 969
OSTEOSYNTHESE 1498
OTITIS MEDIA
CHRONISCHE 1174
OVAREKTOMIE 1123
OVULATIONSHEMMER 1338
PANCURONIUM 1213
PANCURONIUMBROMID 1087
PANKREASINSUFFIZIENZ
EXOKRINE 1568
PANKREASKARZINOM 1297
1399
THERAPIE 1049
PANKREASKOPF-VERKALKUNGEN 1679
PANKREASKOPFKARZINOM
SYMPTOME 1223
PANKREASKOPFPANKREATITIS 1118
PANKREASPSEUDOZYSTEN 1596
PANKREASRUPTUR 1596
PANKREATITIS 1034
1596
AKUTE 1208
AKUTE 1277
AKUTE 1367
AKUTE 1501
AKUTE 1507
AKUTE 1572
CHRONISCHE 1134
CHRONISCHE 1297
HAEMORRHAG.NEKROTISIERENDE 1091
NEKROTISIERENDE 1606
PAPILLENKARZINOM 1015
PAPILLENNEKROSE 982
PAPILLOM
INTRAKANALIKULAERES 1016
PARESE
HALBSEITEN- 1177
PELZIGKEIT AN FINGERN 1621
PENICILLAMIN 1620
PENICILLIN 1040
1525
PENICILLIN G 1467
1661
PERFUSIONSSZINTIGRAMM,LUNGE 1089
PERICARDITIS SICCA 1101
1308
PERIKARDERGUSS 1309
BEI URAEMIE HAEMORRHAGISCH 1581
PERIKARDITIS 1331
BEI L.E. 1281
KONSTRIKTIVE 1359
PERIKARDRESEKTION 1359
PERISTALTIK
FEHLENDE 1389

PERITONEAL-KARZINOSE 1311
PERITONEALLAVAGE 1353
PERITONITIS 1208
1233
DIFFUSE 1205
DIFFUSE 1373
DIFFUSE MIT PARALYT.ILEUS 1559
PERITONITIS (BILD) 1283
PERTHES-TEST 1255
PEUTZ-JEGHERS-SYNDROM 1145
PFORTADERTHROMBOSE 1032
PFORTADERVERSCHLUSS 1256
PHILADELPHIA-CHROMOSOM 1400
PHLEBOGRAPHIE 1255
PHLEGMASIA 1463
PHLEGMASIA CAERULEA DOLENS 1607
PHOBISCHE AENGSTE 1039
PHOSPHAT I.S. 1320
PIGMENTATION 1145
PIGMENTATIONSZUNAHME 1227
PKW-AUFFAHRUNFALL 1293
PLASMOCYTOM 1482
PLEURAERGUESSE 1068
1068
PLEURAERGUSS 1606
SANGUINOLENTER 1196
PLEURAEXSUDAT
URSACHEN 1218
PLEURAMESOTHELIOM 1068
PLEURAPUNKTION
HANDSCHUHFINGERVENTIL 1307
PLEURITIS CARCINOMATOSA 1068
PLEURITIS TUBERCULOSA 1068
PNEUMONIE 1598
BRONCHO- 1664
NACH LUNGENEMBOLIE 1550
PSEUDOMONAS AERUGINOSA 1508
PNEUMOTHORAX
ATEMNOT 1434
PNEUNOMIE
LOBAER- 1555
POLLAKISURIE 1115
1272
1314
POLYARTHRITIS
CHRONISCHE 979
CHRONISCHE 1051
CHRONISCHE 1178
CHRONISCHE 1282
CHRONISCHE 1298
CHRONISCHE 1313
CHRONISCHE 1417
CHRONISCHE 1436
CHRONISCHE 1437
CHRONISCHE,AKTIVE 1189
CHRONISCHE,THERAPIE 1613
FIEBER,EXANTHEM,ALLERGIE 995
POLYARTHRITIS (BILD)
CHRONISCHE 1478
POLYARTHROSE
FINGERGELENKS- 1437
POLYDIPSIE
PSYCHOGENE 1033
PSYCHOGENE 1244
POLYGLOBULIE 1071
POLYMYALGIA RHEUMATICA 966
POLYP
ADENOMATOESER 1301
GESTIELTER,THERAPIE 1330
POLYPOSIS
FAMILIAERE 1593
POLYPOSIS COLI
FAMILIAERE 1350
POLYPOSIS DES KOLON 1222
POLYTRAUMATISIERTER 1148
POLYTRAUMATISIERTER PATIENT 1373
POLYURIE 1229
1276
OSMOTISCHE 1033
PORPHYRIE
AKUTE,INTERMITTIERENDE 1326
POSTMYOKARDINFARKT-SYNDROM 1331
POSTTHROMBOTISCHES SYNDROM 1678
POTENZSTOERUNG 1390
PREDNISOLON 1269
PROCARBAZIN 1675
PROMETHAZIN-SEDIERUNG 1212
PROPANIDID
HISTAMINFREISETZUNG 998
PROPRANOLOL (DOCITON) 1271
PROSTATAADENOM 1115
PROSTATAHYPERPLASIE 1044
PROSTATAKARZINOM 1002
1077
1527
PROTEINURIE 971
981
989
1412
STAUUNGSBEDINGTE,HARMLOSE 1324
PROTHROMBINKOMPLEX 1017
PROTRUSIO BULBI 1149
PSORIASIS 1626
PSYCHOSE 1279
PSYCHOSEN
BEI L.E. 1281
PSYCHOSOMATISCHE KRANKHEIT 1050
PSYCHOTHERAPIE
ANALYTISCHE 1050
PSYCHOTHERAPIEVERFAHREN 1628
PTOSIS DER AUGENLIDER 1181
PULMONALARTERIENDRUCK 1035
PULMONALISANGIOGRAPHIE 1089
PULMONALKAPILLARDRUCK 1035
PULS
PARADOXER 1548
PULSLOSIGKEIT
FEMORALIS 1474
PULSUNREGELMAESSIGKEIT 1617

PURPURA
  THROMBOZYTOPENISCHE IDIOP. 1322
PYELOGRAMM 1054
PYELOGRAPHIE
  I.V.MIT FRUEHUROGRAMM 1096
PYELONEPHRITIS
  CHRONISCHE 1276
PYLORUSSTENOSE 1469
PYRIDOXALPHOSPHAT 1041
QUERSCHNITTSLAEHMUNGEN
  HOHE TRAUMATISCHE 1603
QUICKWERT 1017
RACHENINFEKT 1393
RADIALISLAEHMUNG 1574
RADIO-IMMUN-ASSAY 1054
RADIOJODTEST 1543
RADIOJODTHERAPIE 1059
1611
RADIOTHERAPIE 1211
1584
RADIUSFRAKTUR 1352
1407
  DISTALE 1007
RASSELGERAEUSCHE 1179
1308
  GROBBLASIGE RG 1664
RAUCHER
  CHRONISCHE BRONCHITIS 1473
RAUCHER MIT BRONCHITIS 1664
REFLUXOESOPHAGITIS 1545
REGIONALANAESTHESIE
  KONTRAINDIKATIONEN 1610
REGURGITIEREN VON SPEISEN 1433
REISEDIARRHOE MIT E.COLI 1304
REKTOSKOPIE 1330
1633
REKTOSKOPIE (BILD) 1100
1464
  ADENOMATOESER POLYP 1301
REKTUMKARZINOM 1362
1428
1632
  KE ZUR DIAGNOSESICHERUNG 1023
REKURRENSPARESE 1512
  BEI STRUMA MALIGNA 1028
RENOVASOGRAPHIE 1316
REPLANTATION,ZEITRAUM 1644
RESERPIN 1075
RESISTENZ IM ABDOMEN 1156
1159
RESISTENZ IM OBEBAUCH 1501
RESISTENZ IM UNTERBAUCH 994
RETIKULOZYTEN 1645
RETROBULBAERNEURITIS 1104
RETROSTERNALE SCHMERZEN 985
RETROSTERNALE SCHMERZEN 1100
1192
1308
1331
1545
RETROSTERNALE SCHMERZEN
  SCHWAECHE IM RECHTEN ARM 1474
RETROSTERNALES DRUCKGEFUEHL 1433
RHEUMA 1482
RHEUMAFAKTOR 1109
1179
1321
1627
RHEUMATISCHES FIEBER 1082
1393
RHEUMATOIDE ARTHRITIS 1051
1472
RIPPENSERIENFRAKTUR 1020
ROENTGEN
  ABDOMEN IM STEHEN,ILEUS 1140
  ABDOMENLEERAUFNAHME 1371
  ABDOMENLEERAUFNAHME 1441
  ABDOMENLEERAUFNAHME 1601
  ABDOMENUEBERSICHT (BILD) 1133
  ABDOMENUEBERSICHTSAUFNAHME 1258
  BRONCHITIS (BILD) 1473
  CAVOGRAPHIE (BILD) 1125
  DUENN-UND DICKDARM 1116
  GEHALTENE AUFNAHMEN 1575
  HALSWIRBELSAEULE 1166
  HAND,BENNETT-FRAKTUR (B) 1135
  HANDSKELETT (BILD) 1120
  KE,DIVERTIKELPERFORATION 1139
  KOLON,DOPPELKONTRAST 1634
  MAGEN-DARM-PASSAGE 1657
  MAMMA (BILD) 1123
  OBERES SPRUNGGELENK 1575
  OESOPHAGUS 1545
  POLYARTHRITIS (BILD) 1313
  SCHAEDEL 1625
  SCHAEDEL,SELLA TURCICA 1621
  SPEISEROEHRE (BILD) 1128
  SPEZIALAUFNAHMEN BEI STRUMA 1600
  THORAX 1665
  THORAX,HILUSNAHE VERSCHATT. 1629
  UROGRAMM 1589
  USUREN,KORTIKALIS,PHALANGEN 1397
  ZWERCHFELLRUPTUR (BILD) 1137
ROENTGEN (BILD) 1106
1286
1293
1640
1670
  ABDOMENUEBERSICHT 1133
  ABDOMENUEBERSICHT 1290
  ABDOMENUEBERSICHT 1671
  BECKEN 1494
  BECKENUEBERSICHT 1115
  BENNET-FRAKTUR 1135
  BRONCHIALKARZINOM 1319
  BRONCHITIS 1473
  CAVOGRAPHIE 1125
  DICKDARM,DOPPELKONTRAST 1638
  GALLENWEGE 1294
  HALSWIRBELSAEULE 1499

ROENTGEN (BILD)
HANDSKELETT 1120
KNIE 1496
KOLONKONTRASTEINLAUF 1676
MAGEN-DARM-PASSAGE 1118
MAMMA 1123
POLYARTHRITIS 1298
POLYARTHRITIS 1313
RENOVASOGRAPHIE,NIERENTUMOR 1316
SCHAEDEL 1482
SCHAEDEL,METASTASEN 1674
SPEISEROEHRE 1128
THORAX-UEBERSICHT 1291
THORAX,PLEURO-PULM.VERAEND. 1649
VERKALKUNGEN IM PANKREAS 1679
ZWERCHFELLRUPTUR 1137
ROENTGEN DER SELLA TURCICA 1076
ROENTGEN DES SCHAEDELS 1320
ROENTGEN LAUENSTEIN-POSITION 1112
ROENTGENBILD (BILD) 1108
ROENTGENKONTRASTEINLAUF 1633
ROENTGENVORBESTRAHLUNG
BEI MAMMA-CA 1292
ROVSING 1356
RUCKSACKVERBAND
REDRESSIERENDER 1513
RUECKENSCHMERZ
LAGEUNABHAENGIGER MORGENS 1343
RUECKENSCHMERZEN 1183
RUMPFATAXIE 1158
SALAZOSULFAPYRIDIN (AZULFID) 1466
SALMONELLENENTERITIS 1535
SARKOIDOSE 1347
AKUTE 1065
SARKOIDOSE (M.BOECK) 1396
1616
SAUERSTOFF U.ATEMDEPRESSION 1056
SAUERSTOFFAFFINITAET 1240
SAUERSTOFFMANGEL-ANTRIEB 1056
SAUGBIOPSIE 1658
SCHAEDEL-HIRN-TRAUMA (BILD) 1131
1132
SCHAEDELHIRNTRAUMA 1443
AKUTES MIT STAMMHIRNBETEILIG. 1609
SCHAEDELHIRNVERLETZUNG
GEDECKTE 1510
PROGNOSE EINER OFFENEN 1451
SCHENKELHERNIEN 1263
SCHIENBEINSCHAFT 1386
SCHILDDRUESE
AUTOMES ADENOM 1368
AUTONOMES ADENOM 1204
KALTER KNOTEN 1059
KALTER KNOTEN 1182
RADIOJODAUFNAHME 1054
RADIOJODTHERAPIE 1059
SZINTIGRAPHIE 1059
SCHILDDRUESENERKRANKUNG 1048
1543
SCHILDDRUESENFUNKTIONSDIAGN. 1031
SCHILDDRUESENHORMONE 1416
SCHILDDRUESENKARZINOM 1161
SCHILDDRUESENKNOTEN 1274
SCHILDDRUESENTUMOR
PROGNOSE 1150
SCHLAEFENLAPPENABSZESS 1174
SCHLAFMITTEL-INTOXIKATIONEN 1445
SCHLAFSTOERUNGEN
BEI ARZNEIMITTELGABE 1064
SCHLUCKBESCHWERDEN 1433
1467
1545
1661
SCHLUCKSTOERUNGEN 1673
SCHMERZ IM ABDOMEN 994
SCHMERZ IM OBERBAUCH 1277
SCHMERZ IN DER LINKEN BRUST 1306
SCHMERZATTACKEN
IM LINKEN UNTERBAUCH 1638
SCHMERZAUSSTRAHLUNG RUECKEN 1277
SCHMERZEN IM ABDOMEN 1205
1290
BEI PORPHYRIE 1326
SCHMERZEN IM EPIGASTRIUM 1105
SCHMERZEN IM HUEFTGELENK 1366
SCHMERZEN IM OBERBAUCH 1291
AUSSTRAHLEND IN SCHULTER 1367
URSACHEN 1431
SCHMERZEN IM RUECKEN 1338
SCHMERZEN N.D.NAHRUNGSAUFN. 1433
SCHMERZHAFTE STEIFE 1333
SCHNEEBALLKNISTERN 1361
SCHOCK 1005
1091
1208
1252
KARDIOGENER 1262
KARDIOGENER 1548
SCHOCKSYMPTOME 1205
SCHUETTELFROST 982
1317
1339
SCHULTERECKGELENKSPRENGUNG 1351
SCHULTERGELENK 1171
SCHULTERSCHMERZ 966
SCHULTERSCHMERZEN 1265
SCHULTERVERLETZUNG 1351
SCHWAECHE
ALLGEMEINE 1623
SCHWANGERE 1176
AKUTES NIERENVERSAGEN 1582
SCHWANGERENBETREUUNG 1346
SCHWANGERSCHAFT
GLOMERULAERE FILTRATIONSR. 1582
SCHWEISSBEDECKT 1179
SCHWEISSNEIGUNG 1320
SCHWEISSSEKRETION
ABNORME 1323
SCHWELLUNG 1325
FINGER UND GELENK 1417

SCHWELLUNG AN DER GROSSZEHE 1670
SCHWELLUNG DER BRUSTDRUESEN 1476
SCHWELLUNGEN
  AN DEN ENDGELENKEN 1437
  EXTREMITAETEN 1347
SCHWINDEL 962
1177
1198
1666
SCHWINDELGEFUEHL 1479
1651
SCHWITZEN 1085
SCOPOLAMIN-SPEICHELHEMMUNG 1212
SEDIMENT
  HARN,ERYTHROZYTEN 1547
SEHNENVERLETZUNGEN DER HAND 1026
SEHSTOERUNG 1181
  SCHEUKLAPPENBLINDHEIT 1130
SEHSTOERUNGEN 1114
1624
SEHSTOERUNGEN (BILD) 1479
SEHVERSCHLECHTERUNG 1341
SEKRETAERIN 1467
1661
SEKUNDAERBEHAARUNG 1390
SELBSTHILFEGRUPPE 1039
SEPSIS 1524
  NACH HERZKLAPPENERSATZ 1455
SERUMCHOLINESTERASEMANGEL 1213
SHEEHAN-SYNDROM 1228
SIGMAKARZINOM 1566
1592
SIGMOIDOSKOPIE (BILD) 1672
SINGULTUS 1265
SKLERENIKTERUS 1119
SKLERODERMIE 1220
1626
SKLERODERMIE (BILD) 1663
  PROGRESSIVE 1303
SKROTALBEREICH-ERKRANKUNGEN 1263
SKROTALHERNIE 1263
SKROTUM
  AKUTES 1045
SODBRENNEN 1590
SOFORTDIASTOLIKUM 1419
SONNENUNTERGANGSPHAENOMEN 1210
SONOGRAMM
  OBERBAUCH 1312
SONOGRAPHIE
  MAGEN 1658
SOOR 1070
SPANNUNGSGEFUEHL IM GESICHT 1303
1663
SPEICHELFLUSS 1132
SPIRONOLACTON 1036
1067
SPLENOMEGALIE 1347
SPONDYLITIS ANKYLOSANS 1183
1185
1343
SPONDYLITIS ANKYLOSANS 1541
SPORTUNFALL 1110
SPRUE 1034
  EINHEIMISCHE 977
  EINHEIMISCHE 1297
SPUTUM 1664
SPUTUMBEFUND 1214
SPUTUMKULTUR 1665
STATUS ASTHMATICUS 1628
STAUCHUNGSSCHMERZ AM DAUMEN 1110
STAUUNGSPAPILLE 1158
STEINMANNSCHES ZEICHEN 1008
STERILITAET 1310
STICKOXYDUL 1000
STIMMVERAENDERUNGEN 1077
STOKESSCHER KRAGEN 1325
STRABISMUS PARALYTICUS 1181
STRAHLENTHERAPIE 972
  DER HYPOPHYSE 1621
  LYMPHOGRANULOMATOSE 1542
STREPTOKOKKENANGINA 1525
STREPTOKOKKENRHEUMATISMUS 1393
STREPTOMYCIN 1040
STRESSULKUSBLUTUNG 1598
STRIAE RUBRAE DISTENSAE (B) 1650
STRIDOR
  INSPIRATORISCHER 1600
  INSPIRATORISCHER (BILD) 1126
STRUMA 1048
1611
  DIFFUSE,EUTHYREOTE 1600
  DIFFUSE,KLEINE 1376
  GROSSE KNOTIGE 1512
  RETROSTERNALE 1254
  RETROSTERNALE (BILD) 1126
  WHO-KLASSIFIKATION 1600
STRUMA MALIGNA 1416
1618
  REKURRENSPARESE 1028
STUDENT 1645
STUHL (BILD) 1297
STUHLFETTAUSSCHEIDUNG 1034
STUHLFREQUENZ UND -MENGE 1034
STUHLKULTUR 1072
STUMPFES BAUCHTRAUMA 1502
STURZ AUF DEM SCHULHOF 1110
SUBARACHNOIDALBLUTUNG
  SPONTANE SYMPTOME 1391
SUBLUXATIO CAPITULI RADII 1027
SUDECKSCHE DYSTROPHIE 1352
SUPPRESSIONSTEST 1204
SUPRASELLAERE ERKRANKUNG 1341
SUXAMETHONIUM (PANTOLAX) 1141
SYMPTOM D.FALSCHEN FREUNDES 1632
SYNDROM D.ZUFUEHR.SCHLINGE 1154
SYNDROM DER BLINDEN SCHLINGE 1034
SYNDROM ZUFUEHRENDE SCHLINGE 1514
SYNKOPE 962
SZINTIGRAMM 1491
  LEBER- 1424

SZINTIGRAMM
  LUNGENPERFUSIONS- 1580
SZINTIGRAMM (BILD)
  SKELETT- 1481
SZINTIGRAPHIE 1630
  LUNGENPERFUSIONS- 1338
  SCHILDDRUESE 1031
  SCHILDDRUESE 1161
  SCHILDDRUESE 1182
  SKELETT- 974
  SKELETT- 1242
TABATIERE
  DRUCKSCHMERZ 1110
TABLETTENINTOXIKATION 1081
TACHYKARDIE 1018
1021
1306
1338
1340
1372
1387
1504
1548
1649
  VORHOFFLATTERN 1092
TACHYPNOE 1021
1372
TELEKOBALT-BESTRAHLUNG 1266
TEMPERATURREGULATION 1609
TETANIE
  HYPERVENTILATION 1570
  NEBENSCHILDDRUESENINSUFF. 1570
TETANUS 1333
  GENERALISIERTER 1382
  PROGNOSE 1449
TETANUSIMMUNGLOBULIN,TETAGAM 1382
THEOPHYLLIN 1064
THERAPIE
  RADIUSFRAKTUR 1375
THIAZID 1187
1217
THIAZIDDIURETIKA 1381
THIOPENTAL (TRAPANAL) 1213
1444
1446
THROMBEKTOMIE 1264
THROMBOEMBOLIE
  URSACHEN 1456
THROMBOEMBOLISCHE KOMPLIKAT. 1077
THROMBOPHLEBITIS 1223
THROMBOSE 1223
1631
  POSTOPERATIVE 1456
THROMBOSEPROPHYLAXE 1454
  POSTOPERATIVE 1551
THROMBOZYTEN 1488
THROMBOZYTEN-ZAEHLUNG 1080
THROMBOZYTOPENIE 1323
THYROXIN 1054
TOMOGRAMM (BILD)
  NIERENTUBERKULOSE 1314
TONSILLEN
  VERAENDERUNGEN 1467
TONSILLITIS 1661
TRAKTIONSDIVERTIKEL 1170
TRANSAMINASEN 990
1219
TRANSPHENOIDALE OPERATION 1621
TRAUMA
  MEHRFACH 1351
TRENDELENBURGSCHES ZEICHEN 1216
TRIGEMINUS-LAESION 1163
TRIGEMINUSNEURALGIE
  IDIOPATHISCHE 1605
TUBERKULINPROBE 1530
1629
TUBERKULOSE 1037
1116
1218
  INFEKTIOSITAET 1327
  LUNGEN- 1616
  LUNGEN-,OPERAT.BEHANDLUNG 1597
  NIEREN- 1589
  ORGAN-,REAKTIVIERUNG 1579
TUBERKULOSTATIKA 1219
TUEPFELNAEGEL 1394
TUMOR
  EKTOP-HORMONPRODUZIEREND 1172
  HIRN 978
  MALIGNER 1079
  NIEREN-,(BILD) 1125
TUMOR (BILD) 1288
TUMOREN
  MALIGNE 1344
TUMORTHROMBUS (BILD) 1125
TYPHUS ABDOMINALIS 1523
  INFEKTIONSQUELLE 1554
UEBELKEIT 1091
1181
UEBERGEWICHT
  FOLGEERKRANKUNG 1221
UEBERGEWICHTIGER 1666
UEBERLAUFBLASE 1044
UEBERWAESSERUNG 1612
UHRGLASNAEGEL 1435
1664
UHRGLASNAEGEL,ZYANOSE (BILD) 1107
ULCUS CRURIS 1448
ULCUS DUODENI 1005
1088
1614
  VAGOTOMIE 1604
  VAGOTOMIE,BII 1576
ULCUS PEPTICUM JEJUNI 1088
1261
ULCUS RODENS (BILD) 1641
ULCUS VENTRICULI 1075
1105

ULKUS
  AM FUSS 1660
ULKUSLEIDEN
  MAGENAUSGANGSSTENOSE 1058
ULNARISSPAETLAESION 1146
ULTRASCHALLUNTERSUCHUNG 1501
  1601
  DES ABDOMENS 1441
UNFALLVERLETZTER
  POLYTRAUMATISIERTER 1345
UNTERBAUCHSCHMERZEN 1503
UNTERSCHENKEL (BILD) 1678
UNTERSCHENKELSCHAFTFRAKTUR 1408
UNTERSCHENKELTRUEMMERFRAKTUR 1006
URETERKOLIK 1625
URETHROGRAPHIE (BILD)
  RETROGRADE 1636
URIN
  BLUTIG VERFAERBT 1522
  DUNKLER 1645
URINIEREN MIT LUFTABGANG 1506
URINOSMOLALITAET 1033
URINPRODUKTION VERSIEGT 1474
URINVOLUMEN
  BEI NIERENINSUFFIZIENZ 992
URINZUCKER 1537
UROGRAMM 1188
  1241
UROGRAMM (BILD) 1117
  BECKENNIERE 1295
  BLASENSIGMAFISTEL 1289
  HARNSTAUUNGSNIERE 1296
UROGRAPHIE (BILD)
  NIERENTUBERKULOSE 1314
UROSEPSIS 1318
VAGOTOMIE
  BEI ULCUS DUODENI 1604
  PROXIMAL SELEKTIVE 1576
  SUPRASELEKTIVE 1576
VARIKOSIS 1517
  VEROEDUNGSTHERAPIE 1257
VARIKOZELE 1263
VARIZEN 1308
VARIZENBEHANDLUNG 1255
VASOKONSTRIKTORTONUS 1585
VASOMOTORENTONUS 1609
VENA CAVA-SCHIRMFILTER 1458
VENENSYSTEM
  TIEFES 1255
  TIEFES,FUNKTION 1517
VENOESE STAUUNG 1548
VENOESES POOLING 967
VENTILATIONS-PERFUSIONSSTRG. 1071
VENTILATIONSSTOERUNG
  OBSTRUKTIVE 1559
VENTILPNEUMOTHORAX 1306
VERBRENNUNG
  GRADEINTEILUNG 1374
  PROZENTREGEL 1004
VERBRENNUNG MIT TEER 1374
VERBRENNUNGEN 1067
VERBRENNUNGSKRANKHEIT
  KOMPLIKATIONEN 1598
VERGIFTUNG
  BROMID 1420
  SCHLAFMITTEL 1445
  TABLETTEN 1268
VERHALTENSTHERAPIE 1628
VERKEHRSUNFALL 1166
  1285
  MOTORRADFAHRER 1361
VERSCHLUESSE
  ARTERIELLE 1403
  ARTERIELLE 1404
  ARTERIELLE 1405
  ARTERIELLE 1406
VERSCHLUSS D.VENA AXILLARIS 1264
VERWIRRTHEITSZUSTAENDE 1504
VINCRISTIN 1231
  1675
VITAMIN B 1430
VITAMIN B-12
  RESORPTIONSSTOERUNG 970
VITAMIN B12
  INJEKTION 968
VITAMIN B12-MANGEL 1488
VOELLEGEFUEHL 1657
VOLUMENMANGEL-SCHOCK 1598
VORDERWANDINFARKT 1329
VORHOFFLATTERN 1092
  1414
VORHOFFLIMMERN 1518
  1617
VORHOFSEPTUMDEFEKT 1076
VORSORGEUNTERSUCHUNG (MANN) 1301
WACHSTUMSHORMON 1215
WACHSTUMSHORMONBESTIMMUNG 1320
WACHSTUMSHORMONWERT 1621
WACHSTUMSSTOERUNGEN 1279
WADENKRAEMPFE
  NAECHTLICHE 1448
WADENSCHMERZ 1177
  BEIM GEHEN 1459
WEICHTEILSCHWELLUNG
  LIVIDE VERFAERBTE HAUT 1352
WENCKEBACHSCHE PERIODIK 1617
WESENSVERAENDERUNG 1143
WPW-SYNDROM (EKG-BILD) 1315
  1483
WUNDINFEKTION MIT SEPSIS 1598
ZAEKUM-KARZINOM 1565
ZEIGEFINGER (BILD)
  SCHWANENHALSDEFORMITAET 1653
ZEIGEFINGERAMPUTATION 1571
ZENTRALER VENENDRUCK 1005
  1018
  1090
  1258
  1372
ZEREBRALE MASSENBLUTUNG 1198

ZOLLINGER-ELLISON-SYNDROM	1068
ZOSTER GENERALISATUS (B)	1675
ZWERCHFELLHERNIE	
MIT ENTEROTHORAX	1640
TRAUMATISCHE ECHTE	1429
ZWERCHFELLHOCHSTAND	1265
	1399
ZWERCHFELLRUPTUR	1137
INDIREKTE	1460
ZWERCHFELLRUPTUR (ROE-BILD)	1293
ZWERGWUCHS	1114
ZYANOSE	1252
	1262
	1269
	1372
	1504
	1586
BEI METHAEMOGLOBINURIE	996
BEI NEUGEBORENEM	1640
ZYANOSE,UHRGLASNAEGEL (BILD)	1107

LÖSUNGEN

Prüfung Herbst 1979

961 A	1011 D	1061 C	1111 E
962 D	1012 C	1062 B	1112 D
963 C	1013 A	1063 A	1113 C
964 E	1014 C	1064 E	1114 C
965 A	1015 A	1065 E	1115 C
966 B	1016 C	1066 E	1116 C
967 C	1017 E	1067 E	1117 C
968 B	1018 E	1068 E	1118 E
969 E	1019 E	1069 C	1119 E
970 A	1020 C	1070 D	1120 E
971 B	1021 B	1071 E	1121 E
972 E	1022 C	1072 B	1122 D
973 B	1023 D	1073 E	1123 C
974 B	1024 C	1074 C	1124 C
975 E	1025 E	1075 C	1125 C
976 A	1026 A	1076 E	1126 B
977 C	1027 A	1077 E	1127 A
978 C	1028 E	1078 E	1128 E
979 C	1029 E	1079 B	1129 E
980 D	1030 C	1080 B	1130 A
981 C	1031 C	1081 B	1131 D
982 D	1032 E	1082 A	1132 A
983 C	1033 D	1083 D	1133 E
984 B	1034 C	1084 D	1134 A
985 D	1035 C	1085 D	1135 A
986 A	1036 C	1086 E	1136 E
987 E	1037 B	1087 D	1137 E
988 C	1038 C	1088 C	1138 D
989 C	1039 B	1089 D	1139 E
990 D	1040 D	1090 B	1140 E
991 C	1041 E	1091 E	
992 D	1042 D	1092 C	
993 B	1043 D	1093 E	
994 B	1044 C	1094 B	
995 D	1045 E	1095 D	
996 C	1046 D	1096 B	
997 A	1047 C	1097 C	
998 C	1048 C	1098 A	
999 B	1049 E	1099 D	
1000 E	1050 E	1100 A	
1001 C	1051 E	1101 C	
1002 E	1052 D	1102 C	
1003 B	1053 E	1103 E	
1004 C	1054 D	1104 C	
1005 E	1055 D	1105 B	
1006 B	1056 A	1106 E	
1007 D	1057 E	1107 C	
1008 E	1058 E	1108 D	
1009 C	1059 B	1109 B	
1010 E	1060 D	1110 D	

Prüfung Frühjahr 1980

1141 E
1142 B
1143 A
1144 E
1145 C
1146 B
1147 B
1148 D
1149 C
1150 B

1151 C
1152 C
1153 C
1154 C
1155 C
1156 B
1157 E
1158 C
1159 A
1160 A

1161 B
1162 A
1163 E
1164 B
1165 D
1166 D
1167 B
1168 E
1169 D
1170 C

1171 C
1172 E
1173 D
1174 D
1175 A
1176 C
1177 D
1178 C
1179 D
1180 D

1181 B
1182 D
1183 D
1184 E
1185 D
1186 A
1187 D
1188 A
1189 B
1190 A

1191 B
1192 C
1193 C
1194 C
1195 A
1196 E
1197 C
1198 C
1199 B
1200 D

1201 A
1202 D
1203 A
1204 C
1205 A
1206 D
1207 B
1208 C
1209 A
1210 C

1211 B
1212 E
1213 A
1214 E
1215 E
1216 A
1217 E
1218 D
1219 D
1220 A

1221 E
1222 C
1223 E
1224 E
1225 E
1226 C
1227 B
1228 E
1229 D
1230 B

1231 A
1232 C
1233 A
1234 E
1235 D
1236 E
1237 A
1238 E
1239 E
1240 B

1241 B
1242 E
1243 D
1244 E
1245 C
1246 D
1247 A
1248 D
1249 A
1250 E

1251 E
1252 E
1253 E
1254 B
1255 B
1256 C
1257 C
1258 B
1259 D
1260 C

1261 D
1262 E
1263 B
1264 A
1265 E
1266 C
1267 C
1268 B
1269 E
1270 C

1271 C
1272 C
1273 C
1274 E
1275 E
1276 D
1277 D
1278 D
1279 E
1280 B

1281 D
1282 A
1283 C
1284 D
1285 D
1286 C
1287 D
1288 B
1289 E
1290 A

1291 C
1292 E
1293 E
1294 E
1295 C
1296 D
1297 D
1298 C
1299 B
1300 B

1301 C
1302 B
1303 C
1304 D
1305 C
1306 D
1307 D
1308 D
1309 D
1310 C

1311 D
1312 B
1313 D
1314 B
1315 E
1316 D
1317 E
1318 C
1319 C
1320 D

Prüfung Herbst 1980

1321 D
1322 A
1323 B
1324 D
1325 B
1326 D
1327 B
1328 D
1329 C
1330 B

1331 C
1332 C
1333 A
1334 D
1335 D
1336 A
1337 E
1338 B
1339 A
1340 C

1341 B
1342 B
1343 C
1344 B
1345 B
1346 E
1347 D
1348 C
1349 B
1350 D

1351 E
1352 D
1353 E
1354 C
1355 E
1356 B
1357 D
1358 B
1359 C
1360 C

1361 D
1362 E
1363 E
1364 D
1365 D
1366 E
1367 A
1368 E
1369 D
1370 C

1371 D
1372 C
1373 D
1374 C
1375 D
1376 A
1377 C
1378 B
1379 D
1380 A

1381 C
1382 D
1383 A
1384 D
1385 C
1386 C
1387 B
1388 A
1389 B
1390 E

1391 C
1392 B
1393 D
1394 C
1395 B
1396 D
1397 A
1398 B
1399 A
1400 D

1401 B
1402 D
1403 A
1404 B
1405 C
1406 E
1407 B
1408 D
1409 E
1410 E

1411 B
1412 E
1413 A
1414 C
1415 E
1416 C
1417 E
1418 A
1419 A
1420 C

1421 E
1422 A
1423 E
1424 C
1425 D
1426 C
1427 E
1428 D
1429 A
1430 B

1431 E
1432 C
1433 D
1434 C
1435 C
1436 E
1437 C
1438 C
1439 E
1440 C

1441 C
1442 E
1443 C
1444 B
1445 E
1446 C
1447 C
1448 D
1449 E
1450 C

1451 E
1452 E
1453 C
1454 D
1455 E
1456 B
1457 E
1458 E
1459 D
1460 E

1461 E
1462 E
1463 E
1464 B
1465 A
1466 C
1467 C
1468 C
1469 C
1470 B

1471 B
1472 B
1473 C
1474 A
1475 D
1476 B
1477 B
1478 C
1479 E
1480 A

1481 D
1482 A
1483 E
1484 C
1485 C
1486 C
1487 E
1488 A
1489 A
1490 C

1491 A
1492 D
1493 D
1494 E
1495 C
1496 E
1497 C
1498 C
1499 E
1500 D

Prüfung Frühjahr 1981

1501 C	1551 B	1601 D	1651 C
1502 B	1552 A	1602 C	1652 E
1503 C	1553 D	1603 C	1653 B
1504 D	1554 A	1604 C	1654 C
1505 A	1555 A	1605 B	1655 A
1506 C	1556 D	1606 E	1656 B
1507 B	1557 D	1607 D	1657 D
1508 E	1558 E	1608 C	1658 C
1509 C	1559 B	1609 E	1659 A
1510 B	1560 B	1610 D	1660 B
1511 A	1561 D	1611 D	1661 B
1512 B	1562 C	1612 D	1662 B
1513 C	1563 A	1613 D	1663 D
1514 D	1564 C	1614 D	1664 A
1515 A	1565 D	1615 E	1665 D
1516 D	1566 D	1616 D	1666 C
1517 E	1567 B	1617 D	1667 D
1518 D	1568 C	1618 C	1668 A
1519 B	1569 A	1619 D	1669 B
1520 A	1570 E	1620 C	1670 D
1521 E	1571 A	1621 D	1671 D
1522 B	1572 D	1622 B	1672 D
1523 A	1573 A	1623 D	1673 D
1524 C	1574 D	1624 C	1674 C
1525 D	1575 E	1625 E	1675 A
1526 A	1576 C	1626 E	1676 B
1527 A	1577 E	1627 E	1677 C
1528 A	1578 B	1628 D	1678 A
1529 D	1579 D	1629 C	1679 B
1530 B	1580 E	1630 D	1680 D
1531 B	1581 D	1631 D	
1532 B	1582 D	1632 C	
1533 E	1583 E	1633 E	
1534 D	1584 A	1634 D	
1535 A	1585 D	1635 D	
1536 D	1586 A	1636 B	
1537 B	1587 C	1637 B	
1538 D	1588 A	1638 A	
1539 C	1589 A	1639 C	
1540 C	1590 D	1640 D	
1541 B	1591 C	1641 D	
1542 A	1592 A	1642 C	
1543 C	1593 C	1643 D	
1544 C	1594 D	1644 E	
1545 E	1595 E	1645 A	
1546 D	1596 C	1646 C	
1547 A	1597 D	1647 C	
1548 C	1598 E	1648 E	
1549 E	1599 B	1649 D	
1550 C	1600 D	1650 D	

FSC
www.fsc.org
MIX
Papier | Fördert gute Waldnutzung
FSC® C083411

Kolibri 360 GmbH
Ferdinand-Jühlke-Straße 7
99095 Erfurt, Deutschland
produktsicherheit@kolibri360.de